普通高等教育中医药类"十三五"规划教材

全国普通高等教育中医药类精编教材

病 理 学

（第 3 版）

（供中医学、中药学、中西医临床医学、针灸推拿学等专业用）

| 主 编 |

黄玉芳　　王世军

| 副主编 |

石安华　李瑞琴　何彦丽
张　红　武一曼　戴建国

上海科学技术出版社

图书在版编目(CIP)数据

病理学/黄玉芳,王世军主编.—3版.—上海:上海科学技术出版社,2018.1(2020.1重印)
普通高等教育中医药类"十三五"规划教材
全国普通高等教育中医药类精编教材
ISBN 978—7—5478—3789—4

Ⅰ.①病…　Ⅱ.①黄…②王…　Ⅲ.①病理学—中医学院—教材　Ⅳ.①R36

中国版本图书馆 CIP 数据核字(2017)第 274781 号

病理学(第 3 版)
主编　黄玉芳　王世军

上海世纪出版(集团)有限公司
上 海 科 学 技 术 出 版 社　出版、发行
(上海钦州南路 71 号　邮政编码 200235　www.sstp.cn)

苏州望电印刷有限公司印刷
开本 787×1092　1/16　印张 18.5
字数 390 千字
2006 年 8 月第 1 版
2018 年 1 月第 3 版　2020 年 1 月第 18 次印刷
ISBN 978—7—5478—3789—4/R·1503
定价:60.00 元

普通高等教育中医药类"十三五"规划教材
全国普通高等教育中医药类精编教材

专家指导委员会名单

（以姓氏笔画为序）

王　平　　王　键　　王占波　　王瑞辉　　方剑乔　　石　岩

冯卫生　　刘　文　　刘旭光　　严世芸　　李灿东　　李金田

肖鲁伟　　吴勉华　　何清湖　　谷晓红　　宋柏林　　陈　勃

周仲瑛　　胡鸿毅　　高秀梅　　高树中　　郭宏伟　　唐　农

梁沛华　　熊　磊　　冀来喜

普通高等教育中医药类"十三五"规划教材
全国普通高等教育中医药类精编教材

普通高等教育中医药类"十三五"规划教材
全国普通高等教育中医药类精编教材

前言

　　新中国高等中医药教育开创至今历六十年。一甲子朝花夕拾,六十年砥砺前行,实现了长足发展,不仅健全了中医药高等教育体系,创新了中医药高等教育模式,也培养了一大批中医药人才,履行了人才培养、科技创新、社会服务、文化传承的职能和使命。高等中医药院校的教材作为中医药知识传播的重要载体,也伴随着中医药高等教育改革发展的进程,从少到多,从粗到精,一纲多本,形式多样,始终发挥着至关重要的作用。

　　上海科学技术出版社于1964年受国家卫生部委托出版全国中医院校试用教材迄今,肩负了半个多世纪的中医院校教材建设和出版的重任,产生了一大批学术深厚、内涵丰富、文辞隽永、具有重要影响力的优秀教材。尤其是1985年出版的全国统编高等医学院校中医教材(第五版),至今仍被誉为中医教材之经典而蜚声海内外。

　　2006年,上海科学技术出版社在全国中医药高等教育学会教学管理研究会的精心指导下,在全国各中医药院校的积极参与下,组织出版了供中医药院校本科生使用的"全国普通高等教育中医药类精编教材"(以下简称"精编教材"),并于2011年进行了修订和完善。这套教材融汇了历版优秀教材之精华,遵循"三基""五性""三特定"的教材编写原则,同时高度契合国家执业医师考核制度改革和国家创新型人才培养战略的要求,在组织策划、编写和出版过程中,反复论证,层层把关,使"精编教材"在内容编写、版式设计和质量控制等方面均达到了预期的要求,凸显了"精炼、创新、适用"的编写初衷,获得了全国中医药院校师生的一致好评。

　　2016年8月,党中央、国务院召开了新世纪以来第一次全国卫生与健康大会,印发实施《"健康中国2030"规划纲要》,并颁布了《中医药法》和《〈中国的中医药〉白皮书》,把发展中医药事业作为打造健康中国的重要内容。实施创新驱动发展、文化强国、"走出去"战略以及"一带一路"倡议,推动经济转型升级,都需要中医药发挥资源优势和核心作用。面对新时期中医药"创造性转化,创新性发展"的总体要求,中医药高等教育必须牢牢把握经济社会发展的大势,更加主动地服务和融入国家发展战略。为此,精编教材的编写将继续秉持"为院校提供服务、为行业打造精品"的工作要旨,在全国中医院校中广泛征求意见,多方听取要求,全面汲取经验,经过近一年的精心准备工作,在"十三五"开局之年启动了第三版的修订工作。

本次修订和完善将在保持"精编教材"原有特色和优势的基础上,进一步突出"经典、精炼、新颖、实用"的特点,并将贯彻习近平总书记在全国卫生与健康大会、全国高校思想政治工作会议等系列讲话精神,以及《国家中长期教育改革和发展规划纲要(2010—2020)》《中医药发展战略规划纲要(2016—2030年)》和《关于医教协同深化中医药教育改革与发展的指导意见》等文件要求,坚持高等教育立德树人这一根本任务,立足中医药教育改革发展要求,遵循我国中医药事业发展规律和中医药教育规律,深化中医药特色的人文素养和思想情操教育,从而达到以文化人、以文育人的效果。

同时,全国中医药高等教育学会教学管理研究会和上海科学技术出版社将不断深化高等中医药教材研究,在新版精编教材的编写组织中,努力将教材的编写出版工作与中医药发展的现实目标及未来方向紧密联系在一起,促进中医药人才培养与"健康中国"战略紧密结合起来,实现全程育人、全方位育人,不断完善高等中医药教材体系和丰富教材品种,创新、拓展相关课程教材,以更好地适应"十三五"时期及今后高等中医药院校的教学实践要求,从而进一步地提高我国高等中医药人才的培养能力,为建设健康中国贡献力量!

教材的编写出版需要在实践检验中不断完善,诚恳地希望广大中医药院校师生和读者在教学实践或使用中对本套教材提出宝贵意见,以敦促我们不断提高。

全国中医药高等教育学会常务理事、教学管理研究会理事长

胡鸿毅

2016 年 12 月

精编教材《病理学》自 2006 年编写出版以来，在全国中医药院校广泛使用，并获得"江苏省高等学校重点教材"荣誉称号。本版教材除继续贯彻"五性"（思想性、科学性、先进性、启发性和适用性）、"三基"（基础理论、基本知识、基本技能）、"三特定"（特定对象、特定要求、特定限制）的编写原则外，还紧密围绕新时期中医药人才培养目标，对全书内容进行了重新审视及整体优化。

全国 20 余所高等中医药院校长期从事病理学教学、科研和临床诊断的一线教师参加了本版教材的编写修订，编写原则上延续了第 2 版编写体例和章节设计。每位编委对所负责的章节内容逐字逐句进行修改，稿件又经副主编、主编及主审的反复认真修改和精心审核，严把质量关，以确保教材质量的全面提升。

本次修订的重点是：病理学的基本概念和基本理论以更精练的文字准确阐述，力求严谨、确切、明了；继续采用形态与功能相结合的编排方式，病理学和病理生理学融为一体编写；加强病理与临床联系，以利于学生开阔视野，提高创新意识，培养科学精神；注重插图的质量与教材的整体效果，精选彩色大体与镜下照片，均随文排版。

本版教材在内容的精编、筛选、增补上做了很大努力，如增添了"应激"和"神经内分泌系统疾病"两章，以覆盖执业医师病理学考试的全部内容。教材仍在每章前编写导学部分，列出本章要掌握、熟悉、了解的内容，以方便学生学习。除在各章节中增添近年来公认的新进展或知识点，还于附篇列了"水电解质与酸碱平衡紊乱"和"缺血-再灌注损伤"两部分，以丰富本教材内容，保证其完整性和可供自学用书的充实性。注意学科间交叉内容的选择，避免重复，如删除了上一版"细胞信号转导与疾病"部分。

本教材突出"经典、精练、新颖、实用"的特点，特别是在突出"精练"的基础上，涵盖了病理学与病理生理学的核心内容，适用于中医学、中药学、护理学、中西医临床医学、针灸推拿学、养生康复学、应用心理学等专业本科和专科病理教学使用，尤其适用于中医院校的外国留学生以及非医专业的病理教学使用（如卫生事业管理、医疗保险、药事管理、眼视光学、食品卫生与营养等),各院校可根据教学对象和要求选择教学内容。本教材也可作为执业医师考试和医师职称考试培训教材和自学用书。

本教材的编写分工为:黄玉芳编写绪论和编写说明;王世军编写第一章;何彦丽编写第二章;杜月光编写第三章;李素云编写第四章;苏金铃编写第五章第一~八节;郭军鹏编写第五章第九~十节;张红编写第六章;曹玥编写第七章;黄勇编写第八章;郭继龙编写第九章;石安华编写第十章;武一曼编写第十一章第一~五节;石安华编写第十一章第六节;杨玉涛编写第十二章第一~四节;张红编写第十二章第五节;熊凡编写第十三章第一~四节;黄勇编写第十三章第五节;阮萍编写第十四章第一~二节;夏雷编写第十四章第三~四节;戴建国编写第十五章;李子良编写第十六章第一~二节;高原编写第十六章第三节;朱伟编写附篇的附一;李瑞琴编写附篇的附二。

本教材在修订编写过程中,为了使教材内容有连贯性,应用了前两版精彩内容和图片,在此向相关作者致以深切的感谢。本教材参考并引用了近 10 余年国内外病理学及相关医学教材和文献,并结合编者长期的教学和科学研究实践进行编写。书中的附图大部分选自各参编院校的教学和科研标本及切片,小部分选自国内外参考文献,对参考文献的作者及提供图片素材的有关单位和个人表示衷心感谢。在编写过程中,各参编中医院校的领导和同仁给予极大的支持和帮助,提出了许多宝贵的意见和建议,还获得了"江苏高校优势学科建设工程(中西医结合)"的支持,在此一并表示衷心感谢。

应当指出,虽然每位编委在编写过程都尽了极大的努力,但由于病理学学科发展迅速,知识更新速度迅速;加上编者水平所限,本教材中不足或疏漏之处在所难免,恳请读者和同仁不吝指正,裨于再版时修订完善,使精编教材质量能进一步提高。

《病理学》编委会

2017 年 9 月

总　　论

各　　论

附 篇

绪　论

导学

1. 掌握　病理学的概念,学习病理学的目的和任务。
2. 熟悉　病理学的研究方法,病理学在医学体系中的地位。
3. 了解　病理学的基本内容。

病理学(pathology)是研究疾病的医学基础学科,主要任务是探讨疾病的病因、发病机制、病理变化、结局和转化的规律。通过对患病机体的细胞、组织和器官所发生的形态结构和功能代谢变化的观察,解释病人的症状和体征出现的原因,为防病治病打好基础。

学习病理学的目的是认识和掌握疾病的发生发展规律及其本质,从而有效地防治疾病。在临床医疗实践中,病理学检查又是诊断疾病并为治疗提供依据的最重要的方法,因此病理学也属于临床医学。

在中医药院校开设病理学课程,使学生掌握现代医学实践所必需的科学知识、理念和研究方法,为促进中西医结合、研究和发展中医药学奠定基础。

一、病理学的内容

病理学的内容包括总论和各论两部分:本书第一～第十章是总论,第十一～第十六章是各论。总论是研究和阐述存在于不同疾病中具有共性的基本病理变化,即疾病发生的共同规律,又称为普通病理学(general pathology)。各论是在总论的基础上,研究和阐述各系统、器官不同疾病的特殊规律,以及各系统许多疾病在发展到严重时出现的共性的病理过程,又称为系统病理学(systemic pathology),如心力衰竭、呼吸衰竭等。病理学总论与各论之间关系密切:总论是各论的理论基础,而学习各论则必须紧密联系总论中学过的基本知识。认识疾病的共同规律有利于认识疾病的特殊规律;反之亦然。因此,病理学总论和各论构成统一整体,在学习时应互相参考,不可偏废。此外,附篇介绍了水、电解质与酸碱平衡紊乱、缺血-再灌注损伤,不仅丰富了病理学教与学的内容,使教材内容更为完善,而且为后续临床实践、科学研究和执业医师考试提供了重要参考。

在病理学的理论体系中,着重研究患病机体的形态结构改变者,称为病理学或病理解剖学(pathologic anatomy);着重研究患病机体的功能代谢变化者,称为病理生理学(physiopathology)。两者从不同角度、采用不同方法,共同探讨和研究疾病的本质,两者相辅相成,有着不可分割的密切关系,应融为一体进行学习。随着时代的发展,形态学的研究与功能学的研究相结合已成为病理学学科发展的必由之路,这正适应了全方位、多学科、相互渗透、相互融合的医学发展新趋势。

二、病理学在医学中的地位

"病理学是医学之本",其在医学教育、临床诊疗和科学研究中都扮演着重要角色。在医学教育中,病理学是基础医学和临床医学之间的桥梁学科,是医学生成长为临床医生的重要必修课程,也是执业医师的考试课程。学习病理学必须以解剖学、组织胚胎学、生理学、生物化学、微生物和免疫学等学科为基础;同时病理学又是以后学习临床医学各门课程的基础,可见病理学在医学教学体系中起着承上启下的作用。在医疗工作中,病理学是迄今诊断疾病最可靠的方法,许多疾病的发现、定位和最后结论,都有赖于病理诊断。在科学研究中,病理学是重要的研究领域,各种临床、药理等科研均需以正确的病理诊断为依据。综上所述,病理学不仅是一门理论性很强的学科,也是一门实践性很强的学科。只有理论和实践、形态和功能、局部和整体、病理和临床的密切结合,才能促进病理学的不断发展,充分发挥其在医学科学领域中的作用。

三、病理学的研究对象与方法

(一)人体病理学研究

1. 尸体解剖检查(autopsy) 简称尸检,即对病死者的遗体进行病理解剖并作出诊断。尸检不仅可以明确诊断,查明患者的死因,提高医疗诊治水平,为医疗事故和医疗纠纷的妥善解决提供证据,而且能够及时发现并确诊某些传染病、地方病、流行病以及新发生的疾病,为防疫部门采取防治措施提供依据。此外,通过尸检还可积累疾病的人体病理材料,以供深入研究和教学所用。目前我国的尸检率还很低,严重影响医学科学和病理学的发展,亟待立法和大力宣传。

2. 活体组织检查(biopsy) 简称活检,即采用局部切取、钳取、穿刺、搔刮等手术方法,从患者活体获取病变组织进行病理诊断。活检能及时而准确地对疾病做出诊断,为指导治疗、估计预后提供依据。必要时可在手术进行中作冰冻切片快速诊断,以判断肿瘤的良恶性,协助临床医生选择最佳的手术治疗方案。因此,活检是目前诊断疾病广为采用的方法。

3. 细胞学检查(cytology) 通过采集病变处的细胞,涂片染色后进行观察。细胞的来源可以是运用各种采集器在病变部位直接采集的脱落细胞;也可以是自然分泌物、体液及排泄物中的细胞;亦可通过内镜或细针穿刺病变部位采集细胞。此法简便易行,患者痛苦少,费用低,除用于疾病检查外,还可用于健康普查,但要确定是否恶性肿瘤时则需进一步做活检证实。

(二)实验病理学研究

1. 动物实验(animal experiment) 指在适宜的动物身上复制出某些人类疾病或病理过程的模型,以便进行病因学、发病机制、病理改变及疾病转归的研究。此外,利用动物实验还可以进行治疗方法、药物筛选和不良反应的观察。动物实验的优点是可以弥补人体病理学研究的限制和不足,但动物与人类之间存在着种系差异,因此,动物实验结果仅具有参考价值而不能直接套用于人体。

2. 组织和细胞培养(tissue and cell culture) 将某种组织或细胞用适宜的培养基在体外培养,可以研究在各种病因作用下组织、细胞病变的发生和发展。其优点是周期短、见效快、节省开支、因素单纯、易于控制。缺点是孤立的体外培养毕竟与复杂的体内整体环境有很大的不同,故不能将体外研究的结果与体内过程等同看待。

(三)病理学观察方法

1. 大体观察 利用肉眼或辅以放大镜等辅助器具,对病变标本的大小、形状、色泽、重量、质地、表面和切面性状等进行细致的观察、记录及取材。大体观察是医学生学习病理学的主要方法之一。

2. 组织学和细胞学观察　将病变组织制成病理切片,或将脱落细胞制成涂片,经不同的方法染色后用光学显微镜观察,通过分析和综合病变特点,做出疾病的病理诊断。组织切片最常用的是苏木素-伊红 (hematoxylin-eosin, HE)染色,这是病理学研究的最基本和最常用的方法。如用此方法仍不能诊断,或需进一步研究,则可辅以一些特殊染色、免疫组织化学和其他病理学新技术。

3. 组织化学和免疫组织化学观察　组织化学(histochemistry)一般称为特殊染色,是通过应用某些能与组织细胞化学成分特异性结合的显色试剂,定位地显示病变组织的特殊成分。免疫组织化学(immunohistochemistry)简称免疫组化,是利用抗原抗体的特异性结合反应,检测和定位组织或细胞中的某种化学成分,有较高的特异性和敏感性,已被临床病理学广泛应用以明确诊断,并为精准治疗提供依据。

4. 电子显微镜观察　由于电子显微镜(简称电镜)具有极高的放大倍数(可放大数十万倍以上),因此可用透射电镜和扫描电镜对标本的亚细胞结构或大分子水平的变化进行观察,并可与功能和代谢相联系,加深对疾病基本病变、病因和发病机制的了解,有利于对疾病的深入研究和病理诊断。

5. 新技术应用　近年来,由于科学的不断进步,新的研究方法不断问世,以及一些新兴学科和边缘学科的快速发展、互相渗透,许多新技术相继应用于病理学的研究和诊断工作中,如图像分析技术、流式细胞术、激光扫描共聚焦显微技术、显微切割技术、核酸原位杂交技术、比较基因组杂交技术、原位多聚酶链式反应(原位 PCR)技术、生物芯片技术等,极大地丰富了病理学的观察内容,促进了病理学科的发展,对传统的病理学产生深刻的影响。目前病理学已超越了经典的、仅限于对病变组织形态和机能变化的研究阶段,进入了从分子水平到整体水平对疾病所产生的功能和结构变化进行综合研究的阶段,并且形成了分子病理学、免疫病理学、遗传病理学、定量病理学等新的病理学分支,病理学的这些发展大大加深了对疾病本质的认识,同时也为许多疾病的防治展现了光明的前景。

总　　论

第一章 疾病概论

导学

1. 掌握　健康和疾病的概念,脑死亡的概念。
2. 熟悉　病因学和发病学的概念与类型,疾病的转归。

第一节 健康和疾病

一、健康

世界卫生组织(World Health Organization, WHO)指出,健康(health)不仅是没有疾病和病痛,而且是一种躯体上、精神上和社会适应的完好状态。换言之,健康应具备强健的体魄和健全的心理精神状态。

机体的正常生命活动必需依赖于其内环境的稳态来维持。稳态(homeostasis)是指机体在神经、体液、细胞和分子等机制的调节下,通过自我调节以维持内环境的稳定,保持躯体、精神和对社会适应的良好状态。躯体完好是指机体结构、功能与代谢正常;精神完好是指心理、思维、情绪、学习和记忆处于正常状态;社会适应的完好状态是指具有良好的道德规范、保持良好的人际关系、能在社会上拥有适合自己的位置等。

随着社会的进步,医学模式已从单一的生物医学模式转变为生物-心理-社会医学模式(bio-physio-social medical model)。因此,对健康的认识不能只关注是否有躯体的异常,心理不健康也可伤害身体,甚至引起躯体疾病,只有生理、心理和社会适应各项检测指标都完全正常才是真正的健康。

亚健康(sub-health)是指介于健康与疾病之间的生理功能低下状态,即健康与患病之间的过渡状态,表现为个体自我感受到生理、心理或社会适应功能不同程度的下降,但尚未达到任何可以诊断疾病的标准。亚健康尚无具体的标准化诊断指标,但被认为是一种动态的过程,其中与健康相邻的早期状态被称为"轻度身心失调",常表现为易疲劳、乏力、失眠、食欲差、周身不适、头晕心悸、情绪不稳定、易怒、烦躁等症状,通过自我的身心调节可向健康转化并完全恢复正常;若这种失调持续存在,则可进一步发展为"潜临床"和"前临床"状态,此时机体就会出现某些疾病的高危倾向,可使亚健康向疾病转化。亚健康的原因很复杂,与环境污染、工作压力、过度疲劳和不良生活习惯等多种因素有关。据 WHO 调查报告,人群中约 70％为亚健康,其中 45％以上为中老年人群。

二、疾病

疾病(disease)是机体在一定病因和条件作用下,因稳态调节紊乱而导致的异常生命活动,常出现组织细胞的功能代谢和形态结构异常变化;临床表现为各种症状、体征和社会行为的异常,以致对环境适应能力和劳动力的减弱或丧失。

症状是患者对自体不适的主观感觉,如头痛、头晕等。体征是医生检查患者所得到的客观征象,如心脏杂音、肝脾肿大等。疾病一般都有症状、体征等临床表现,但有些疾病的早期(如肿瘤)尚未表现出相应症状时,只有通过认真仔细的检查才有可能被发现。

病理过程(pathological process)是指存在于不同疾病中共同的具有内在联系的功能、代谢和形态结构变化,如发热、缺氧、休克、炎症、血栓形成、梗死等。一种疾病可以包含多种病理过程,如大叶性肺炎可有发热、缺氧、炎症等几种病理过程;不同疾病可发生相同的病理过程,如感冒、肺炎、伤寒、疟疾等疾病都有发热这个病理过程。病理状态(pathological state)是指发展极慢或相对稳定的局部形态变化,常为病变发展的后果,如创伤后形成的瘢痕、类风湿关节炎所致关节强直等。

第二节 病 因 学

病因学(etiology)是研究疾病发生的原因和条件的科学。

一、疾病发生的原因

疾病发生的原因简称病因,又称为致病因素,是指引起疾病必不可少的并赋予该疾病特征性或决定疾病特异性的各种因素。病因是引起疾病决定性的因素,没有病因就不可能发生相应的疾病,如乙型肝炎病毒是引起乙型肝炎的病因。病因的种类很多,按性质可分为以下类型。

1. 生物性因素　是最常见的病因,包括各种致病微生物和寄生虫等病原体,如细菌、病毒、真菌、立克次体、螺旋体以及原虫、蠕虫等。生物病原体的致病作用除主要与其侵袭力、毒力和入侵数量有关外,还与机体的防御功能及其对病原体的敏感性有关。

2. 理化因素　物理因素包括各种机械力、温度(高温或低温)、大气压(高气压或低气压)、电流、电离辐射等;化学因素包括强酸、强碱、化学毒物和动植物毒性物质等。

3. 机体必需物质的缺乏或过多　维持生命活动的各种必需物质如糖、蛋白质、脂肪、植物纤维、维生素、氧、水、无机盐以及微量元素等的缺乏或过多均可引起疾病。

4. 遗传性因素　由遗传物质改变(包括基因突变和染色体畸变)引起的疾病称为遗传性疾病。其中,基因突变引起分子病,如白化病、血友病等;染色体畸变引起染色体病,如唐氏综合征等。遗传物质的改变有时并不直接引起疾病,而只是使机体获得容易发生某种疾病的倾向,称为遗传易感性;这种"遗传素质"使个体具备发生相应疾病的遗传特征,并在一定的环境因素作用下容易发病,如高血压病、糖尿病、精神分裂症等疾病。

5. 先天性因素　对正在发育的胎儿造成损害,并使婴儿出生时就出现疾病的因素称为先天性因素,所引起的疾病称为先天性疾病。如孕妇在妊娠早期感染风疹病毒可致胎儿患先天性心脏病,孕妇感染梅毒可致胎儿患先天性梅毒等。

6. 免疫性因素　各种免疫性因素如免疫缺陷、免疫反应过强、自身免疫反应等均可引起疾病。机体对内、外源性抗原刺激所产生的、能造成组织损害和功能障碍的异常免疫反应,称为变态反应或超敏反应,如青霉素或异型血清导致的超敏反应,某些食物或花粉引起的支气管哮喘;机体对自身抗原引发免疫反应并造成自身组织损害而引起的疾病,称为自身免疫性疾病,如全身性红斑狼疮、类风湿关节炎等;机体因免疫功能低下或缺乏所致疾病,称为免疫缺陷病,如人类免疫缺陷病毒(human immunodeficiency virus, HIV)感染引起的获得性免疫缺陷综合征(acquired immunodeficiency syndrome, AIDS)。

7. 精神、心理和社会因素　随着医学模式的改变,精神、心理和社会因素日益成为受到关注的病因。长期忧虑、恐惧、悲伤等不良情绪和过度的精神刺激对某些疾病的发生发展具有重要作用,如神经症、精神分裂症、高血压病、消化性溃疡、应激性疾病;心理和行为异常可致变态人格;社会因素如社会经济状态、营养状况、医疗保健、职业竞争和居住条件等均与疾病的发生密切相关。

二、疾病发生的条件

疾病发生的条件主要是指那些能影响疾病发生的机体内外因素。条件本身并不能直接引起疾病,但可对病因的作用产生影响,促进或阻碍疾病的发生。如结核杆菌是引起结核病的病因,但结核杆菌侵入机体后是否发病还取决于一些条件,如营养不良、过度劳累、环境恶劣等引起机体免疫力低下,少量细菌即可致病;反之,如充足的营养、适当的体育锻炼、良好的环境等都能增强机体的抵抗力,此时即使有少量结核杆菌侵入也可不发生结核病。

能加强病因作用并促进疾病或病理过程发生的因素称为诱因。如肺炎球菌是大叶性肺炎的病因,而受寒、过度劳累、醉酒等因素均可降低呼吸道黏膜的防御功能而成为大叶性肺炎的诱因。危险因素(risk factor)是指某些与疾病明显相关,但又难以区分是病因还是条件的因素,如高脂血症是动脉粥样硬化的危险因素,吸烟是肺癌的危险因素。

必须指出,病因和条件是相对的,同一因素在一种疾病中可能是病因,而对另一种疾病则可能是条件,如寒冷是冻伤的病因,也是肺炎发生的条件。要阐明某一疾病的原因和条件必须进行具体的分析和研究。

第三节 ｜ 发 病 学

发病学(pathogenesis)是研究疾病发生发展过程中的基本规律和机制的科学。

一、疾病发生发展的基本规律

(一)损伤与抗损伤

损伤与抗损伤反应贯穿于疾病始终,其相互斗争和转化是构成疾病各种临床表现和推动疾病发展的基本动力,常决定疾病的发展和转归。一方面,原始病因和继发损伤性变化可对机体产生损害;另一方面,机体能动员一切防御功能和代偿措施发挥抗损伤作用,当机体抗损伤反应占主导地位时,疾病趋向缓解和康复;当机体以损伤性变化占主导地位时,则疾病恶化,甚至死亡。疾病过程中的损伤与抗损伤变化并无严格的界限,可以互相转化。

(二) 因果转化

疾病的因果转化规律是指在原始病因作用下,机体出现的某些变化(结果),这些变化又可作为疾病过程中新的原因,产生新的结果,如此因果交替和转化,促使疾病不断发展。若因果转化使病情恶化为恶性循环;若因果转化使疾病好转或康复则为良性循环。认识疾病发生发展的因果转化规律,可以抓住主导环节,阻断恶性循环,促进良性循环,有利于疾病的康复。

例如,在创伤性休克的发病中,机械暴力是原始病因,引起组织破坏和血管破裂;血管破裂引起大出血和血压下降;出血和血压下降又作为原因,引起交感神经兴奋,导致心排血量增加、血管收缩、血压上升等,如此因果交替,就促进了创伤性休克的发展和转化。如果这种因果交替和转化使创伤性休克好转,则疾病痊愈;如因果转化的结果使创伤性休克恶化,则病情加重甚至死亡(见第八章)。

(三) 局部与整体

机体是一个统一的整体,发生疾病时可能既有全身性反应,也有局部反应,或同时有全身和局部反应。局部与整体互相影响、互相制约、互相转化,局部病变可通过神经、体液等途径引起机体整体反应;反之,机体整体反应亦可影响局部病变的发展。如急性扁桃体炎除了有扁桃体红肿、咽部疼痛等局部改变外,还有发热、白细胞数增多等全身性变化。医生应该认识疾病时局部与全身的关系,才不会"头痛医头,脚痛医脚"。

二、疾病发生发展的基本机制

疾病的发生机制(mechanism)是研究疾病为何发生和如何发生的共同机制。

(一) 神经机制

神经机制是指疾病过程中由于病因直接损害神经系统或病因通过神经反射改变器官、组织、细胞的功能和代谢。神经系统的基本调节方式是神经反射,主要通过感受体内、外的各种刺激来调节机体各系统正常活动。神经机制参与许多疾病的发生发展,如失血性休克所致微循环障碍是通过神经反射引起相应器官功能、代谢甚至结构的改变;病毒性脑炎、脑外伤等直接损伤神经组织的结构而致病;长期精神紧张、忧虑等导致大脑皮质功能紊乱、皮质下中枢失控而致内脏器官功能障碍。

(二) 体液机制

体液机制是指疾病过程中由于病因作用使体液的量或质发生改变、体液调节障碍而导致内环境的紊乱和疾病的发生。体液调节障碍常由各种体液因子变化引起。

1. 体液的变化　如大量失血失液引起的脱水,低血容量引起休克;体内水分过多引起水中毒或水肿;肾功能衰竭引起的氮质血症等。

2. 体液因子的变化　包括各种内分泌激素、神经递质和细胞因子等。当体液因子的质量、数量或活性发生改变而使机体稳态破坏、内环境紊乱时,即可导致疾病的发生。体液因子包括各种全身性作用的因子(如组胺、儿茶酚胺、前列腺素、补体)、多种局部作用的因子(如内皮素、神经肽)

和细胞因子(如白介素、肿瘤坏死因子),一般通过三种作用方式作用于靶细胞。① 内分泌(endocrine):是体内一些特殊的分泌细胞分泌的化学活性物质,如激素等,通过血液循环输送到身体的各个部分,被远处靶细胞上的受体识别并发挥作用。② 旁分泌(paracrine):细胞分泌的信息分子,如神经递质、生长因子等,作用于邻近的靶细胞。③ 自分泌(autocrine):细胞能对自身分泌的信息分子(如生长因子)起反应,即分泌细胞和靶细胞为同一细胞。

(三)细胞机制

致病因子作用机体后,可直接或间接发挥作用,引起组织细胞的结构、功能、代谢障碍,导致疾病的发生与发展。主要表现为细胞膜上的各种离子泵功能失调,如 Na^+-K^+-ATP 酶、Ca^{2+}-Mg^{2+}-ATP 酶失活而致细胞水肿和钙大量积聚。线粒体能量代谢障碍可致 ATP 生成不足而致细胞损伤,致病因子导致细胞变性、坏死、凋亡等。

(四)分子机制

分子水平异常可导致疾病的发生与发展。基因病(gene disease)是指基因本身突变、缺失或调控障碍引起的疾病,分子病(molecular disease)是指 DNA 遗传变异导致蛋白质异常为特征的疾病,细胞信号转导(cellular signal transduction)异常也是疾病的重要分子机制。分子病理学是在研究生命现象的分子基础上,探索疾病及其康复过程中出现的细胞生物学与分子生物学现象。

从分子医学的角度看,疾病时机体形态和功能的异常,实质上是某些特定蛋白质结构或功能的变异所致;而蛋白质的结构和功能受基因调控及细胞所处环境的影响。因此,基因及其表达调控是决定机体健康或患病的基础。

第四节 | 疾 病 的 转 归

疾病的转归(prognosis)是指疾病的发展趋势和结局,是疾病过程的终结阶段,包括康复(recovery)和死亡(death)。

一、康复

1. 完全康复(complete recovery) 又称为痊愈,是指疾病时的损伤性变化完全消失,受损结构得以修复,功能、代谢恢复正常,一切症状、体征消失,社会行为和劳动力恢复正常,机体重新恢复稳态。

2. 不完全康复(incomplete recovery) 是指疾病时的损伤性变化已经得到控制,但尚留部分基本病理变化,机体通过各种代偿机制可以维持相对正常的生命活动,主要症状消失,有时可留下后遗症。

二、死亡

(一)对死亡的认识

长期以来,临床上一直将心跳、呼吸永久性停止和各种反射消失作为判断死亡的标志。死亡可以分为生理性死亡(衰老死亡或自然死亡)和病理性死亡两种,但生理性死亡甚为少见。死亡常为一个渐进性过程,一般可分为濒死期、临床死亡期、生物学死亡期。如果在 6～24 小时内出现非暴力的意外突然死亡称为猝死(sudden death)。由于临床抢救和复苏技术的提高,器官移植的开展,对死亡有新的认识:虽然死亡是机体作为整体的功能永久性停止,但并不意味着各器官组织同时均死亡,因此提出了脑死亡(brain death)的概念。

(二) 脑死亡

脑死亡是指全脑功能不可逆的永久性停止(包括大脑、间脑和脑干)。一旦出现脑死亡,就意味着人的实质性死亡,因此脑死亡可作为判断死亡的重要标志。

1. **脑死亡的主要指征** ① 自主呼吸停止;② 不可逆性深昏迷;③ 瞳孔散大或固定;④ 脑干神经反射消失,包括瞳孔对光反射、视听反射、角膜反射、咳嗽反射、吞咽反射等各种反射消失;⑤ 脑电波消失呈平直线;⑥ 脑血液循环完全停止。

2. **判断脑死亡的意义** 一方面脑死亡已经没有恢复的可能,继续抢救已没有意义;另一方面脑死亡时并不意味着器官组织均已同时发生死亡,在脑死亡后的一定时间内有些器官、组织、细胞的功能活动还能持续存在。因此,及时判断脑死亡具有重要的临床意义和社会意义:① 及时宣告死亡时间,为法律上提供死亡的合法依据,同时在伦理上也是许可的、人道的。② 准确判断死亡时间,为临床提供终止复苏抢救的时间界线,可节约医药资源、减轻经济负担和减少人力消耗。③ 为器官移植提供组织来源。脑死亡者因在死亡后短时间内尚能维持一些组织器官的血液供应和代谢功能,将这些器官如心、肺、肝、肾等作为器官移植的供体,则能为挽救其他患者提供供体材料。

3. **脑死亡与植物状态的区别** 脑死亡是包括脑干在内的全脑功能的永久性丧失,患者失去意识,无自主呼吸,无条件反射,完全不可能恢复。植物人(vegetative patient)在国际医学界又被定义为持续性植物状态(persistent vegetative status, PVS),大多是因颅脑外伤或其他原因(如溺水、卒中、窒息等)使大脑发生缺血缺氧、神经元退行性改变,导致大脑皮质受到严重的损害或处于突然抑制的状态,患者表现为长期意识障碍和昏迷,对环境毫无反应,完全丧失对自身和周围的认知能力;但患者仍保留皮质下中枢功能,如仍有自主的呼吸和心跳,能吞咽食物、入睡和觉醒。应该指出,处于植物状态中的患者极少数有苏醒的可能。

第二章 | 细胞和组织的适应、损伤与修复

第一节 | 细胞和组织的适应

细胞和组织在环境变化和各种刺激因子作用下,发生相应的代谢、功能和形态结构改变并得以存活的过程称为适应(adaptation)。适应在形态学上表现为萎缩、肥大、增生和化生,涉及细胞的数目、体积或分化的改变(图2-1)。机体通过自身调节机制对刺激做出应答反应,以适应环境条件的改变,抵御刺激因子的损害,从而维护细胞、组织、器官乃至于整个机体的生存。适应实质上是

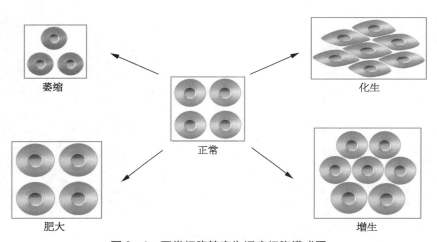

图2-1 正常细胞转变为适应细胞模式图

细胞生长和分化受到调整的结果,是介于正常与损伤之间的一种状态。

一、萎缩

发育正常的细胞、组织和器官的体积缩小称为萎缩(atrophy)。通常萎缩的组织和器官是实质细胞体积缩小,常伴有细胞数目减少和纤维组织增生。

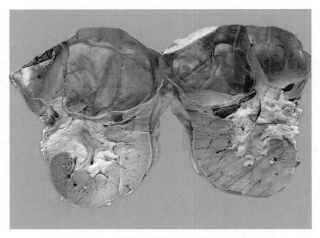

图2-2　肾积水致肾局部萎缩(上部)

(一)分类

萎缩有生理性萎缩和病理性萎缩两种。生理性萎缩与机体生长发育的不同时期有关,如到青春期胸腺开始萎缩、更年期性腺发生萎缩等。病理性萎缩按其原因可分为以下类型。

1. **营养不良性萎缩**　包括全身性萎缩和局部性萎缩。前者见于长期饥饿、慢性消耗性疾病等原因使蛋白质摄入不足或消耗过多。后者常见于局部脏器供血不足,如脑动脉粥样硬化时的脑萎缩。全身性萎缩时脂肪组织首先消耗萎缩,其次肌肉、脾、肝等内脏萎缩,心、脑的萎缩一般最后发生。

2. **压迫性萎缩**　因组织、器官长期受压而产生。如尿路梗阻时,肾盂积水可引起肾实质萎缩(图2-2);脑积水脑室扩张,使周围脑组织受压萎缩。

3. **失用性萎缩**　因组织、器官长期功能和代谢下降所致,如骨折长期固定后,患侧肌肉及骨组织逐渐萎缩。

4. **内分泌性萎缩**　因内分泌腺功能下降引起的靶器官萎缩,如腺垂体肿瘤或缺血坏死等引发的肾上腺、甲状腺及性腺的萎缩。

5. **去神经性萎缩**　因运动神经元或轴突损伤引起的效应器萎缩,如脊髓灰质炎患者因脊髓前角运动神经元损伤导致所支配的肌肉萎缩。

此外,细胞老化和细胞凋亡也是细胞、组织和器官萎缩的常见原因。

(二)病理变化

肉眼观:萎缩的组织、器官体积缩小,重量减轻,颜色加深,质地变硬。此外,萎缩脏器表面可显示特征性变化。如心脏萎缩时,心尖变锐、冠状动脉迂曲(图2-3)。脑萎缩时,脑组织重量减轻、体积缩小、脑沟变深、脑回变窄。

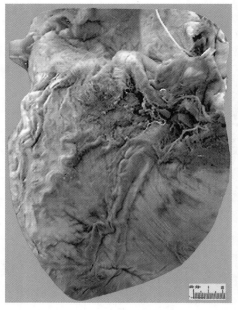

图2-3　心脏萎缩

心脏体积缩小,颜色加深,冠状动脉迂曲

镜下观：萎缩器官的实质细胞体积变小和(或)细胞数目减少,胞质内细胞器大量退化,可见未能被彻底消化的富含磷脂的细胞器残体(脂褐素)积聚,常见于心肌、肝细胞和神经节细胞核的两端(图2-4)。间质结缔组织相对增生。

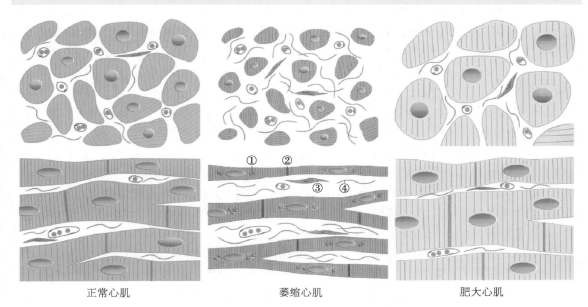

正常心肌　　　　　　　　萎缩心肌　　　　　　　　肥大心肌

图2-4　正常、萎缩和肥大心肌细胞模式图

图上列示心肌横切面;下列示心肌纵切面。萎缩心肌细胞体积变小、间质增宽、纤维组织增生。
① 脂褐素;② 润盘;③ 纤维细胞;④ 胶原纤维。肥大心肌细胞变粗,变长,细胞核变大,染色深,间质内毛细血管减少

(三) 影响和结局

轻度萎缩原因消除后萎缩的细胞可恢复正常,持续性萎缩的细胞则逐渐消失。某些情况下,萎缩器官或组织间质增生明显,甚至造成器官和组织的体积相对增大,此时称为假性肥大。

二、肥大

细胞、组织和器官的体积增大称肥大(hypertrophy)。组织、器官的肥大通常是由于实质细胞的体积增大所致,但有一定再生能力的实质细胞还会出现细胞数目增多。

肥大可发生于生理及病理状态下,分别称为生理性肥大和病理性肥大。究其原因可分为因器官和组织工作负荷增加而引起的代偿性肥大和内分泌激素过多作用于靶器官所致的内分泌性肥大两类。

1. 生理性肥大　在生理状态下,举重运动员骨骼肌的代偿性肥大。哺乳期女性乳腺及妊娠期妇女子宫平滑肌出现的内分泌性肥大,此时可伴有细胞数目的增多。

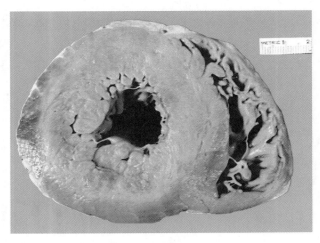

图2-5　高血压性心脏病

心脏横切面,左心室明显增厚,心腔未见扩张

2. 病理性肥大　在一些疾病状态下,如高血压病时心脏后负荷增加,引起左心室心肌代偿性肥大(图2-5);一侧肾脏切除后对侧肾脏由于功能代偿而出现肥大;在甲状腺功能亢进患者,由于激素分泌过多引起甲状腺滤泡上皮细胞体积增大,为内分泌性肥大。

肥大的细胞内细胞器和DNA的含量均有增加,结构蛋白合成活跃,功能增强。但肥大的细胞其功能代偿是有限度的,一旦超出限度,会导致肥大的器官发生功能衰竭而失去代偿意义,如高血压晚期的左心功能衰竭。

三、增生

组织或器官内细胞数量增多称为增生(hyperplasia),常导致组织或器官的体积增大。增生可分为生理性和病理性两种,根据引发原因,亦分为代偿性增生和内分泌性增生。

1. 生理性增生　在生理状态下,如高海拔地区常驻居民,因空气氧含量低引起骨髓及外周血红细胞代偿性增多,以增加携带氧的能力;青春期女性乳腺小叶腺上皮细胞增生,属内分泌性增生。

2. 病理性增生　在疾病状态下,具有较强再生能力的组织细胞被部分切除或受到损伤时可发生代偿性增生,如部分肝切除或肝损伤时周围肝细胞的增生;子宫内膜病理性增生过长,常因雌激素分泌过多引起,为内分泌性增生,可导致功能性子宫出血。

细胞弥漫性增生可导致器官均匀性增大,局限性增生可致单个或多个结节形成。

增生是细胞有丝分裂活跃的结果,也与细胞凋亡受抑制有关,通常受增殖基因、凋亡基因、激素和生长因子的精细调控。增生与肥大的原因十分相似,是发生增生还是肥大与组织本身的增殖特性有关,在再生能力强的细胞中两者常相伴出现。增生通常具有可复性,当原因消除后可恢复,但是过度增生的细胞有可能演变为肿瘤性增生。

四、化生

一种分化成熟的细胞转化为另一种分化成熟的细胞过程称为化生(metaplasia)。化生并非由分化成熟的细胞直接转变为另一种细胞,而是由具有分裂增生和多向分化能力的细胞或干细胞转向分化的结果。化生与某些基因活化或重新编程表达有关。

化生常发生于同源的、性质相似的细胞之间,即上皮细胞之间或间叶细胞之间。

1. 上皮组织的化生　最常见为鳞状上皮化生(简称鳞化)(图2-6),如慢性支气管炎或支气管扩张时,支气管的假复层纤毛柱状上皮转变为鳞状上皮;慢性胆囊炎及胆石症时胆囊黏膜上皮的鳞化;慢性宫颈炎时宫颈管柱状上皮的鳞化等。腺上皮细胞化生也较常见,如慢性萎缩性胃炎时,部分胃黏膜上皮可转变为含有杯状细胞或潘氏细胞的小肠或大肠黏膜上皮,称为肠上皮化生(简称肠化)。

2. 间叶组织的化生　间叶组织中幼稚的成纤维细胞在一定条件下,可转化为透明软骨细胞或骨细胞,称为软骨或骨化生。

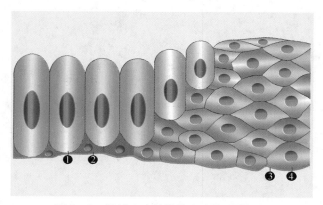

图2-6　柱状上皮的鳞状上皮化生模式图
① 柱状上皮;② 储备细胞;③ 基膜;④ 鳞状上皮化生

化生对机体利害兼而有之，一方面适应了内外环境的改变，具有保护作用；另一方面丧失了原有组织的结构和功能，有的甚至可发展为肿瘤。如呼吸道黏膜的柱状上皮发生鳞状上皮化生后，在一定程度上增强了局部抵御环境因子刺激的能力，但减弱了黏膜的自净作用。如引起化生的因素持续存在，则少数可能发生癌变，如被覆柱状上皮的黏膜(如子宫颈管黏膜)可发生鳞状细胞癌，胃黏膜的肠上皮化生可发生胃腺癌。

第二节 细胞和组织的损伤

细胞和组织受到不能耐受的有害因子作用后，引起细胞、组织的功能代谢障碍及形态结构的变化称为损伤(injury)。损伤的程度与损伤因子的类型、作用强度、持续时间以及受损细胞或组织的耐受性有关。

一、损伤的原因和发生机制

(一) 损伤的原因

引起细胞和组织损伤的原因很多，可分为外界致病因素和机体内部致病因素两大类。外界致病因素包括生物性、理化性和营养性因素等；机体内部致病因素包括免疫、神经内分泌、遗传变异、先天性及年龄、性别、社会、心理、精神因素与医源性因素等方面。这些因素可相互作用，导致损伤的发生和发展。

(二) 损伤的发生机制

1. ATP 的耗竭　低氧和化学(中毒性)损伤常伴有 ATP 的消耗和合成减少。细胞内很多合成和降解过程均需要 ATP 提供能量，如跨膜转运蛋白质和脂质的合成、磷脂的代谢等。当细胞内 ATP 减少 $5\%\sim10\%$ 时，细胞出现明显的损伤效应：① 细胞内 ATP 减少，可使细胞膜依赖能量的钠泵活性下降，导致细胞内钠潴留和 K^+ 向细胞外扩散，形成细胞水肿和内质网的肿胀。② ATP 耗竭可导致细胞能量代谢障碍，氧化磷酸化降低，无氧酵解增强，乳酸堆积，造成细胞内酶活性降低。③ ATP 减少使钙泵活性降低导致 Ca^{2+} 内流，细胞内钙超载造成细胞进一步损伤。④ ATP 的耗竭使细胞内合成蛋白质的细胞器遭受破坏，最终导致不可逆的线粒体和溶酶体膜的破坏，引发细胞死亡。

2. 活性氧类物质的损伤　活性氧类物质(activated oxygen species, AOS，包括超氧自由基、羟自由和过氧化氢等)的强氧化作用是细胞损伤的基本环节，少量生成的 AOS 可被细胞内存在的抗氧化剂(如超氧化物歧化酶、谷胱甘肽过氧化物酶、维生素 E 等)所清除。在缺血、缺氧、细胞吞噬、化学性和放射性损伤、炎症以及老化等氧化还原的过程中，AOS 生成增加，脂质、蛋白质和 DNA 过氧化，可引起双层脂质膜的稳定性下降，DNA 单链破坏和断裂，促进含硫蛋白质相互交联，并可直接导致多肽链断裂，从而导致细胞的损伤。

3. 胞质内高游离钙的损伤　是许多因素损伤细胞的终末环节。细胞缺氧、中毒时，ATP 减少，导致细胞质内游离钙浓度升高，继而促进胞质内磷脂酶、蛋白酶、ATP 酶和核酸酶的活化，从而降解细胞内磷脂、蛋白质、ATP、DNA 等引起细胞受损。

4. 膜渗透性缺陷 选择性的膜渗透性功能缺失导致明显的膜损伤是细胞损伤的重要特征。膜通透性失衡,液体和离子内流,蛋白质、酶、辅酶和核酸流失,溶酶体膜损伤造成溶酶体酶的泄漏及激活,导致细胞的酶解性破坏,引起细胞死亡。

5. 不可逆的线粒体损伤 缺氧和中毒均可造成线粒体损伤,并发生形态改变,在极度肿胀时可转化为小空泡状结构。线粒体损伤常导致线粒体内膜高导电性通道形成,称为线粒体渗透性移位,导致线粒体氧化磷酸化受抑制,ATP 生成减少,同时细胞色素 C 渗漏到细胞质中,影响细胞内电子的传递及启动细胞凋亡程序。

6. 遗传变异 可因先天遗传或胚胎发生期获得,也可因化学物质和药物、病毒、射线作用,损伤细胞核 DNA,诱发基因突变和染色体畸变,使细胞发生遗传变异(genetic variation)。

二、形态学变化

细胞受损后首先出现代谢性变化,随后组织化学和超微结构变化,数小时后出现光镜和肉眼可见的形态学变化。这些变化较轻时,去除病因后细胞可恢复正常,称为可逆性损伤(如变性)。重者则引起不可逆性损伤,或称致死性损伤(如坏死)(图 2-7)。

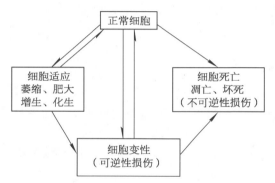

图 2-7 正常、适应和损伤细胞的关系模式图

(一) 细胞的可逆性损伤

细胞可逆性损伤的形态改变称为变性(degeneration),是指由于代谢障碍导致细胞或细胞间质内出现异常物质,或原有正常物质数量异常增加的一系列形态学改变,常伴有组织器官的功能降低。

1. 细胞水肿(cellular swelling) 也称水变性,是指细胞质内的钠、水增多,是细胞损伤中最常见的、较早期的病变,好发于肝、心、肾等器官的实质细胞。

(1)原因:由于受缺血、缺氧、感染、中毒等因素的影响,细胞线粒体受损,ATP 生成减少,细胞的能量供应不足,细胞膜上的钠泵功能障碍,或细胞膜直接受损,致使细胞内钠、水增多。

(2)病理变化:肉眼观:病变组织、器官体积增大,包膜紧张,重量增加,颜色变淡或混浊,缺乏光泽(曾称为混浊肿胀)。光镜下:细胞肿胀,胞质淡染,胞质内出现红染细颗粒状物(为肿胀的线粒体和内质网),常称为颗粒变性(图2-8)。严重者细胞体积增大,胞质高度疏松呈空泡状,称为气球样变(ballooning change),如病毒性肝炎。

(3)结局:去除病因后,水肿的细胞可恢复正常。较重的细胞水肿可导致细胞功能降低。严重的细胞水肿,可逐渐发展为

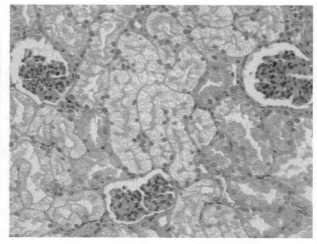

图 2-8 肾小管上皮细胞水肿(镜下)

细胞坏死。

2. 脂肪变性（fatty degeneration）　是指非脂肪细胞的胞质内出现明显脂滴。因脂类代谢在肝细胞中进行，故肝脂肪变性最为常见，亦可见于心肌细胞和肾小管上皮细胞。

（1）原因：常见的原因有营养障碍、感染、中毒、缺氧、糖尿病、肥胖等。

（2）病理变化：肉眼观：中、重度脂肪变性器官体积增大，边缘变钝，颜色淡黄，质地较软，切面有油腻感（图2-9）。光镜下：脂肪变性的细胞内可见大小不等的脂肪空泡，大者可充满整个细胞而将细胞核挤到一侧，形似脂肪细胞。在石蜡切片HE染色中，因脂肪被有机溶剂溶解呈空泡状。冰冻切片苏丹Ⅲ染色时，细胞质内的脂肪滴被染成橘红色（图2-10）。

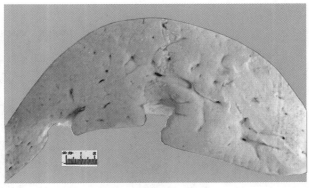

图2-9　肝脂肪变性
肝体积增大，颜色淡黄，质地较软

心肌脂肪变性常出现在严重贫血、缺氧或中毒时，常累及左心室，脂肪变性区域为黄色条纹，与未发生脂肪变性的暗红色心肌间隔出现，状似虎皮斑纹，故又称之为"虎斑心"。

轻度肝脂肪变是可复性损伤。重度的肝脂肪变性可导致肝细胞坏死，并可继发肝硬化。肝脂肪变性机制如下。① 肝细胞内脂肪酸增加：高脂饮食或脂肪组织大量分解

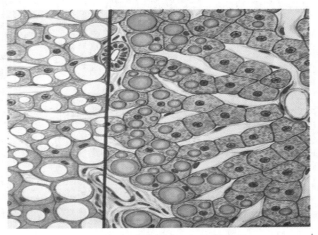

图2-10　肝细胞脂肪变性模式图
左侧HE染色脂滴呈空泡状，右侧苏丹Ⅲ染色脂滴为橘红色

（营养不良、糖尿病患者对糖利用障碍时），可致血中脂肪酸增加，若超过肝细胞氧化利用和合成脂蛋白能力时，中性脂肪便在肝内沉积。② 脂肪酸氧化障碍：缺氧、中毒使线粒体受损，β氧化障碍，ATP减少，进入肝的脂肪酸不能充分氧化而在肝细胞内沉积。③ 脂蛋白和载脂蛋白合成障碍：缺氧、营养不良、肝毒物（CCl_4、乙醇等）使脂蛋白和载脂蛋白合成障碍，不能将脂肪运出肝，肝细胞内脂肪沉积。④ 三酰甘油合成过多：如长期饮酒，影响线粒体和内质网功能，使α-磷酸甘油增多而促进三酰甘油合成。

3. 玻璃样变性（hyaline degeneration）　是指纤维结缔组织间质、细动脉壁或细胞内在HE染色切片中呈现均质、红染、半透明的蛋白质蓄积，又称透明变性。

（1）纤维结缔组织玻璃样变：是胶原纤维老化的表现，常见于瘢痕组织、纤维化的肾小球和动脉粥样硬化的纤维斑块等处。肉眼观：病变灰白色，半透明，质地坚韧（图2-11）。镜下观：纤维细胞明显减少，胶原纤维增粗并互相融合成梁状、带状或片状的均质。

（2）细动脉壁玻璃样变：常见于缓进性高血压和糖尿病时的肾、脑、脾及视网膜的细动脉。由于细动脉持续痉挛，使动脉内膜通透性增加，血浆蛋白渗入内膜下并沉积于动脉管壁。加之内膜下的基质增生，使细动脉壁增厚、变硬、管腔狭窄甚至闭塞，故又称细动脉硬化（图2-12）。玻璃样变的细动脉弹性减弱，脆性增加，易破裂出血。

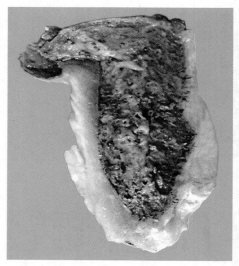

图 2-11　胸膜玻璃样变性

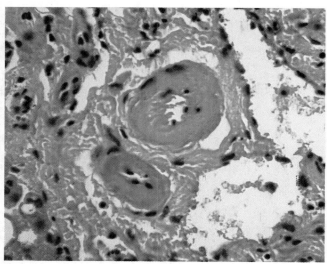

图 2-12　细动脉玻璃样变性(镜下)

（3）细胞内玻璃样变：指蓄积于细胞质内的异常蛋白质形成均质、红染的圆形小体。如肾小管上皮细胞内的玻璃样小滴（蛋白尿时由原尿中重吸收的蛋白质形成）、酒精性肝病时肝细胞质中的 Mallory 小体等。

4. 病理性钙化（pathologic calcification）　在骨和牙齿之外的组织中有固态钙盐沉积称病理性钙化。钙化处为白色坚硬物，可刺激周围纤维组织增生将其包裹。X 线检查见不透光的高密度阴影。在 HE 染色时，钙盐呈蓝色颗粒状或片状。继发于坏死组织或其他异物内的钙化，称为营养不良性钙化（dystrophic calcification），较常见。由于全身钙磷代谢障碍导致在正常肾小管、胃黏膜等处的多发性钙化，称为转移性钙化（metastatic calcification）。

5. 黏液样变性（mucoid degeneration）　是指细胞间质内出现黏多糖和蛋白质等的蓄积，常见于间叶组织肿瘤、风湿病灶及营养不良时的骨髓组织。光镜下在疏松的间质中有星芒状纤维细胞散在于灰蓝色的黏液样基质中。

（二）细胞死亡

细胞受到严重损伤或其他原因而累及细胞核时，呈现代谢停止、结构破坏和功能丧失等不可逆性变化，称为细胞死亡（cell death）。细胞死亡包括坏死和凋亡两大类型。

1. 坏死　活体内局部组织、细胞的死亡称坏死（necrosis）。除了强烈的病因作用直接导致外，细胞坏死常由可逆性损伤（变性）发展而来。坏死后的细胞代谢停止、功能丧失，逐渐出现一系列酶溶性形态改变。

（1）基本病变：主要的形态标志是细胞核的改变，表现如下。① 核固缩（pyknosis）：核体积缩小、凝聚、呈深蓝染色，提示 DNA 转录停止。② 核碎裂（karyorrhexis）：染色质崩解成致密蓝染的碎屑，散在于胞质中。③ 核溶解（karyolysis）：染色质中的 DNA 和核蛋白被 DNA 酶和蛋白酶分解，染色质碎片淡染终至消失（图 2-13）。

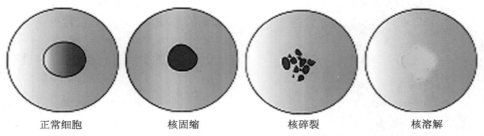

正常细胞　　核固缩　　核碎裂　　核溶解

图 2-13　细胞坏死时细胞核的变化模式图

此外，坏死细胞胞质红染、胞膜破裂，进而解体消失；间质内胶原纤维肿胀、崩解，与基质共同液化。最后，坏死组织呈现一片模糊的、无结构的、红染的颗粒状物质。坏死区可并发炎症反应，渗出的中性粒细胞可释放溶酶体酶，促进坏死的发生和溶解。坏死细胞膜通透性增加，使细胞内酶释放入血，可作为诊断某些细胞坏死的参考指标。

（2）类型：坏死可分为凝固性坏死、液化性坏死、纤维素样坏死和坏疽等类型。

1）凝固性坏死（coagulative necrosis）：常发生于心、脾、肾等实质器官的缺血性坏死。肉眼观：坏死灶因蛋白质凝固且溶酶体酶水解作用较弱，呈灰白或淡黄、质实而干燥的状态，周围可形成暗红色出血充血带与正常组织分界清楚。光镜下：坏死区细胞结构消失，但组织结构的基本轮廓可保存一段时间。

干酪样坏死（caseous necrosis）属于特殊类型的凝固性坏死，是结核病的特征性病变。肉眼观：可见坏死组织呈微黄色、细腻，状如奶酪。镜下观：坏死组织彻底崩解为不定型的红染颗粒状物质。

2）液化性坏死（liquefactive necrosis）：是指坏死组织因发生溶解液化而变成液态。脑和脊髓因蛋白质少而磷脂和水分多，坏死后易发生溶解液化，又称脑软化。化脓性炎症时，因坏死灶内含大量中性粒细胞，释放出水解酶将坏死组织溶解液化。此外，由细胞水肿发展而来的溶解坏死、阿米巴滋养体引起的坏死等属于液化性坏死。脂肪坏死灶内有钙离子与脂肪酸皂化形成钙皂，呈灰白色固体团块，故属于特殊类型的液化性坏死。

3）纤维素样坏死（fibrinoid necrosis）：旧称纤维素样变性，是结缔组织和小血管壁常见的坏死形式，病变部位形成细丝状、颗粒状或小条块状无结构物质与纤维素染色相似。常见于某些超敏反应性疾病（如风湿病、结节性多动脉炎）、急进性高血压病等，其发生机制与抗原-抗体复合物引发的胶原纤维肿胀崩解、结缔组织免疫球蛋白沉积及血液纤维素渗出变性有关。

4）坏疽（gangrene）：是指较大范围的组织坏死后，继发腐败菌感染，以致坏死组织呈黑褐色，常发生于肢体或与外界相通的内脏。由于腐败菌分解坏死组织产生的硫化氢与红细胞破坏后游离出来的 Fe^{2+} 结合，产生硫化亚铁而致坏疽处呈黑褐色。根据形态学特点，坏疽分为以下三种。

干性坏疽（dry gangrene）多发生于肢体末端，常因动脉粥样硬化、血栓闭塞性脉管炎和冻伤等引起。由于动脉阻塞，但静脉回流仍通畅，故腐败菌感染较轻。由于水分易蒸发，故病变部位干枯皱缩，呈黑褐色，坏死组织与周围正常组织之间有明显分界线。

湿性坏疽（moist gangrene）多见于与外界相通的内脏如子宫、肺、肠等，也可见于动脉受阻同时有淤血的四肢。因坏死组织含水分较多，腐败菌感染严重，局部出现明显肿胀，呈暗绿或污黑色

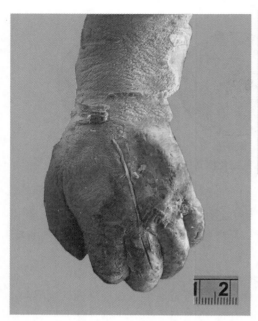

图2-14　手湿性坏疽

（图2-14），有恶臭。坏死组织分解产生的大量毒性物质可造成败血症，引起严重的全身中毒症状。

气性坏疽（gas gangrene）是特殊类型的湿性坏疽，常继发于深达肌层的开放性创伤（特别是战伤），合并厌氧的产气荚膜杆菌感染时，细菌分解坏死组织，产生大量气体，使坏死组织肿胀，含气泡呈蜂窝状，按之有捻发感。气性坏疽发展迅速，毒素吸收多，后果严重。

（3）坏死的结局：坏死区组织损伤，结构破坏，引起炎症反应及创伤后的修复反应，其最终的结局有以下几种表现形式。

1）溶解吸收：坏死灶较小时，组织在中性粒细胞释放的各种水解酶的作用下溶解，并由淋巴管、血管吸收，或被巨噬细胞吞噬清除。小范围坏死可被完全吸收、清除。

2）分离排出：坏死灶较大时，难以吸收，则通过各种途径与健康组织分离排出。体表的坏死组织脱落后形成的缺损，称为溃疡（ulcer）。深部的坏死组织沿自然管道排出后，可形成空洞（cavity）。

3）机化（organization）：如果坏死组织较大，不能被完全吸收，又不能分离排出时，则由肉芽组织从周围长入，并将其取代，最终形成瘢痕组织。

4）包裹（encapsulation）：坏死灶较大，如不能完全被机化，则由周围增生的纤维组织将其包裹，包裹的坏死灶中心在某些条件下溶解后可形成囊腔。

5）钙化：坏死组织、异物等如不能及时清除，可发生钙盐沉积而形成营养不良性钙化。

2. 凋亡　凋亡（apoptosis）是活体内单个细胞或小团细胞的死亡，是指在生理和病理状态下，细胞发生由基因调控的、有序的主动消亡过程，亦称程序性细胞死亡（programmed cell death，PCD）。凋亡与胚胎发生发展、个体形成、器官的细胞平衡稳定等密切相关，并在肿瘤、自身免疫性疾病、病毒性疾病等的发生上具有重要意义。

（1）细胞凋亡的过程：在细胞凋亡诱导因素作用下，细胞的凋亡过程大约需要几分钟到数小时，可分为以下几个阶段。① 凋亡信号转导：凋亡诱导因素作用于细胞后，细胞产生与凋亡相关的第二信使物质，如 cAMP、Ca^{2+} 等，通过细胞内信号转导途径激活凋亡的后续途径。② 凋亡基因激活：细胞内凋亡信号转导并激活凋亡调控基因后，细胞按程序启动并合成与凋亡相关的物质。参与凋亡过程的相关基因有几十种，其中 *Fas*、*Bax*、*p53* 等基因有促进凋亡的作用，*Bcl-2*、*Bcl-XL* 等基因有抑制凋亡的作用。③ 细胞凋亡执行：与凋亡相关的物质，尤其是核酸内切酶和凋亡蛋白酶合成后，可破坏细胞进行生命活动的指令信号，导致细胞的代谢和结构改变而进入死亡执行阶段。④ 凋亡细胞的清除：凋亡的细胞被周围的吞噬细胞所吞噬和清除。

（2）凋亡的形态学改变：凋亡细胞最初的形态改变为胞膜皱缩、胞质致密、细胞器密集、染色质边集，进而胞核裂解，与胞质及细胞器等共同形成许多膜包被的凋亡小体（apoptosis body）。肝细胞凋亡时,因其具有强嗜酸性又称为嗜酸性小体,如病毒性肝炎中所见的嗜酸性小体。在整个凋亡过程中,凋亡细胞的质膜不破裂、不引发死亡细胞的自溶,也不引起炎症反应。最终,凋亡小体可被局部巨噬细胞和邻近的其他实质细胞(如上皮细胞)吞噬降解(图2-15)。

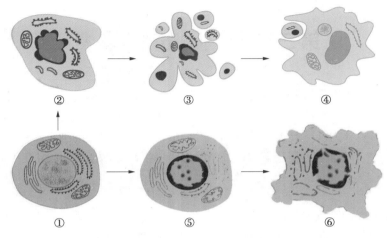

图2-15　细胞凋亡和坏死模式图

① 正常细胞;② 细胞和细胞器皱缩,染色质边集;③ 细胞质分叶状突起,分离为多个凋亡小体;④ 凋亡小体迅速被巨噬细胞吞噬、消化;⑤ 细胞和细胞器肿胀,染色质边集、裂解;⑥ 细胞膜、细胞器膜和核膜破裂,细胞自溶。图②~④为细胞凋亡过程;⑤~⑥为细胞坏死过程

（3）凋亡与坏死的区别:见表2-1。

表2-1　凋亡与坏死的区别

比较点	凋亡	坏死
诱导因素	病理性损伤或生理性因素	病理性损伤
基因调控	有,主动过程	无,被动过程
死亡范围	多为散在的单个细胞	一般为多数细胞
形态学特点	细胞固缩,核染色质边集,形成凋亡小体,细胞膜及细胞器膜完整	细胞肿胀,核染色质絮状或边集,细胞膜及细胞结构破裂,无凋亡小体
生化特征	主动、耗能过程,有新蛋白质合成。琼脂凝胶电泳呈特征性梯带状,DNA降解为片段	不耗能,无新蛋白质合成,琼脂凝胶电泳无梯带状,DNA降解不规则
周围反应	不引起周围组织炎症反应和修复	引起周围组织炎症反应和修复

（4）凋亡与疾病:有证据表明,凋亡失调与许多常见疾病的发生、发展有密切关系,因此,采取措施对细胞凋亡过程进行调控成为防治疾病的新途径。① 凋亡不足:凋亡不足引起细胞异常增多,细胞群体的稳态破坏,导致以肿瘤为典型代表的疾病产生。细胞过度增生是肿瘤发生的一个途径,而细胞凋亡不足是其发生的另一重要途径。② 细胞凋亡过度:心血管系统疾病、艾滋病(AIDS)、阿尔茨海默病(Alzheimer disease, AD)等与细胞凋亡过度有关。在心肌缺血-再灌注损伤中的缺血早期、慢性轻度缺血及心肌梗死灶周围常出现细胞凋亡。③ 细胞凋亡不足与过度并存:

如动脉粥样硬化,其主要特点是血管内皮细胞的凋亡过度,而平滑肌细胞的凋亡不足则导致血管壁粥样斑块形成。

第三节 损伤的修复

机体对细胞和组织损伤造成的缺损进行修补恢复的过程称为修复(repair)。修复过程首先通过炎症反应清除坏死的组织碎片,然后由再生、纤维性修复两种形式完成。多数情况下,两种修复过程同时存在。修复分为以下形式。① 完全再生:损伤由周围同种细胞来修复,完全恢复原组织的结构和功能。② 不完全再生:损伤由纤维结缔组织增生修复,最后形成瘢痕。

一、再生

再生(regeneration)分为生理性再生和病理性再生。生理性再生是指在生理过程中,机体常有某些细胞死亡,又被同类细胞增生、补充。如表皮的基底细胞不断增生分化以补充角化脱落的表层细胞,血细胞定期衰老死亡而需不断增生补充,子宫内膜周期性脱落后由新生内膜替代等。生理性再生始终保持着原有的结构和功能。病理性再生指在病理状态下细胞、组织损伤后发生的再生。

(一) 各种组织的再生能力

一般而言,低等动物比高等动物再生能力强,幼稚组织比高分化组织再生能力强,易受损及生理状态下常更新的组织再生能力强。按再生能力强弱,可将人体细胞分为三种类型。

1. 不稳定细胞(labile cells) 这类细胞再生能力强,总在不断地增生以替代衰亡或被破坏的细胞,如表皮细胞、黏膜的被覆上皮细胞、淋巴及造血细胞、间皮细胞等。干细胞(stem cell)的存在是这类组织不断更新的必要条件,干细胞在每次分裂后,子代之一部分继续保持干细胞的特性,另一部分则分化为相应的成熟细胞,如表皮的基底细胞和胃肠道黏膜的隐窝细胞即为典型的成体干细胞。

2. 稳定细胞(stable cells) 这类细胞在正常情况下不表现出再生能力,只有在遭受损伤或某种刺激时才表现较强的再生能力。见于各种腺体或腺样器官的实质细胞,如肝、胰、涎腺、内分泌腺、汗腺、皮脂腺及肾小管上皮细胞等,以及成纤维细胞、骨膜细胞、结缔组织中的原始间叶细胞。间叶细胞还有很强的多分化潜能,如分化为骨细胞、软骨细胞、脂肪细胞、成纤维细胞等。平滑肌细胞亦属于稳定细胞,但再生能力弱。

3. 永久性细胞(permanent cells) 神经细胞、骨骼肌细胞和心肌细胞属这类细胞。一般认为,中枢神经细胞和神经节细胞均不能再生,受损后由神经胶质瘢痕补充。但这不包括神经纤维,在神经细胞存活的前提下,受损的神经纤维有活跃的再生能力。心肌、横纹肌再生能力很微弱,受损后基本通过瘢痕修复。

(二) 各种组织的再生过程

1. 上皮组织的再生 ① 鳞状上皮缺损时,由创缘或基底部的基底层细胞分裂增生,向缺损中心迁移,形成单层上皮,以后增生分化为鳞状上皮。黏膜上皮修复亦如此,新生的上皮细胞由扁平变为立方,最后形成柱状上皮。② 腺上皮再生情况依损伤的状态而异,如腺体的基膜未被破坏,可由残存细胞分裂补充而完全再生;如腺体结构被完全破坏,则难以完全再生。

2. **纤维组织的再生**　损伤后局部静态的纤维细胞或间叶细胞分化为成纤维细胞,后者再进行分裂增生。幼稚的成纤维细胞胞质中含有大量粗面内质网和核蛋白体,有很强的合成胶原蛋白能力。当成纤维细胞停止分裂后,开始合成并分泌前胶原蛋白,在细胞周围形成胶原纤维,细胞逐渐成熟变成长梭形,胞质越来越少,核越来越深,成为纤维细胞。

3. **血管的再生**　毛细血管的再生是由血管内皮细胞分裂增生,先以生芽的方式形成实心的内皮细胞条索,在血流的冲击下出现管腔,形成毛细血管,进而彼此吻合构成毛细血管网(图 2 - 16)。根据功能需要,部分毛细血管关闭、消失,部分管壁逐渐增厚改建为小动脉或小静脉。大血管断裂后需手术吻合,吻合处两端内皮细胞分裂增生,相互连接,覆盖断处。肌层不易完全再生,而由结缔组织增生予以连接。

4. **神经组织的再生**　神经细胞破坏后不能再生,由神经胶质细胞及其纤维修复,形成胶质瘢痕。神经纤维断离后在神经细胞存活的前提下可完全再生,其过程是断处远端的神经纤维髓鞘及轴突崩解吸收,断处近端发生同样变化。然后两端神经膜细胞增生,将断端连接并产生磷脂,形成髓鞘,神经细胞轴突向远端髓鞘生长至末梢。此过程需数月以上才能完成。若

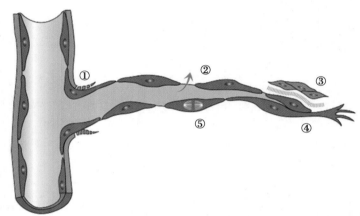

图 2 - 16　毛细血管再生模式图
① 基膜溶解;② 细胞间通透性增加;③ 管腔形成;④、⑤ 内皮细胞增生、移动和趋化

断端相隔太远或断端间有血块及瘢痕相隔,或因截肢失去远端,则再生的轴突与增生的结缔组织混杂成团,称为创伤性神经瘤,可引起顽固性疼痛。

（三）细胞再生的影响因素

各种因素引起的细胞损伤和细胞死亡,均可刺激细胞增生。作为再生的关键环节,细胞的增生在很大程度上受细胞外微环境和各种化学因子的调控。

1. **细胞外基质**（extracellular matrix, ECM）　细胞外基质在细胞再生过程中的作用主要是把细胞连接在一起,从而支持和维持组织的结构和功能。它可影响细胞的形态、分化、迁移、增生和生物学功能。其提供的信息可以调控胚胎发育、组织重建与修复、创伤愈合、纤维化和肿瘤的侵袭。其主要成分包括:① 胶原蛋白(collagen);② 弹力蛋白(elastin);③ 黏附性糖蛋白(adhesive glycoproteins):包括纤维连接蛋白(fibronectin, FN)和层粘连蛋白(laminin, LN);④ 整合素(integrins);⑤ 基质细胞蛋白(matricellular proteins);⑥ 蛋白多糖(proteoglycans)和透明质酸素(hyaluronan)等。

2. **生长因子**　当细胞受到损伤因素刺激后,可释放出多种生长因子(growth factor),刺激同类

细胞或同一胚层发育的细胞增生,促进修复。其中以多肽类因子最为关键,它们除刺激细胞增生外,还参与损伤组织的重建。生长因子还在细胞的移动、收缩和分化中发挥作用,其主要类型包括:① 血小板源性生长因子(platelet derived growth factor, PDGF);② 成纤维细胞生长因子(fibroblast growth factor, FGF);③ 表皮生长因子(epidermal growth factor, EGF);④ 转化生长因子(transforming growth factor, TGF);⑤ 血管内皮生长因子(vascular endothelial factor, VEGF);⑥ 具有刺激生长作用的其他细胞生长因子(如白细胞介素-1、肿瘤坏死因子等)。

3. 抑素(chalone)与接触抑制 抑素具有组织特异性,几乎任何组织都可产生一种抑素以抑制本身的增生。如已分化的表皮丧失时,抑素分泌终止,基底细胞分裂增加,直到增生分化的细胞达到足够数量或抑素达到足够浓度为止。当皮肤创伤的缺损由周围上皮细胞分裂、增生、迁移并将创面覆盖而相互接触时,细胞便停止生长,不至堆积起来,这种现象就称为接触抑制。细胞缝隙连接可能参与接触抑制的调控。

总之,细胞生长和分化涉及多种信号之间的整合及相互作用,从而调节细胞的增生及细胞的其他生物学行为。

二、纤维性修复

纤维性修复又称为瘢痕性修复,是指组织结构损伤较严重,累及实质细胞和间质细胞,常发生在伴有坏死的炎症中,此时修复不能单独由实质细胞再生来完成,而是首先由损伤局部间质内新生的肉芽组织增生,溶解吸收坏死组织及其他异物,并填补组织缺损,继之肉芽组织转变为瘢痕组织,修复便告完成。

(一)肉芽组织

肉芽组织(granulation tissue)是由新生的毛细血管和成纤维细胞构成的幼稚结缔组织,并伴有炎症细胞浸润。因肉眼观察为鲜红色、颗粒状、柔软湿润,形似新鲜肉芽而得名。

1. 肉芽组织的结构 光镜下可见大量新生的毛细血管向着创面垂直生长,并以小动脉为中心,在其周围形成襻状弯曲的毛细血管网。在毛细血管周围有许多新生的成纤维细胞,也常有大量渗出液及炎症细胞(图2-17)。巨噬细胞及中性粒细胞能吞噬细菌及组织碎片,这些细胞可释出各种水解酶以分解坏死组织及纤维蛋白(纤维素)。

肉芽组织中的部分成纤维细胞的胞质中含有细肌丝,故有收缩功能,被称为肌成纤维细胞(myofibroblast)。肉芽组织早期无神经纤维,故无痛觉。

2. 肉芽组织的作用及结局 肉芽组织在损伤修复中有重要作用:① 抗感染,保护创面。② 填补伤口及局部组织缺损。③ 机化或包裹坏死组织、血栓、炎性渗出物及其他异物。

肉芽组织在损伤2~3日内即可出现,

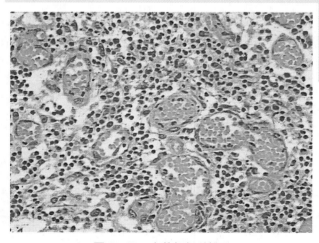

图2-17 肉芽组织(镜下)

大量新生毛细血管和炎症细胞(如中性粒细胞),少量成纤维细胞和单核巨噬细胞自下而上或自周围向中心生长并填补伤口或机化异物。随着时间的延长,成纤维细胞开始产生越来越多的胶原纤维,同时成纤维细胞逐渐转化为纤维细胞,毛细血管数量逐渐减少,最终老化形成瘢痕。

(二) 瘢痕

瘢痕(scar)是指肉芽组织经改建、成熟所形成的纤维结缔组织。

1. 瘢痕的结构　肉眼观:瘢痕呈灰白色、半透明、质地坚韧。光镜下:可见大量平行或交错分布的胶原纤维束,常可形成均质、红染的玻璃样变性,纤维细胞及血管稀少。

2. 瘢痕对机体的影响　概括为两个方面。

(1) 对机体有利方面:① 填补伤口或缺损,保持组织的完整性。② 大量的胶原纤维使瘢痕比肉芽组织的抗拉力强度要大,从而使组织、器官保持其坚固性。

(2) 对机体不利方面:① 瘢痕收缩:当其发生于关节附近时可致关节挛缩、功能受限;有腔室的器官可引起管腔狭窄,如胃溃疡瘢痕收缩可致幽门梗阻。② 瘢痕性粘连:在器官之间或器官与体腔壁之间发生的纤维性粘连,常不同程度地影响其功能。如瘢痕过度增生并突出于皮肤表面,可形成瘢痕疙瘩(蟹足肿);瘢痕缺乏弹性,当内压增加时可使愈合处向外膨出,称为瘢痕膨;在腹壁可形成腹壁疝,在心室壁可形成室壁瘤。

第四节　创 伤 愈 合

创伤愈合(wound healing)是指因外力的作用使组织的连续性中断后,由再生和纤维性修复的协同作用而产生的愈合过程。

一、皮肤创伤愈合

(一)愈合的基本过程

1. 伤口早期的炎症反应　伤口局部有不同程度的组织坏死和血管断裂出血,数小时内便出现炎症反应,局部红肿。伤口中的血液和渗出液中的纤维蛋白原转化为纤维蛋白,很快形成血凝块,干燥后形成痂皮,有保护伤口的作用。

2. 伤口收缩　2~3日后,炎症逐渐消退,创缘皮肤向中央收缩,伤口缩小。伤口收缩与肌成纤维细胞的牵拉作用有关。

3. 肉芽组织增生和瘢痕形成　大约第3日开始,伤口底部及边缘长出肉芽组织填平伤口。第5~6日起,成纤维细胞产生胶原纤维,随着胶原纤维越来越多而形成瘢痕。在伤后1个月左右,瘢痕完全形成。

4. 表皮及其他组织再生　在损伤后24小时内,伤口边缘的基底细胞开始分裂增生,并向伤口中心迁移,逐渐覆盖创面。健康的肉芽组织对表皮的再生十分重要,因为它可提供上皮再生所需的营养及生长因子。如果肉芽组织生长延缓或生长过度以及伤口过大(直径超过20 cm),则再生表皮很难将伤口完全覆盖,往往需要植皮。

皮肤附属器(毛囊、汗腺、皮脂腺等)如遭严重破坏,则不能完全再生,出现瘢痕修复。肌腱断裂后,初期一般也是瘢痕修复,但随着功能锻炼,胶原纤维可以不断改建,达到完全再生。

(二)创伤愈合的常见类型

1. 一期愈合(healing by first intention)　见于缺损少、创缘整齐、无感染或感染轻、对合严密的伤口(如手术切口),这种伤口中只有少量血凝块,炎症反应轻,愈合时间短,形成的瘢痕少。表皮再生一般24~48小时即可将伤口覆盖,肉芽组织在第3日可将伤口填满,第5~7日伤口出现胶原纤维连接,伤口达临床愈合标准。1个月左右覆盖伤口的表皮结构已基本正常,抗拉力强度则需要3个月才能达到顶峰(图2-18)。

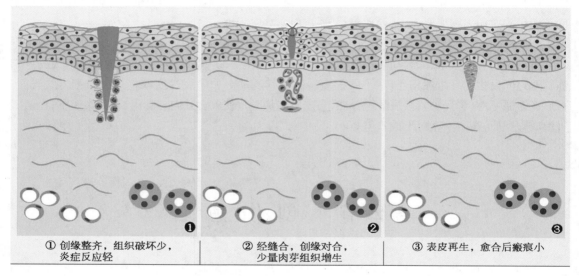

① 创缘整齐,组织破坏少,炎症反应轻

② 经缝合,创缘对合,少量肉芽组织增生

③ 表皮再生,愈合后瘢痕小

图2-18　创伤一期愈合模式图

2. 二期愈合(healing by second intention)　见于缺损较大、创缘不整齐或伴明显感染的伤口。这种伤口愈合时间长,填补创口所需肉芽组织量多,形成瘢痕大,炎症反应明显,常影响组织和器官的外形及功能(图2-19)。

二、骨折愈合

1. 血肿形成　骨折后,其断端及周围出血,常形成血肿,并出现轻度的炎症反应。

2. 纤维性骨痂形成　骨折后2~3日,血肿开始由肉芽组织取代并机化,继而发生纤维化,形成纤维性骨痂(暂时性骨痂)。骨折局部呈梭形肿胀,约1周,上述增生的肉芽组织及纤维组织进一步分化成透明软骨。

3. 骨性骨痂形成　上述纤维性骨痂逐渐分化出骨母细胞,并形成类骨组织,以后出现钙盐沉积,转变为骨组织。纤维性骨痂的软骨组织也经软骨化骨过程演变为骨组织,至此骨性骨痂形成。

4. 骨痂改建或再塑　骨性骨痂还需进一步改建或再塑成板层骨并重新恢复骨皮质和骨髓腔的正常结构,才能实现功能要求。改建或再塑是在破骨细胞的骨质吸收及成骨细胞的新骨质形成的协调作用下完成的。

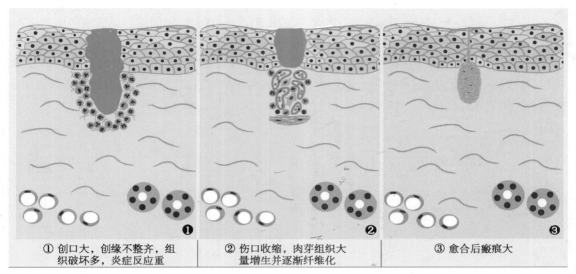

① 创口大，创缘不整齐，组　② 伤口收缩，肉芽组织大　③ 愈合后瘢痕大
　织破坏多，炎症反应重　　　量增生并逐渐纤维化

图 2 - 19　创伤二期愈合模式图

三、创伤愈合的影响因素

1. 全身性因素

(1) 年龄：青少年的组织再生能力强，愈合快。老年人则相反，除因其再生能力降低以外，还与血管硬化、血液供应减少有关。

(2) 营养：严重的蛋白质缺乏可致肉芽组织及胶原形成不足，伤口愈合延缓。维生素 C 缺乏使前胶原分子难以形成，从而影响胶原纤维的形成。钙、磷在骨折愈合中起重要作用，两者缺乏使骨折愈合障碍。微量元素锌的缺乏也会影响创伤的愈合，因此补锌可促进伤口愈合。

(3) 药物：肾上腺皮质激素可抑制炎症反应而不利于清除伤口感染，同时还可抑制肉芽组织生长和胶原的合成、加速胶原的分解，从而对伤口愈合不利。青霉胺和抗癌药中的细胞毒作用也可延缓愈合。

(4) 疾病的影响：许多全身性疾病(如糖尿病、心力衰竭、尿毒症、肝硬化、免疫缺陷病等)均可影响再生与修复的过程，从而影响伤口的愈合。

2. 局部因素

(1) 感染与异物：许多细菌产生毒素和酶，能引起组织坏死、基质或胶原溶解、加重局部组织损伤。同时，伤口感染引起的炎性水肿增加了局部的张力，使伤口范围扩大。此外，伤口中有坏死组织及异物也妨碍愈合并有利于感染，故应施行清创术以清除坏死组织、异物及细菌等，促进愈合、缩小创面，使本来为二期愈合的伤口达到一期愈合。

(2) 局部血液循环：局部血液供应良好时再生修复好，从而促进愈合。相反，局部血液循环不良时(如静脉曲张、动脉粥样硬化、伤口包扎过紧等)，则使伤口愈合延缓。这是由于正常的血液供应除保证组织再生所必需的氧和营养物质外，还能控制局部感染，促进坏死组织的吸收。

(3) 神经支配：正常的神经支配对组织再生有一定的作用。如麻风引起的溃疡不易愈合，是因为神经受损，致使局部神经性营养不良。自主神经的损伤，使局部血液循环障碍，对再生的影响更为明显。

（4）电离辐射：能破坏细胞，损伤小血管，抑制组织再生。因此，电离辐射能影响创伤的愈合，但也能阻止瘢痕过度生长。

在骨折愈合时，除了上述影响因素外，还与骨折的治疗过程密切相关，如及时正确的复位、固定和功能锻炼等。此外，如果损伤过重(粉碎性骨折)、骨膜撕裂过多、骨断端间有异物嵌入等因素存在均可影响骨折愈合。

第三章 局部血液循环障碍

　　血液循环障碍是各种疾病过程中非常重要的病理现象，一般分为全身性和局部性两类：全身血液循环障碍是整个心血管功能失调，如心力衰竭、休克等的结果；局部血液循环障碍是指某个器官或局部组织的循环异常，多由局部因素引起，也可以是全身血液循环障碍的局部表现，主要表现为：① 局部血管内血量异常，包括充血和缺血。② 局部血管内容物异常，包括血栓形成、栓塞、梗死。③ 局部血管壁通透性和完整性异常，包括水肿和出血。本章主要阐述局部血液循环障碍。

第一节　充　血

　　局部组织或器官血管内血液含量增多称为充血(hyperemia)。按其发生的原因和机制不同，可分为动脉性充血和静脉性充血两类(图 3-1)。

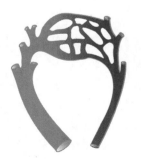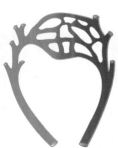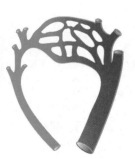

动脉性充血　　　　　　正常供血　　　　　　静脉性充血

图 3-1　充血模式图

一、动脉性充血

由于动脉血液流入过多引起局部组织或器官血管内血量增多,称动脉性充血(arterial hyperemia)或主动性充血(active hyperemia),简称充血(hyperemia)。

(一)原因

凡能引起细小动脉扩张的任何原因,都可引起局部组织器官的充血。细小动脉扩张是神经-体液因素作用于血管,使血管舒张神经兴奋性增高,或血管收缩神经兴奋性降低所致。动脉性充血有两种:由于器官和组织的代谢、功能加强而发生的充血,如运动时的骨骼肌充血、进食后的胃肠道充血等,属生理性充血;由于理化因素、细菌毒素等刺激引起的充血,属病理性充血,常见的有以下两种。

1. 炎性充血 见于炎症早期,由于致炎因子刺激引起的轴突反射使血管舒张神经兴奋,以及局部炎症介质作用于血管壁,使局部血管扩张而引起充血。

2. 减压后充血 局部组织和器官长期受压后,组织内血管张力降低,一旦压力突然解除,局部细小动脉反射性扩张而形成的局部充血,称为减压后充血。例如,大量抽取腹水后,腹内压力突然解除,可致腹腔器官减压后充血,严重时可造成脑缺血而晕厥。

(二)病理变化

肉眼观:局部组织、器官体积略增大,颜色鲜红。由于局部动脉扩张,血流加快,物质代谢增强,温度升高,功能活动也增强。光镜下:主要表现为细小动脉和毛细血管扩张,局部血管内血量增多。

(三)后果

动脉性充血是一种暂时的血管反应,原因消除后,可恢复正常,一般不会引起不良后果。动脉性充血时,局部组织的氧及营养物质供应增多,代谢、功能增强,抗损伤能力提高,通常对机体有利。但对于已有病变的动脉,严重充血时可引起血管破裂而出血。

二、静脉性充血

由于静脉回流受阻,血液淤积于小静脉和毛细血管内,引起局部组织或器官血管内血量增多称为静脉性充血(venous hyperemia),又称被动性充血(passive hyperemia),简称淤血(congestion)。

(一)原因

凡能引起静脉血液回流受阻的各种因素,均可引起静脉性充血。

1. 静脉受压 静脉受到血管外压迫,使其管腔变小或闭塞,血液回流受阻,可致局部器官或组织血液淤积。如肿瘤、炎症包块等压迫局部静脉引起相应组织淤血。

2. 静脉腔阻塞 静脉腔内因血栓或肿瘤栓子阻塞、静脉内膜炎性增厚等,均可造成静脉管腔狭窄或闭塞,导致回流受阻引起淤血。

3. 心力衰竭 心力衰竭时,心排血量减少,心腔内血液滞留,压力增高,阻碍静脉回流,造成淤血。左心衰竭时常发生肺淤血,右心衰竭时体循环淤血(肝、脾、肾、胃肠道和肢体等淤血)。

(二)病理变化

肉眼观:淤血组织及器官体积增大,包膜紧张,重量增加。淤血部位血液中氧合血红蛋白减少,还原血红蛋白增多,致局部组织、器官呈暗红色或紫红色。局部组织、器官得不到充足的氧和营养物质,代谢功能下降,产热减少,故在体表淤血区温度降低。光镜下:可见局部组织小静脉和毛细血管显著扩张,充满血液。

(三)影响和结局

淤血的影响取决于静脉阻塞发生的速度和程度、淤血的部位和持续时间以及侧支循环建立情况等因素,较长时间淤血可以引起以下变化。

1. 淤血性水肿(congestive edema) 淤血时小静脉和毛细血管内流体静压升高,加之局部组织代谢产物蓄积、缺氧等因素,使血管壁通透性增高,水、盐和少量蛋白质漏出,在局部潴留形成水肿,积聚在体腔造成积液。

2. 淤血性出血(congestive hemorrhage) 严重淤血时,缺氧可使血管壁的通透性进一步增高,红细胞从血管内漏出,形成出血。

3. 实质细胞病变 长期淤血使局部缺氧加重,营养物质供应不足及代谢产物大量堆积可致实质细胞发生萎缩、变性甚至死亡。

4. 淤血性硬化(congestive sclerosis) 长期淤血在引起脏器实质细胞损伤的同时,使间质纤维组织增生,网状纤维胶原化,致器官质地逐渐变硬。

(四)器官淤血举例

1. 慢性肺淤血 常由左心衰竭所致。肉眼观:肺体积增大,重量增加,呈暗红色,质地变实,切开时切面可流出淡红色泡沫状液体。光镜下:肺泡间隔因毛细血管扩张淤血而增宽;肺泡腔内可有淡红色的水肿液、红细胞;肺泡内的红细胞被巨噬细胞吞噬后,红细胞的血红蛋白被分解成棕黄色的含铁血黄素颗粒,这种吞噬有含铁血黄素颗粒的巨噬细胞称为心力衰竭细胞(heart failure cell)(图 3 - 2)。心力衰竭细胞多见于肺泡腔内,亦可见于肺间质或患者的痰内。长期肺淤血,引起肺间质纤维组织增生,使肺质地变硬,再加上含铁血黄素的沉积,肺组织呈棕褐色,称为肺褐色硬化(brown induration of lung)。临床患者常有气促、缺氧、发绀、咯粉红色泡沫痰等症状,并易继发肺部感染。

2. 慢性肝淤血 常由右心衰竭引起。肉眼观:肝脏体积增大,重量增加,包膜紧张且略增厚,质较实,色暗红,切面上有时可见红黄相间的网络状花纹,形似槟榔的切面,故称为槟榔肝(nutmeg liver)(图 3 - 3)。光镜下:小叶中央静脉及附近的肝窦高度扩张淤血,肝细胞发生萎缩、变性、坏死,甚至消失;小叶周边的肝细胞因缺氧而发生脂肪变性(图 3 - 4)。由于肝细胞脂肪变性呈淡黄色,中央静脉和肝窦淤血区呈红色,即表现为肉眼所见之红黄相间的花纹。长期慢性肝淤血时,由于小叶中央肝细胞萎缩消失,网状纤维胶原化,同时汇管区纤维结缔组织增生,形成淤血性肝硬化(congestive liver cirrhosis)。

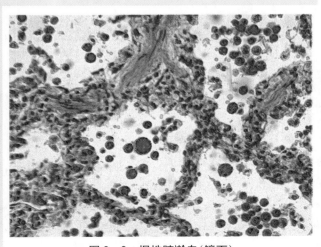

图 3 - 2 慢性肺淤血(镜下)
肺泡内见心力衰竭细胞和红细胞,肺泡间隔增厚,纤维组织增生

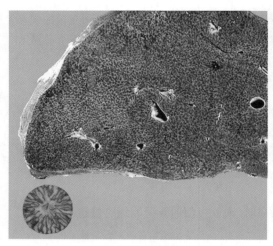

图 3-3　慢性肝淤血(槟榔肝)
切面暗红色的淤血区与黄色的脂变区相间,似槟榔切面(左下小图为槟榔切面)

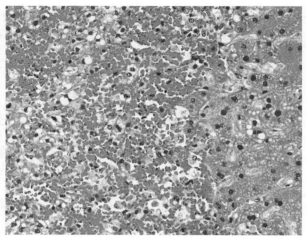

图 3-4　慢性肝淤血(镜下)
左侧为肝小叶中央区,由于严重淤血、出血至肝细胞萎缩消失,右侧为肝小叶周边肝细胞脂肪变性

第二节　出　　血

出血(hemorrhage)是指血液自心血管腔溢出到体外(外出血)、体腔或组织间隙(内出血)。

一、类型及原因

按出血的机制可分为破裂性出血和漏出性出血两种。

(一)破裂性出血
由于心脏或血管壁破裂而引起的出血,称破裂性出血(disruptive hemorrhage)。主要原因如下。

1. *血管壁机械性损伤*　如各种切割伤、穿通伤、挫伤等。

2. *病变侵蚀、破坏血管壁*　常见于炎症、结核病、溃疡病、恶性肿瘤等引起的血管破坏。

3. *心血管壁本身的病变*　如心肌梗死灶或主动脉瘤等,在不能承受血流压力时发生破裂出血。

(二)漏出性出血
由于毛细血管壁通透性增高,血流自扩大的内皮细胞间隙和受损的基膜漏出到血管外,称为漏出性出血(leakage bleeding)。主要原因如下。

1. *血管壁损害*　常见于缺氧、败血症、药物、生物毒素等引起的毛细血管损伤;超敏反应引起的血管炎;维生素 C 缺乏,引起胶原合成障碍,毛细血管基膜受损等。

2. *血小板减少及功能障碍*　如再生障碍性贫血、白血病、血小板减少性紫癜、弥散性血管内凝血、骨髓内广泛性肿瘤转移等均可使血小板生成减少、消耗或破坏过多,可引起漏出性出血;又如血小板细胞膜缺乏纤维蛋白原受体和血小板颗粒缺乏症等结构和功能缺陷时(多为先天性),也能引起漏出性出血。

3. 凝血因子缺乏　肝功能不全时,包括纤维蛋白原在内的多种凝血因子合成障碍;或因弥散性血管内凝血等疾病消耗过多凝血因子;或因先天性疾病如凝血因子Ⅷ(血友病 A)、凝血因子Ⅸ(血友病 B)、von Willebrand 因子(von Willebrand 病)等缺乏,均造成凝血障碍和出血倾向。

二、病理变化

新鲜出血灶呈红色,以后随红细胞破坏形成含铁血黄素而呈棕黄色。皮肤、黏膜的点状出血,称为瘀点(petechiae);直径 1～2 cm 以上的较大出血斑点,称为瘀斑(ecchymoses);全身密集点状出血,呈弥漫性紫红色,称为紫癜(purpura)。多量血液聚积于组织内,称为血肿(hematoma);血液蓄积于体腔内,称为积血(hematocele),如心包积血、胸腔积血、腹腔积血和关节腔积血。呼吸道出血经口咳出,称为咯血(hemoptysis)。消化道出血经口呕出,称为呕血(hematemesis);血液自肛门排出,称为便血(hematochezia);黑便(melena)则是因上消化道出血,血液中血红蛋白在肠道分解后与硫化物形成硫化亚铁所致。鼻出血称鼻衄(epistaxis)。泌尿道出血随尿排出称血尿(hematuria)。子宫大出血称血崩(metrorrhagia)。

三、后果

出血对机体的影响取决于出血量、出血速度和出血部位。短时间小量出血,一般不会引起严重后果;但小量持续或反复的出血,如溃疡病、钩虫病等,可导致缺铁性贫血。急性大量出血,如在短时间内丧失循环血量的 20%～25%时,即可发生失血性休克。发生在重要器官的出血,即使出血量不多,亦可致命,如心脏破裂引起心包内出血(心包填塞),可导致猝死;脑出血可致偏瘫或死亡。

第三节　血栓形成

在活体的心脏或血管内,血液中的有形成分形成固体质块的过程,称为血栓形成(thrombosis)。所形成的固体质块称为血栓(thrombus)。

血液中存在着相互拮抗的凝血系统和抗凝血系统。在生理状态下,血液中的凝血因子不断、有限地被激活,形成少量的纤维蛋白沉着于血管内膜上,随即这些微量的纤维蛋白又被其激活的纤溶系统所溶解;同时被激活的凝血因子也不断地被单核巨噬细胞系统及抗凝物质清除或灭活。凝血系统和抗凝血系统的动态平衡,使血液既有潜在的可凝固性,又始终保持着血液的流体状态。在一定条件下,这种动态平衡被破坏,凝血过程得到增强,血液在心血管腔内便可形成血栓。

一、血栓形成的条件和机制

(一)心血管内膜的损伤

正常的心血管内膜具有抗凝作用:① 内皮细胞形成完整的薄膜屏障,分隔血液中的凝血因子、血小板和内皮下胶原。② 合成前列环素(PGI_2)、一氧化氮(NO)、ADP 酶等抗血小板黏集的物质。③ 表面含有肝素样分子,与抗凝血酶Ⅲ结合,可灭活凝血酶和凝血因子Ⅸ、Ⅹ。④ 合成凝血酶调节蛋白,与凝血酶结合后可激活蛋白C,并在蛋白S的协同下,降解激活的Ⅴ、Ⅷ因子。⑤ 生成组织型纤溶酶原活化因子(tissue-type plasminogen activator, t-PA),降解纤维蛋白(图3-5)。

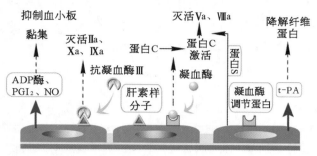

图 3-5　内皮细胞抑制血栓形成作用模式图

当发生静脉内膜炎、风湿性或感染性心内膜炎、动脉粥样硬化斑块、心肌梗死等导致心血管内膜受损,以及缺氧、休克、败血症、内毒素等引起广泛内皮细胞损伤时,其抗凝作用减弱,促凝作用增强,容易促进血栓形成。

1. 启动外源性和内源性凝血途径　内皮细胞损伤后,受损的内皮细胞释放组织因子,或内皮下存在的组织因子,激活凝血因子Ⅶ,启动外源性凝血系统。此外,内皮细胞损伤使屏障作用丧失,其下的胶原纤维暴露,与血液中凝血因子Ⅻ接触,启动内源性凝血途径。

2. 诱发血小板的黏附、活化和黏集反应(图3-6)　在血栓形成过程中,血小板起关键作用,主

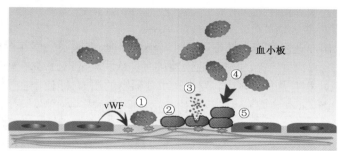

A. 内膜损伤,内皮下胶原暴露。① 血小板(PLT)在vWF的桥梁作用下与胶原黏附;② 黏附后PLT变形;③ PLT释放反应;④ 更多血中PLT趋向黏集;⑤ 形成血小板黏集堆

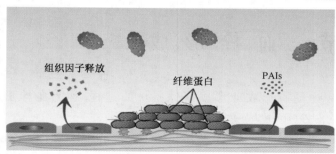

B. 血小板激活,黏集堆增大。内外凝血途径激活,纤维蛋白生成,PAIs抑制纤维素溶解,黏集堆牢固性增加

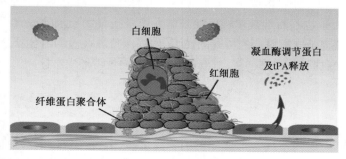

C. 纤维蛋白聚合体呈网状加固血小板堆,其中可网罗少量白细胞和红细胞

图 3-6　内皮细胞损伤后的促凝作用及血小板活化模式图

要包括以下三个连续反应。① 血小板的黏附：内皮细胞损伤时，释放出 von Willebrand 因子（vWF），血小板在 vWF 的桥梁连接作用下，黏附于损伤局部的胶原纤维上。② 血小板的活化：血小板黏附于胶原纤维后，其胞质内微丝和微管收缩而发生变形，称为黏性变态（viscous metamorphosis）；同时分泌 α 颗粒（含有纤维蛋白原、纤维连接蛋白、血小板第 IV 因子、血小板源性生长因子及转化生长因子等）和 δ 颗粒（又称致密颗粒，含有丰富的 ADP、Ca^{2+}、组胺、5-HT、去甲肾上腺素等），这两种颗粒内的物质释放出来称为脱颗粒；并释放其合成的血栓素 A_2（TXA_2）。血小板的黏性变态和脱颗粒过程称为活化。③ 血小板的黏集：血小板活化之后出现血小板黏集。促使血小板彼此黏集成团块的因子主要是 ADP、TXA_2、Ca^{2+} 和凝血酶，最初的血小板黏集堆是可逆的，但随着内、外源性凝血过程激活，凝血酶产生并与血小板表面的受体结合，以及与 ADP、TXA_2 协同作用，血小板黏集堆进一步增大、收缩，形成不可逆性血小板团块，并成为血栓形成的起始点。同时，在血小板团块中，凝血酶将纤维蛋白原转变为纤维蛋白，将血小板紧紧地交织在一起。

3. 抑制纤维蛋白溶解　内皮细胞能分泌纤维蛋白溶酶原活化物的抑制因子（inhibitors of plasminogen activator，PAIs），可抑制纤维蛋白溶解，有利于血栓形成。

（二）血流缓慢或漩涡形成

正常血流中的有形成分如红细胞、白细胞及血小板，在血流的中轴部流动（轴流），外周是一层血浆带（边流），血浆将血液的有形成分与血管壁分隔开，阻止血小板与内膜接触。血流变慢或漩涡形成等均可导致血流动力学障碍，轴流变宽或消失（图 3-7），血小板得以进入边流，增加了与血管内膜接触和黏附的机会；同时，被激活的凝血因子和凝血酶能在局部积聚达到凝血过程所必需的浓度；血流缓慢导致的缺氧以及涡流产生的离心力均可造成内皮细胞损伤，从而触发凝血过程。因此，静脉较动脉更易于形成血栓，临床上静脉血栓约比动脉血栓多 4 倍；下肢静脉血栓又比上肢静脉血栓多 3 倍，临床上 95% 的血栓形成于下肢静脉，主要是因为不仅静脉内的血流缓慢，而且在静脉瓣处呈漩涡状，血栓形成往往以瓣膜为起始点。二尖瓣狭窄时的左心房、动脉瘤内或血管分叉处，血流缓慢且易出现漩涡，均易导致血栓形成。

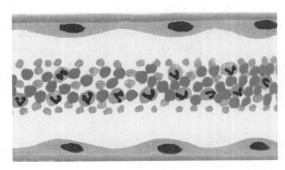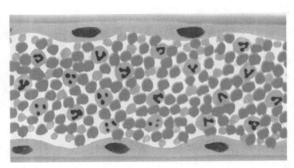

图 3-7　血管内血流状态模式图
左图. 正常血流；右图. 血流缓慢时轴流变宽，边流消失

（三）血液凝固性增高

血液中血小板或凝血因子增多、血小板黏性增大、纤溶活性降低等因素均能引起血液的凝固性增高。

血液的高凝状态多继发于其他疾病,称为获得性高凝状态。如妊娠期、产后、大手术后、外伤等引起大量失血,血中可出现大量幼稚的血小板,同时肝脏合成凝血因子增加;大面积烧伤后,血液浓缩,血小板浓度相对增高;异型输血时,血小板和红细胞大量破坏,释放出大量血小板因子和凝血因子;使用大剂量肾上腺皮质激素时,机体内纤溶系统功能降低;一些恶性肿瘤(如肺癌、胃癌、胰腺癌、前列腺癌等)及胎盘早期剥离者,因释放大量促凝因子如组织因子等,可引起血栓形成。此外,高脂血症、吸烟、冠状动脉粥样硬化等,也可因血小板增多或黏性增高而诱发血栓形成。

血液高凝状态有极少数见于原发性遗传性疾病,称为遗传性高凝状态。较常见的是第Ⅴ因子基因突变,其编码的蛋白质能抵抗蛋白C的降解,使蛋白C失去抗凝活性;其次为抗凝血因子如抗凝血酶Ⅲ、蛋白C、蛋白S先天缺乏。

上述血栓形成的3个条件,往往合并存在,其中某一因素可能起主导作用。

二、血栓形成的过程及其形态

典型血栓形成的过程一般包括血小板黏集和血液凝固两个过程(图3-8)。血栓的类型及形态取决于血栓发生的部位和局部血流的速度,血栓类型一般分为以下4种。

(一) 白色血栓

由于心血管内皮细胞损伤,血小板黏附聚集于受损的心血管内膜处,并不断增大而形成白色血栓(pale thrombus)。肉眼观:血栓呈灰白色,表面粗糙,质硬,与血管壁紧密黏着。光镜下:主要由血小板及少量纤维蛋白构成。白色血栓常位于血流较快的心瓣膜、心腔和动脉内,如急性风湿性心内膜炎,在二尖瓣闭锁缘上形成的赘生物为白色血栓。在静脉血栓中,白色血栓位于血栓的起始部,即构成延续性血栓(propagating thrombus)的头部。

(二) 混合血栓

白色血栓形成后,其下游血流减慢,涡流形成,继而在血管壁上形成多个新的血小板黏集堆,并逐渐堆积伸展,形成血小板小梁,流经其中的血液更加缓慢并形成涡流;当局部的凝血物质达到有效浓度时,纤维蛋白原形成纤维蛋白网,网眼内充满红细胞和少量白细胞,即形成灰白色和红褐色相间的层状结构,称为混合血栓(mixed thrombus),也称为层状血栓(图3-9)。混合血栓构成静脉延续性血栓的体部。发生于心肌梗死区心腔内、动脉粥样斑块部位或动脉瘤内可称为附壁血栓(mural thrombus);二尖瓣狭窄时,扩大的左心房内可形成球形血栓。

(三) 红色血栓

混合血栓不断延长、增大,可使血管完全阻塞,形成闭塞性血栓(occlusive thrombus)。此时下游血流停滞,血液凝固形成红色血栓(red thrombus),构成静脉延续性血栓的尾部。肉眼观,新鲜的红色血栓呈暗红色、湿润、弹性差;陈旧的红色血栓由于水分被吸收,变得干燥,易碎,并易于脱落形成栓子。镜下主要为大量的红细胞,及少量纤维蛋白和血小板。

(四) 透明血栓

透明血栓(hyaline thrombus)发生于微循环毛细血管内,只能在显微镜下见到,又称微血栓。其主要由纤维蛋白构成,故又称为纤维蛋白性血栓,常见于弥散性血管内凝血(见第九章)。

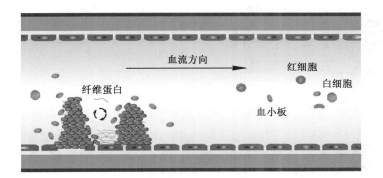

A．血管内膜损伤,血小板黏集成堆,局部血流形成漩涡

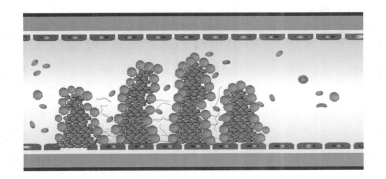

B．血小板继续黏集,形成多数血小板小梁,小梁周围有白细胞黏附

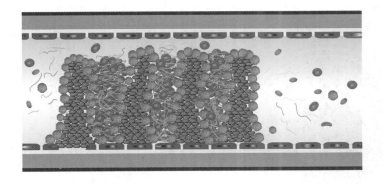

C．小梁间形成纤维蛋白网,网眼中充满红细胞

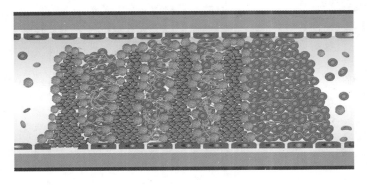

D．血管腔阻塞,局部血流停滞,下游血流凝固

图 3-8　血栓形成过程模式图

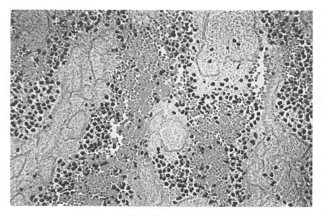

图 3-9　静脉内混合血栓（镜下）

淡红色为血小板小梁,小梁边缘为白细胞,之间是大量红细胞

三、血栓的结局

1. 溶解、吸收或脱落　激活的Ⅻ因子在启动凝血过程的同时,也激活纤溶系统,开始降解纤维素和溶解血栓;血栓中的白细胞崩解后释放出蛋白溶解酶,对血栓溶解也起一定的作用。小的血栓溶解后可被完全吸收。较大的血栓多为部分软化,形成碎片,在血流冲击下易脱落,形成血栓栓子,引起栓塞。

2. 机化与再通　当血栓不能软化吸收或脱落时,由血管壁向血栓内长入新生的肉芽组织,逐渐取代血栓,这个过程称为血栓机化(thrombus organization)。血栓机化一般于血栓形成后1～2日开始,至3～4日即可使血栓较牢固地附着于血管壁上。中等大小的血栓,经过2～4周即可完成机化。在机化过程中,因血栓逐渐干燥收缩,其内部或与血管壁间出现裂隙,新生的内皮细胞长入并被覆于裂隙表面,形成新的血管通道并互相连通,使被阻塞血管的血流得以部分恢复,这种现象称为再通(recanalization)(图3-10)。

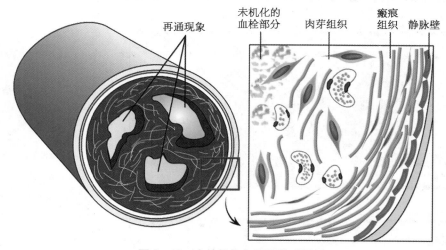

图 3-10　血栓机化与再通模式图

3. 血栓的钙化　陈旧的血栓未完全机化时,其内可发生钙盐沉积,形成静脉石(phlebolith)或动脉石(arteriolith)。

四、血栓形成对机体的影响

在一定条件下,血栓形成可看作是机体的一种防御性措施。当血管破裂后,在血管损伤处形成血栓,可封闭伤口,具有止血作用;在炎症病灶周围小血管内形成血栓,有防止出血和阻止局部感染蔓延的作用。但在多数情况下,血栓形成对机体是不利的,主要表现如下。

1. 阻塞血管 动脉血栓不完全阻塞血管腔时,可引起局部组织、器官缺血而实质细胞萎缩;若动脉完全性阻塞,又缺乏有效侧支循环时,则引起局部组织缺血性坏死,即梗死,如冠状动脉血栓形成可引起心肌梗死;如阻塞静脉则引起局部组织淤血、水肿、出血甚至坏死。

2. 栓塞 血栓可部分或全部脱落,随血流运行而被带至他处引起栓塞。如果栓子内含有细菌,则细菌可随栓子运行而蔓延扩散,引起败血症或脓毒血症等严重后果。

3. 心瓣膜变形 心瓣膜上的血栓机化后,可引起心瓣膜增厚、变硬、粘连等,导致瓣膜口狭窄或关闭不全,引起全身性血流动力学障碍,常见于慢性风湿性心内膜炎。

4. 出血或休克 广泛微血栓形成,即弥散性血管内凝血,可引起全身广泛出血和休克。

第四节 栓 塞

循环血液中出现不溶于血液的异常物质,随血液流动而阻塞血管腔的现象称为栓塞(embolism),造成栓塞的异常物质称为栓子(embolus)。栓子可以是固体、液体或气体,最常见的是血栓栓子,其他较少见的栓子为脂肪滴、空气、肿瘤细胞团、细菌团和羊水等。

一、栓子的运行途径

栓子的运行途径一般与血流方向一致,最终停留在与其口径相当的血管内造成栓塞(图3-11)。

1. 右心或体静脉的栓子 随静脉血液回流,嵌塞于肺动脉的主干或其分支,引起肺动脉系统的栓塞。

2. 左心和动脉系统的栓子 常栓塞于脾、肾、脑、下肢等体循环的动脉分支内。

3. 门静脉系统的栓子 随门静脉血流进入肝脏,在肝内引起门静脉分支的栓塞。

4. 交叉性栓塞 较少见,偶发于房间隔或室间隔缺损,栓子可以由压力高的一侧通过缺损处进入压力低的另一侧,即动、静脉系统的栓子发生交叉运行,形成交叉性栓塞现象。

5. 逆行性栓塞 罕见于下腔静脉内的栓子,由于胸、腹腔内压力突然升高(如剧烈咳嗽、呕吐)时,栓子随血流逆向运行,在下腔静脉所属分支(如肝、肾、髂静脉等处)引起栓塞。

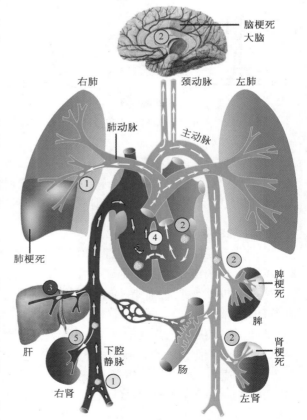

图3-11 栓子运行途径及栓塞模式图
① 右心或体静脉的栓子;② 左心和动脉系统的栓子;③ 门静脉系统的栓子;④ 交叉性栓塞;⑤ 逆行性栓塞

二、栓塞的类型和对机体的影响

(一) 血栓栓塞

由血栓脱落引起的栓塞,称为血栓栓塞(thromboembolism)。临床上 90% 以上的栓塞是由血栓栓子所致,是栓塞中最常见的类型。

1. 肺动脉栓塞　引起肺动脉栓塞的血栓栓子约 95% 来自下肢深部静脉,偶可来自盆腔静脉或右心附壁血栓。肺动脉栓塞的影响与栓子的大小、多少及栓塞的部位有关。

(1) 一般情况下,少数较小的栓子栓塞肺动脉较小分支,因肺具有肺动脉和支气管动脉双重血液供应,常无显著影响(图 3-12);如果栓塞前肺已有严重淤血,致使吻合支不能起代偿作用时,则可引起肺组织的出血性梗死。

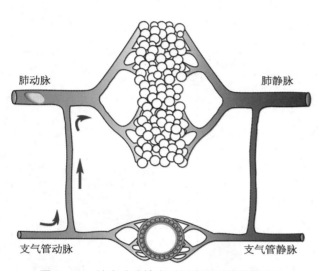

图 3-12　肺小动脉栓塞时侧支循环代偿模式图

(2) 许多较小的栓子广泛地栓塞肺动脉分支,或者较大栓子栓塞肺动脉主干或大分支,可使肺循环受阻,肺动脉压急剧增高,引起急性右心衰竭,患者可突然出现呼吸困难、发绀、休克等症状,甚至发生急性呼吸、循环衰竭而猝死,称为肺动脉栓塞症。

2. 动脉系统栓塞　栓子大多来自左心,如亚急性感染性心内膜炎时的心瓣膜赘生物,心房纤颤、心肌梗死时的心内附壁血栓,少数来自动脉粥样硬化斑块和动脉瘤内的附壁血栓。动脉系统栓子常栓塞在心、脑、脾、肾等处。栓塞的动脉分支较小且有足够侧支循环形成时,常无严重后果;若栓塞动脉分支较大而侧支循环形成不足时,局部可发生梗死。如栓塞发生在冠状动脉或脑动脉分支,则常产生严重后果,甚至危及生命。

(二) 脂肪栓塞

血液中出现脂肪滴并阻塞血管,称为脂肪栓塞(fat embolism)。多发生于长骨粉碎性骨折、脂肪组织的严重创伤等,脂肪细胞破裂并释出的脂肪滴,从破裂的血管进入血流。还可见于非创伤性的疾病,如糖尿病时的血脂过高、酗酒和慢性胰腺炎等,由于血脂的乳化状态失去稳定性,而游离形成脂肪滴。

脂肪栓塞的后果取决于脂滴的多少和栓塞的部位:肺内少量的脂肪栓塞,可被巨噬细胞吞噬或被血管内皮细胞分泌的脂酶所分解,对机体无明显影响。当进入肺动脉的脂肪量达 9～20 g 时,可造成肺部血管广泛受阻或痉挛,肺循环总面积可丧失 3/4;同时由于血管壁通透性升高,肺泡腔内出现大量液体,影响气体交换,患者可死于窒息或急性右心衰竭。直径 < 20 μm 的脂滴可通过肺内毛细血管,进入动脉系统,引起脑、肾等处的栓塞。

(三) 气体栓塞

1. 空气栓塞(air embolism)　多由于接近胸腔的静脉损伤破裂,外界空气由静脉缺损处进入血流所致。如颈胸部外伤和手术、使用正压静脉输液、人工气胸或气腹误伤静脉时,空气可在吸气时因静脉腔内的负压吸引,通过静脉破裂处进入血液循环。也可见于分娩或流产时,因子宫强烈收缩,将空气挤入子宫壁破裂的静脉窦内。少量空气入血,可被溶解或吸收,一般不引起严重后果。若进入静脉的空气量> 100 ml 时,空气随血流进入右心后,由于心脏搏动的"搅拌"作用,使空气与血液混合成泡沫状而具有压缩性和弹性,可随心脏收缩而缩小,随心脏舒张而扩大,使血液在心脏舒张期不能有效回流,收缩期不能有效射出,造成严重的血液循环障碍而致猝死。

2. 氮气栓塞　指体外大气压力骤然降低时,原来溶解于血中的大量气体(主要是氮气)迅速游离成小气泡而引起的气体栓塞,又称减压病(decompression sickness)。如潜水员由水底迅速升向水面,或飞行员从地面迅速飞向高空,原来溶解于血中的大量气体迅速游离出来,其中氧和二氧化碳可重新溶于血液,氮气因溶解迟缓而形成无数小气泡,造成广泛的氮气栓塞,引起局部组织缺血和梗死。轻者可出现肢体、腹部、肌肉和关节疼痛等症状,重者可引起严重血液循环障碍而造成死亡。

(四) 其他类型栓塞

羊水栓塞(amniotic fluid embolism)是由于分娩或胎盘早期剥离时羊膜破裂,尤其伴有胎儿阻塞产道时,子宫强烈收缩,宫内压增高,将羊水压入破裂的子宫壁静脉窦,经血液循环进入母体的肺动脉分支及毛细血管内引起的栓塞。临床表现发病急骤,出现呼吸困难、发绀和休克,多数导致死亡。羊水中的角化上皮、胎毛、胎脂、胎粪和黏液等进入肺小动脉和毛细血管,造成肺循环机械性阻塞;以及羊水中的凝血致活酶样物质激活母体凝血过程,引发弥散性血管内凝血;羊水物质引起过敏性休克和羊水内含血管活性物质引起血管反射性痉挛等,均是致死原因。

此外,恶性肿瘤细胞团栓塞可在栓塞部位形成转移瘤;寄生虫及其虫卵、细菌或真菌团栓塞,可引起疾病的蔓延播散。

第五节　梗　死

局部组织、器官由于血流迅速中断而引起的缺血性坏死,称为梗死或梗塞(infarct),其形成过程称为梗死形成(infarction)。

一、梗死形成的原因和条件

(一) 原因

任何引起血管腔闭塞尤其是动脉阻塞导致局部缺血的原因,都可以引起梗死。

1. 血栓形成和栓塞　是引起梗死最常见的原因。如心冠状动脉和脑动脉粥样硬化继发血栓形成,引起心肌梗死和脑梗死;下肢血栓闭塞性脉管炎引起下肢梗死。栓塞引起梗死者多为血栓性栓塞,常引起肾、脾、肺和脑的梗死。

2. 动脉痉挛　正常血管单纯动脉痉挛不致引起梗死。多数发生在管腔已狭窄的动脉(如动脉粥样硬化),在诱因的刺激下,引起血管持续痉挛,可致血流中断而发生梗死。

3. 血管受压闭塞　如肿瘤对局部血管的压迫所引起的局部梗死,肠套叠、肠扭转和嵌顿疝对肠系膜动脉、静脉压迫引起肠梗死,卵巢囊肿扭转致血流中断引起的梗死。

(二) 条件

1. 供血血管的类型(图 3-13)　有双重血液供应的器官,如肺(肺动脉和支气管动脉供血)、肝(肝动脉和门静脉供血);平行动脉供血的组织器官(如前臂桡动脉和尺动脉平行供血);供血动脉吻合支丰富的组织(如肠动脉相互吻合形成网状),如果其中一支动脉阻塞,可以通过另一支动脉代偿维持,通常不易发生梗死。但肾、脾是终末动脉供血的器官,心、脑虽有一些吻合支但较小,故一旦动脉发生阻塞,极易发生梗死。

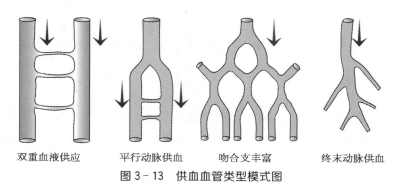

双重血液供应　　平行动脉供血　　吻合支丰富　　终末动脉供血

图 3-13　供血血管类型模式图

2. 血流阻断的速度　缓慢发生的血流阻断,可为吻合支血管逐步扩张建立侧支循环提供时间,不易发生梗死;反之,则易发生梗死。

3. 组织对缺氧的耐受性及血液的含氧量　脑组织对缺氧的耐受性最低,血液供应中断3~4分钟,即可引起梗死;心肌细胞缺氧20~30分钟,可发生梗死;骨骼肌、纤维结缔组织对缺氧耐受性较强,较少发生梗死。严重贫血、失血、心力衰竭时血氧含量低,当动脉供血不足时,对缺氧耐受性低的心、脑等易发生梗死。

二、梗死的类型及病理变化

(一) 贫血性梗死

贫血性梗死(anemic infarct)常发生在组织结构较致密并由终末动脉供血的器官,如心、肾、脾等。当其动脉阻塞但静脉回流通畅时,它所属的分支和邻近的动脉发生反射性痉挛,将梗死区原有血液排挤到周围组织中;局部组织因缺血缺氧而坏死崩解,胶体渗透压升高,吸收水分而体积略胀大,进一步挤走间质内残留的循环血液,故梗死区呈灰白色或灰黄色,称为贫血性梗死,又称白色梗死。

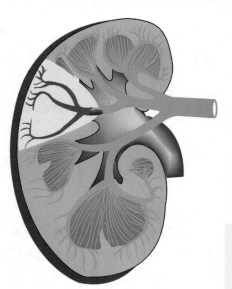

图 3-14　肾脏梗死区形状与肾动脉分布关系模式图

贫血性梗死区的形状与动脉分布有关,脾、肾等器官梗死灶呈锥体形,尖端朝向脾门、肾门,底部朝向脏器表面(图3-14);心肌梗死灶呈不规则形或地图形。新鲜梗死灶常稍肿胀,表面隆起;经数日后则梗死组织变干、变硬,表面稍凹陷。梗死区可部分或完全被机化,最终形成瘢痕。镜下梗死区呈凝固性坏死,梗死灶与正常组织交界处常见充血出血带和炎症细胞浸润带。脑梗死一般为贫血性梗死,梗死灶由于发生液化成囊状,后期可由胶质瘢痕修复。

(二) 出血性梗死

出血性梗死(hemorrhagic infarct)常发生于组织疏松且具有双重血液循环的器官,如肺、肠等。因梗死灶有明显的弥漫性出血而呈红色,又称为红色梗死(red infarct)。此种梗死的形成除动脉有阻塞外,还须具备下列条件(图3-15)。

1. 严重淤血　当器官原有严重淤血,血管阻塞引起的梗死为出血性梗死,如肺淤血时,因为在淤血情况下,流体静压升高,妨碍了侧支循环的建立,同时淤积在静脉内的血液,经损伤的血管壁漏出至坏死组织中,造成弥漫性出血。

2. 组织疏松　肺、肠等器官组织结构疏松,梗死初起时,组织间隙可容纳多量出血。局部血管发生反射性痉挛和坏死组织膨胀时,均不能把血液挤出梗死灶外,血液存留于局部小血管和毛细血管内,进而发生出血。

出血性梗死的形态与贫血性梗死基本相似,与血管分布一致。肺出血性梗死多发生于肺下叶,呈锥体形(图3-16)。而肠出血性梗死常发生于小肠,呈节段状,因梗死区有大片出血而呈暗红色。

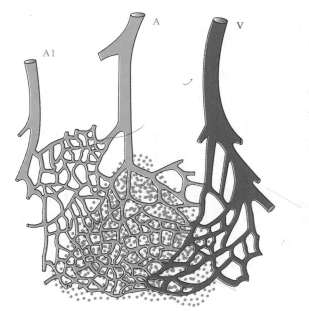

图3-15　出血性梗死条件模式图

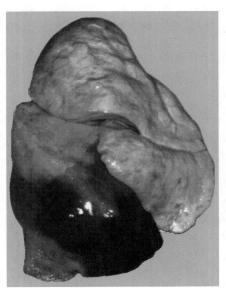

图3-16　肺出血性梗死

三、梗死的结局及其对机体的影响

如果动脉阻塞时栓子内不含细菌,在梗死发生24～48小时后,肉芽组织即从周围长入梗死灶内,小的梗死灶可被肉芽组织机化,最终转变为瘢痕。较大的梗死灶不能被完全机化,形成纤维包裹,梗死灶内可发生钙化,脑梗死常液化形成囊腔。

梗死对机体的影响与梗死发生的部位、范围的大小及有无细菌感染等有关。脾、肾小范围梗死对机体影响不大,如脾梗死累及包膜可引起刺痛,肾梗死可引起腰痛、血尿。肺梗死可引起咯血及并发肺炎;肠梗死时,肠腔内的细菌可通过坏死的肠壁侵入腹腔而引起弥漫性腹膜炎。肺、肠、四肢的梗死,若继发腐败菌感染,可引起坏疽,后果严重。心、脑等重要脏器梗死,轻者出现功能障碍,重者危及生命。

第六节 │ 水 肿

过多的液体在组织间隙或体腔内积聚称为水肿(edema),如水肿发生于体腔内则称为积水或积液(hydrops),如胸腔积水、腹腔积水、心包积水等。水肿不是一种独立的疾病,而是一种常见的病理过程。水肿可从不同的角度进行分类,按发生原因可分为心性水肿、肾性水肿、肝性水肿、营养不良性水肿、淋巴性水肿和炎性水肿等;按波及的范围可分为全身性水肿和局部性水肿;按发生部位可分为脑水肿、肺水肿、皮下水肿等。

一、水肿发生的原因与机制

正常人体组织液的量维持相对恒定,主要取决于毛细血管内外液体交换平衡和机体内外液体交换平衡,当两种平衡失调时将导致水肿的发生。

(一)毛细血管内外液体交换平衡失调——组织液生成增多

在生理情况下,血浆和组织液间不断进行液体交换,以保持组织液生成与回流的动态平衡,这种平衡主要取决于毛细血管流体静压、血浆胶体渗透压、组织液静水压、组织液胶体渗透压和淋巴回流等因素。其中,毛细血管流体静压和组织液胶体渗透压是推动滤过、促使组织液生成的动力,而血浆胶体渗透压和组织液静水压是促使组织液回流的动力,这两种动力的差称为有效滤过压(effective filtration pressure)。

有效滤过压=(毛细血管流体静压+组织液胶体渗透压)-(血浆胶体渗透压+组织液静水压)。

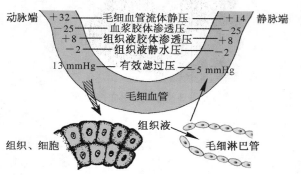

图 3-17 毛细血管内外液体交换示意图
+表示促进液体滤出毛细血管的动力;-表示阻止液体滤出毛细血管的动力

在正常情况下,组织液生成略大于回流。多余的组织液(特别是所含的蛋白质分子)经毛细淋巴管吸收,通过淋巴系统最终回到血液循环。每日生成的淋巴液总量为 2~4 L(图 3-17)。在病理情况下,组织液生成增加或回流减少或两者兼有,均可导致水肿的发生。

1. **毛细血管流体静压升高** 毛细血管流体静压升高可使有效滤过压升高,促使液体滤出增加,如果超过淋巴回流的代偿限度,就会出现水肿。

毛细血管流体静压升高主要原因是静脉压升高,充血性心力衰竭时静脉压增高可成为全身性水肿的重要原因;静脉血栓形成或肿瘤压迫静脉可使毛细血管流体静压升高,造成局部性水肿;妊娠子宫压迫髂外静脉引起下肢水肿。

2. **血浆胶体渗透压降低**　血浆胶体渗透压是使组织液回流到毛细血管的主要力量,其大小主要取决于血浆白蛋白的含量。当血浆白蛋白浓度降低时,血浆胶体渗透压降低,引起组织液回流入毛细血管减少,导致水肿发生。这种水肿往往是全身性的,水肿液中蛋白质含量较低。

引起血浆白蛋白减少的原因主要有:① 蛋白质摄入不足:见于食物中蛋白质供给不足或胃肠道消化吸收障碍;② 蛋白质合成障碍:见于肝功能不全和严重营养不良;③ 蛋白质消耗或丢失过多:见于慢性感染、恶性肿瘤、肾病综合征、严重烧伤和创伤等;④ 稀释性低蛋白血症:水、钠潴留或输入大量非胶体溶液,可导致血浆蛋白稀释。

3. **毛细血管壁通透性增加**　当毛细血管壁通透性增加时,不仅液体渗出增加,而且伴有血浆蛋白的渗出。这不仅降低了血浆胶体渗透压,又增加了组织液胶体渗透压,从而进一步促使更多的液体从毛细血管滤出并积聚在组织间隙。这种水肿液中往往蛋白质含量较高,可达30～60 g/L。

引起毛细血管壁通透性增加的原因很多,主要有炎症、过敏、烧烫伤、冻伤、化学伤以及缺氧、酸中毒等。这些因素可直接损伤毛细血管壁,也可通过组胺、激肽类等炎症介质的作用使毛细血管壁通透性增加。

4. **淋巴回流受阻**　在正常情况下,淋巴回流不仅能把组织液及其所含的蛋白质回收到血液循环,而且在组织液生成增加时还能代偿回流,因此具有较强的抗水肿作用。当淋巴管受压或阻塞时,淋巴回流受阻,含蛋白质的水肿液在组织间隙中积聚,形成淋巴性水肿。常见的原因有丝虫病(图3-18)、恶性肿瘤细胞侵入并堵塞淋巴管、主要淋巴结的手术摘除等。

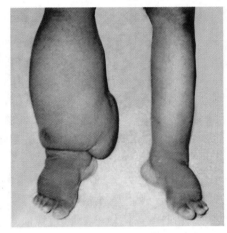

图3-18　丝虫病所致象皮肿

(二) 机体内外液体交换平衡失调——钠、水潴留

正常人体每日水、钠的摄入量与排出量处于动态平衡,从而保持体液量的相对恒定,其中肾脏对钠、水的调节起重要作用。在正常情况下,近段肾小管对水、钠重吸收率始终占肾小球滤过率的65％～70％,这种一定比重吸收现象称为球-管平衡。远曲小管和集合管对水、钠的重吸收主要受激素的调节。当肾小球滤过率下降和(或)肾小管重吸收钠、水增加时,导致体内钠、水潴留而发生水肿(图3-19)。

1. **肾小球滤过率下降**　引起肾小球滤过率下降的常见原因有:① 广泛的肾小球病变,使肾小球滤过面积减少,见于急、慢性肾小球肾炎。② 有效循环血量降低,一方面使肾血流量减

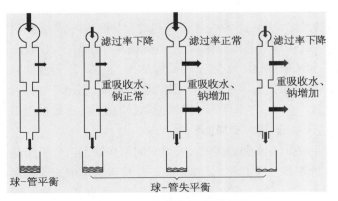

图3-19　球-管失平衡模式图

少,另一方面继发交感-肾上腺髓质系统和肾素-血管紧张素系统兴奋,使肾血管收缩,血流量进一步减少,肾小球滤过率降低,见于充血性心力衰竭和肾病综合征等。

2. 肾小管重吸收钠、水增加 这是引起全身性水肿有主要原因。

(1)醛固酮增多:醛固酮能促进肾远曲小管对钠的重吸收。常见的原因有:① 当肾血流量减少时,肾素-血管紧张素-醛固酮系统激活,醛固酮产生增多。② 当肝功能严重损伤时,醛固酮灭活减少。

(2)抗利尿激素(ADH)增多:ADH 能促进远曲小管和集合管对水的重吸收。ADH 增多常见的原因有:① 当有效循环血量或心排血量下降时,左心房和胸腔大血管的容量感受器所受的刺激减弱,反射性地引起 ADH 分泌增加。② 肾素-血管紧张素-醛固酮系统激活后,血中血管紧张素 II 生成增多,可致下丘脑-神经垂体分泌和释放 ADH 增加。同时,由于醛固酮分泌增加,促使肾小管对钠的重吸收增多,血浆渗透压升高,刺激下丘脑渗透压感受器,也使 ADH 的分泌增加。③ 肝功能障碍时,对 ADH 灭活减少。

(3)心房钠尿肽(atrial natriuretic polypeptide, ANP)减少:ANP 是由心房内心肌细胞所分泌的一种多肽激素,具有利钠利尿、扩血管的作用。当有效循环血量明显减少时,心房牵张感受器兴奋性降低,使 ANP 分泌减少,近曲小管对钠、水的重吸收增加,导致水肿发生。

(4)肾小球滤过分数(filtration fraction, FF)增加:FF 是指肾小球滤过率和肾血浆流量的比值,正常时约为 20%。当有效循环血量减少导致肾血流量降低时,肾血管发生代偿性收缩;由于出球小动脉比入球小动脉收缩明显,使肾小球滤过压升高,滤过率相对增高,FF 增加,以致流入出球动脉及肾小管周围毛细血管的血液,其血浆胶体渗透压相应增高(血液黏稠),流体静压下降,最终使近曲小管对钠、水重吸收增多。

(5)肾内血流重新分布:在正常情况下,约 90%的肾血流通过皮质肾单位,只有小部分通过髓旁肾单位,有利于钠、水排出。在病理情况下(如休克、充血性心力衰竭等),有效循环血量减少,可发生肾内血流重新分布,即通过皮质肾单位的血流量明显减少,较多的血流转经髓旁肾单位;由于髓旁肾单位的髓襻长,重吸收钠、水作用较强,引起钠、水潴留。肾内血流重新分布的机制可能与肾皮质内交感神经丰富,肾素含量高,在肾内形成的血管紧张素 II 较多,较容易引起小动脉收缩有关。

在不同类型水肿的发生发展过程中,以上水肿发病机制的基本因素可先后或同时发挥作用,且同一因素在不同类型水肿所起的作用也不同。

(三)心性水肿和脑水肿的发病机制

1. 心性水肿(cardiac edema) 心性水肿通常是指右心功能不全引起的全身性水肿,其发病机制主要有如下方面。① 心排血量减少:心力衰竭导致心排血量减少,有效循环血量减少,使肾小球滤过率下降、醛固酮和 ADH 分泌增多,心房钠尿肽分泌减少,从而导致水、钠潴留。② 静脉回流障碍:心力衰竭时静脉回流受阻,再加之水、钠潴留使血容量增加,均使静脉压升高,引起毛细血管流体静压升高和淋巴回流受阻,导致组织水肿。此外,心力衰竭时胃肠道和肝脏淤血,对蛋白质摄入、消化吸收和合成障碍,引起血浆胶体渗透压降低,进一步加重水肿。

2. 脑水肿(brain edema) 脑组织内水分增多(包括脑细胞内、脑组织间隙和脑室内),引起脑的体积增大及重量增加,称为脑水肿。由于脑组织处于容积固定的颅腔内,其体积略增加即引起严重的颅内压增高,可危及患者生命。根据发病机制可分为以下三类。① 血管源性脑水肿(vasogenic brain edema):是最常见的类型,主要见于严重脑缺血、缺氧、脑肿瘤、脑外伤等疾病,造成毛细血管通透性增高及血脑屏障功能下降,含血浆蛋白的液体渗入组织间隙而形成水肿,其发生部位主要在大脑白质区。② 细胞中毒性脑水肿(cytotoxic brain edema):由于严重缺氧、中毒、感染等原因,使脑细胞 ATP 合成不足,细胞膜钠泵失调,以致脑细胞内水、钠潴留。水中毒或急性低渗性脱水时,大量水进入脑细胞内,也可引起脑细胞中毒性脑水肿。这类脑水肿特点是神经元、胶质细胞、血管内皮细胞均可出现肿胀,细胞外间隙由于脑细胞肿胀而受到挤压。③ 间质性脑水肿(interstitial brain edema):又称为脑积水(hydrocephalus),是由于脑脊液循环通路受阻或蛛网膜下腔的回吸收受阻,如肿瘤或炎症性疾病堵塞导水管,使脑脊液积聚在脑室引起脑积水,严重时液体可经脑室管膜渗入周围白质。

二、水肿的表现及特征

1. 水肿的病理变化 水肿的肉眼改变为组织肿胀,颜色苍白,质地变软,切面有时呈胶冻样。镜下见水肿区域为透亮空白区,细胞外基质被水肿液分隔变得疏松。

2. 水肿液的性状特征 根据水肿液蛋白质含量的不同分为漏出液和渗出液(表4-1)。由淋巴回流受阻所产生的水肿液中蛋白质含量也较高。

3. 水肿的皮肤特征 皮下水肿是全身或局部性水肿的重要体征。当皮下组织有过多的液体积聚时,皮肤肿胀、颜色苍白,用手指按压时可留有凹陷,称为凹陷性水肿(pitting edema)(图3-20)。但是,全身性水肿患者在出现凹陷之前已有组织液的增多,并可达原体重的 10%,称为隐性水肿(recessive edema)。

4. 全身性水肿的分布特征 最常见的全身性水肿是心性水肿、肾性水肿和肝性水肿,其水肿部位分布各不相同。心性水肿首先出现在身体低垂部位,如立位时以下肢特别是足踝部位出现最早并且明显,之后向上扩展。肾性水肿首先出现在眼睑或面部组织疏松部位,肝性水肿则以腹水为最显著。

三、水肿对机体的影响

一般而言,体表的水肿对机体影响并不大,但长期水肿可引起组织细胞营养障碍,易发生皮肤溃烂,伤口不易愈合,对感染的抵抗力降低。重要器官或部位发生水肿则可造成严重后果。如喉头水肿造成声门狭窄,可引起窒息;心包腔或胸腔积液可使心肺活动受限,引起呼吸和循环障碍甚至衰竭。脑水肿使颅内压增高引起脑功能紊乱,可出现头痛、意识障碍,甚至发生脑疝等。但炎性水肿有一定的防御意义,水肿液可稀释、中和毒素;水肿液中含有的抗体和补体可杀灭病原微生物;纤维蛋白凝固成网状结构,可阻止病原微生物扩散并有利于表面吞噬作用形成。

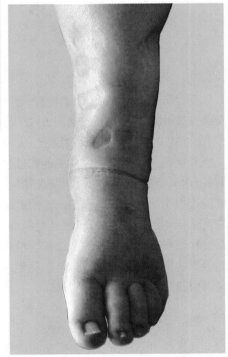
图3-20 下肢凹陷性水肿

第四章 炎 症

导学

1. 掌握　炎症的概念;炎症的基本病理变化及其类型。
2. 熟悉　炎症的原因;炎症的局部表现和全身反应;炎症的结局。
3. 了解　炎症的分类;炎症介质。

第一节　概　述

一、炎症的概念

炎症(inflammation)是具有血管系统的活体组织对各种损伤所发生的以防御反应为主的病理过程。炎症的基本病理变化为局部组织的变质、渗出和增生,临床上局部表现为红、肿、热、痛及功能障碍,并伴有发热、白细胞增多等全身反应。局部血管反应是炎症过程的主要特征和防御反应的中心环节。

炎症是人类疾病中最常见的病理过程,可发生于任何部位和任何组织。很多疾病与炎症过程有关,常见者如感冒、肺炎、胃肠炎、肝炎、疖、传染性疾病和外伤等。炎症过程中损伤因子可以直接或间接损伤机体的细胞和组织。同时,通过一系列血管反应、液体及细胞渗出等方式有效地减轻或消除损伤因子。此外,机体通过细胞的再生对损伤组织进行修复和愈合。因此,炎症是损伤、抗损伤和修复三位一体的综合过程。没有炎症的防御反应,感染将无法控制,创伤就难以愈合,器官和组织的损伤将不断加重。但在一定条件下,炎症对机体也可引起不同程度的损害,如纤维素性炎可引起组织和器官之间的粘连。

二、炎症的原因

凡是能引起组织和细胞损伤的因子都可成为炎症的原因,这些因子称为致炎因子,常可归纳为以下几类。

(一)生物性因子

细菌、病毒、立克次体、支原体、螺旋体、真菌和寄生虫等多种病原生物可在人体内繁殖、扩散,或释放毒素和代谢产物,或诱发免疫反应而损伤组织细胞引起炎症。生物性因子是最常见的致炎因子,由病原体侵入人体所引起的局部组织和全身性炎症反应通常称为感染(infection)。

(二)理化性因子

理化性因子主要有高温、低温、放射线、紫外线、电击、机械性损伤等。外源性化学物质如强酸、强碱、强氧化剂、松节油及各种毒气等;内源性毒性物质如病理状态下堆积于体内的代谢产物(如尿素)以及组织坏死后的崩解产物等。

(三)异常免疫反应

当机体免疫反应异常时,可引起不适当或过度的免疫反应,造成组织损伤,引发炎症反应,如各种过敏反应、系统性红斑狼疮、类风湿关节炎、接触性皮炎等。

(四)异物

粉尘、滑石粉、外科缝线等异物残留体内可导致炎症。

需要明确的是,上述致炎因子作用于机体后,能否引发炎症及炎症反应的强弱,不仅与致炎因子的性质、数量(浓度)、毒性强弱和持续时间等因素有关,而且与机体的防御作用强弱有关。

三、炎症的分类及特点

(一)炎症的分类

炎症可按其发生病因、部位、病变性质、病程长短而进行分类:根据炎症的病因,可分为细菌性炎、病毒性炎等;根据炎症的发生部位可分为肝炎、胃炎、脑炎等;根据炎症局部的病变性质,可分为变质性炎、渗出性炎及增生性炎三大类;根据炎症的病程长短不同分为超急性炎症、急性炎症、亚急性炎症和慢性炎症。临床分类往往综合以上的分类方法,如急性化脓性阑尾炎、亚急性细菌性心内膜炎、病毒性肝炎等。

(二)急性炎症与慢性炎症特点

1. 急性炎症 可由生物性因子侵袭及理化性因子刺激引起;起病急骤,持续时间短,一般仅数日或数周,多数不超过1个月,是机体对致炎因子的刺激所发生的立即和早期反应。急性炎症的主要病变特点是以血管反应为中心的渗出性变化,血流动力学改变、血管通透性增高和白细胞渗出三种改变十分明显,渗出的白细胞以中性粒细胞为主。按炎症渗出物的不同,又可将急性炎症分为浆液性炎、纤维素性炎、化脓性炎和出血性炎等类型。

2. 慢性炎症 可由急性炎症迁延不愈发展而来,或由于致炎因子的刺激较轻并持续时间较长,一开始即呈慢性经过,如结核病或自身免疫性疾病等。慢性炎症的起病潜隐,病程较长,达数月至数年以上,常反复发作,发作间期可无明显症状。局部病变多以增生改变为主,变质和渗出较轻。炎症细胞浸润多以淋巴细胞、巨噬细胞和浆细胞为主。根据形态学特点,慢性炎症可分为非特异性慢性炎和肉芽肿性炎两大类。

第二节　炎症的基本病理变化及其类型

炎症的基本病变包括变质、渗出和增生。在炎症过程中通常按一定的先后顺序发生,一般炎症早期以变质或渗出为主,后期以增生为主。变质是损伤性过程,而渗出和增生是以抗损伤和修复为主的过程。

一、变质

变质(alteration)是指炎症局部组织和细胞发生的变性和坏死。变质可以发生于实质细胞,如细胞水肿、脂肪变性、凝固性坏死、液化性坏死以及细胞凋亡等;也可发生于间质,如黏液样变性、纤维素样坏死等。

1. 变质的原因　是由致炎因子的直接损伤、局部血液循环障碍、局部异常代谢产物堆积、炎症介质和变质组织释放的多种蛋白水解酶等综合作用的结果。

2. 变质区代谢变化　由于炎症局部组织的分解代谢显著增强、耗氧量增加、血液循环障碍、酶系统功能受损等原因,导致氧化不全的酸性代谢产物堆积,引起局部组织酸中毒。由于炎症区分解代谢加强等因素的作用,导致炎症区胶体渗透压和晶体渗透压均升高,以炎症灶中心部分尤为突出,为炎性局部渗出提供了条件。

3. 变质性炎(alterative inflammation)　是以组织细胞的变性和坏死为主要病变的炎症,常发生于心、肝、脑等实质器官,一般由重症感染、细菌毒素中毒及病毒引起。由于病变器官的实质细胞发生严重变性和坏死,常造成相应器官的功能障碍。如白喉杆菌外毒素引起的心肌炎,可出现严重心功能障碍;乙型脑炎病毒引起神经细胞广泛变性和坏死,导致严重中枢神经系统功能障碍。

二、渗出

渗出(exudation)是指炎症局部血管内的液体和各种炎症细胞,通过血管壁进入组织间隙、体腔、黏膜表面或体表的过程。渗出的液体和细胞成分称为渗出物或渗出液。渗出液聚积于组织间隙可形成炎性水肿(inflammatory edema),而积聚到浆膜腔则形成炎性积液(inflammatory hydrops)。渗出是炎症最具特征性的变化,因为白细胞和抗体只有通过渗出才能到达炎症灶,在局部发挥重要的防御作用。

炎症时的渗出过程是在局部血流动力学变化、血管通透性增高的基础上发生发展的,炎症介质在渗出过程中起重要作用。而急性炎症的主要特征是血管变化和渗出性病变。

(一) 血流动力学改变

当局部组织受致炎因子刺激后,很快发生血管口径和血流量的改变,这一系列的血流动力学变化是由于神经反射和局部产生的炎症介质作用的结果,一般按如下顺序发生(图4-1)。

1. 细动脉短暂收缩　局部损伤后立即发生,仅持续数秒钟到数分钟。

2. 血管扩张和血流加快　细动脉扩张,毛细血管床开放,局部血流加快,血流量增多,形成动

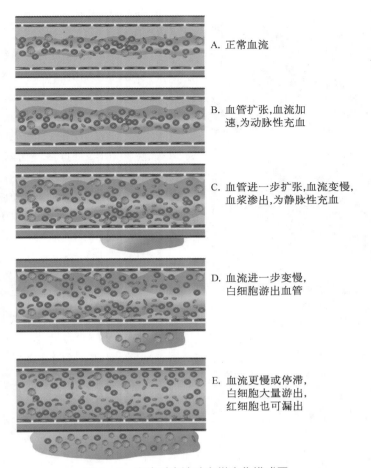

A. 正常血流

B. 血管扩张,血流加速,为动脉性充血

C. 血管进一步扩张,血流变慢,血浆渗出,为静脉性充血

D. 血流进一步变慢,白细胞游出血管

E. 血流更慢或停滞,白细胞大量游出,红细胞也可漏出

图 4-1 炎症时血流动力学变化模式图

脉性充血。此时炎症区温度升高,代谢增强,呈鲜红色。持续时间因炎症刺激的强弱和致炎因子的种类不同而有差异。

3. 血流速度减慢 随着静脉端毛细血管和小静脉的开放和扩张,血流逐渐减慢,导致淤血;血管壁通透性增高,富含蛋白质的液体渗出至血管外,使局部血管内血液浓缩,黏稠度增加;最后在扩张的小血管内充满红细胞,称为血流停滞(stasis)。由于局部血管内流体静压升高,轴流加宽,并与边流混合,白细胞向血管壁靠近并聚集,与内皮细胞黏附,为白细胞游出创造了条件。

(二) 液体渗出

引起炎症时液体渗出的主要原因是血管壁通透性增高。此外,液体渗出还与炎症区组织渗透压升高及炎症区血流缓慢、淤滞引起的毛细血管内流体静压升高有关。

1. 血管壁通透性增高的机制 要维持正常血管壁通透性主要依赖血管内皮细胞的结构完整和功能正常。炎症时血管壁通透性增高与内皮细胞的改变有关(图 4-2)。

(1) 内皮细胞收缩:是最常见的原因,通常发生在细静脉。炎症局部的一些炎症介质如组胺、缓激肽、白细胞三烯、P 物质等与内皮细胞的相应受体结合,使内皮细胞迅速发生收缩,细胞间缝隙加大,这种反应仅持续 15~30 分钟,且是可逆的,故称速发短暂反应(immediate transient response)。此

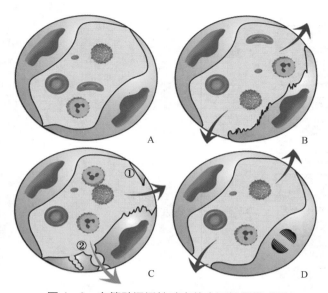

图 4-2 血管壁通透性升高的主要机制模式图
A. 血管正常;B. 血管内皮细胞收缩;C. ① 内皮细胞损伤,
② 穿胞通道开放;D. 新生毛细血管高通透性

外,白细胞介素-1(IL-1)、肿瘤坏死因子(TNF)、干扰素-γ(IFN-γ)及缺氧等原因,可使内皮细胞的骨架结构发生重构,也能引起内皮细胞收缩。这一机制发生较晚,多在受刺激后 4~6 小时出现,持续时间一般在 24 小时以上。

(2) 内皮细胞损伤:严重烧伤和化脓性感染时,可直接损伤内皮细胞使之坏死脱落,使血管通透性迅速增加,可持续数小时到数日,直至血栓形成或内皮细胞再生修复为止,这个过程称为速发持续反应(immediate sustained response),可累及所有微循环血管。轻度至中度的热损伤或 X 线、紫外线及某些细菌毒素等损伤血管内皮细胞,导致的血管壁通透性增高,常延迟 2~12 小时发生,持续时间也达数小时至数日,故称为迟发延续反应(delayed prolonged response)。炎症时附壁的白细胞被激活后,可释放蛋白水解酶和毒性氧代谢产物,也可引起内皮细胞损伤脱落,使血管壁通透性增高。

(3) 穿胞作用增强:内皮细胞胞质内的一些囊泡相互连接所形成的穿胞通道开放活跃,增加了血管壁的通透性,使富含蛋白质的液体渗出。血管内皮生长因子(VEGF)、组胺等许多炎症介质是促成这一机制发生的主要因素。

(4) 新生毛细血管的高通透性:在炎症修复过程中所形成的新生毛细血管,细胞连接不健全,并且具有较多的炎症介质受体,因而具有较高的通透性。

2. 渗出液的特点及其与漏出液的区别 炎症时的渗出液和非炎症时的漏出液(transudation)在发病机制和成分上均有不同(表 4-1),但两者都可在组织内积聚形成水肿或积液,通过对穿刺抽出积液的检测有助于确定其性质。

表 4-1 渗出液与漏出液的区别

区 别	渗 出 液	漏 出 液
原因	炎症	非炎症
蛋白质含量	30 g/L 以上	30 g/L 以下
相对密度(比重)	>1.018	<1.018
有核细胞数	$>500\times10^6$/L	$<100\times10^6$/L
Rivalta 试验	阳性	阴性
凝固性	易自凝	不自凝
外观	浑浊	澄清

3. 渗出液在炎症中的作用 渗出液对机体具有一定的保护意义,其主要作用有:① 渗出液可以稀释中和毒素和有害物质,带来营养物质和运走代谢产物。② 渗出液中含有大量抗体、补体及

溶菌物质,有利于防御、杀灭病原微生物。③ 渗出液中的纤维蛋白原形成纤维蛋白交织成网,不仅可限制病原微生物的扩散,还有利于炎症细胞吞噬消灭病原体,并在炎症的后期成为修复的支架。

但过多的渗出液可给机体带来危害,如严重的喉头水肿可引起窒息;体腔内渗出液过多如心包积液或胸腔积液,可压迫并妨碍心、肺的正常功能;过多的纤维蛋白渗出而不能及时完全被吸收时,则可发生机化并引起器官的粘连。

（三）白细胞渗出

炎症时血液中的各种白细胞通过血管壁游出到血管外的现象称为白细胞渗出(leucocyte extravasation)。渗出的白细胞称为炎症细胞,炎症细胞聚集于炎症局部组织间隙内的现象称为炎症细胞浸润(inflammatory cell infiltration)。白细胞渗出是一个主动、耗能、复杂的连续过程,包括白细胞边集、附壁、黏附、游出、趋化和吞噬等步骤。白细胞的渗出是炎症反应的主要防御环节(图 4-3)。

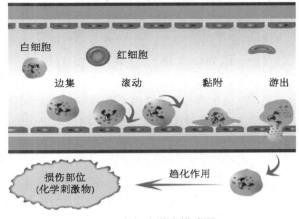

图 4-3　白细胞游出模式图

1. 白细胞边集和附壁　随着炎症灶内血管扩张、血流缓慢和停滞,白细胞进入血管边缘,称为边集(margination)。边集的白细胞沿内皮细胞滚动,随后贴附于血管内皮细胞表面称为附壁(pavement)。

2. 白细胞黏附和游出　附壁的白细胞与内皮细胞牢固粘着,称白细胞黏附(adhesion),是由包括选择素、免疫球蛋白类、整合素类等黏附分子介导。这些黏附分子与受体结合引起白细胞黏附于内皮细胞表面。其机制包括:黏附分子重新分布、诱导新的黏附分子合成、增加黏附分子之间的亲和性等。炎症介质和某些细胞因子可以调节这类黏附分子的表达和功能状况(图 4-4)。如果黏附分子的表达发生缺陷,导致黏附分子的数量或者黏附分子的构型改变,影响细胞的黏附作用,可导致临床出现反复发生、难以治愈的感染,如先天性白细胞黏附缺陷症(leukocyte adhesion deficiency, LAD)。

黏附的白细胞逐步游出血管壁而进入炎症区,称为游出(emigration)。电镜观察证实,黏附于内皮细胞表面的白细胞沿内皮表面缓慢移动,在相邻内皮细胞连接处伸出伪足并插入,然后整个白细胞以阿米巴运动方式从内皮细胞缝隙中游出,穿过内皮细胞的白细胞可分泌胶原酶降解血管基膜。一个白细胞需要 2～12 分钟才能完全通过血管壁。

各种白细胞虽然都以同样的方式游出,但存在以下差别。① 不同的白细胞,

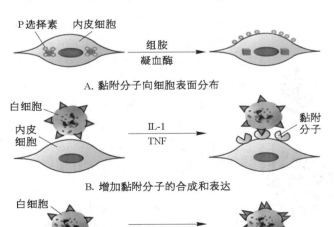

图 4-4　白细胞与内皮细胞黏附机制模式图

游走的能力不同：中性粒细胞游走能力最强，游出最早、移动最快，而淋巴细胞最弱。② 炎症的不同阶段，游出的白细胞不同：急性炎症或炎症早期以中性粒细胞首先游出，24～48 小时后由单核细胞取代。其主要原因是不同阶段激活的黏附分子及发挥作用的趋化因子不同；其次是中性粒细胞寿命短，24～48 小时后逐渐崩解消失，而单核细胞的生存期较长；再则中性粒细胞崩解能释放单核细胞趋化因子，可以诱导单核细胞的游出。③ 致炎因子不同，所游出的白细胞种类也不同：化脓性感染以中性粒细胞浸润为主，病毒感染以淋巴细胞浸润为主，过敏反应以嗜酸性粒细胞浸润为主。

红细胞无运动能力，当血管壁受损严重时，红细胞也可以通过血管壁到达血管外，称为红细胞漏出（red cell diapedesis），是一种被动的过程，常常是由于炎症反应强烈，血管壁损害严重，血液流体静压增高，使红细胞由内皮细胞坏死崩解的裂口漏出所致。

3. 白细胞的趋化　渗出的白细胞向着炎症区域的化学刺激物所在部位做定向移动的现象，称为趋化（chemotaxis），此种化学刺激物称为趋化因子（chemotactic agents）。趋化因子具有特异性，某些只吸引中性粒细胞，而另一些则吸引单核细胞或嗜酸性粒细胞。不同炎症细胞对趋化因子的反应不同，中性粒细胞和单核细胞对趋化因子反应明显，淋巴细胞反应最弱。

趋化因子有内源性和外源性两大类，前者主要有 C5a、白细胞三烯 B_4（LTB_4）、IL-8 等；后者主要为可溶性的细菌产物。趋化因子不仅有吸引白细胞定向运动的作用，还对白细胞有激活作用。趋化因子与白细胞膜上特殊受体结合后，发生一系列的信号传导和生化反应，使白细胞内游离钙离子浓度升高，促使细胞内组装可引起细胞收缩的骨架成分，引起细胞移动。趋化因子依一定的浓度梯度分布于炎症组织内，白细胞沿浓度差由低至高运动，最终到达浓度最高的损伤病灶中心。

4. 白细胞的作用　聚集于炎症灶内的白细胞一方面在防御反应中发挥吞噬作用和免疫反应，另一方面也对局部组织造成损伤和破坏。

（1）吞噬作用（phagocytosis）：渗出的白细胞吞噬消化病原体、组织碎片及异物的过程，称为吞噬作用。这是人体消灭致病因子的一种重要手段，是炎症防御反应的重要环节。具有吞噬能力的细胞称为吞噬细胞（phagocyte），中性粒细胞和巨噬细胞是人体最主要的吞噬细胞（图 4-5）。

1）吞噬细胞种类：① 中性粒细胞，又称为小吞噬细胞，具有活跃的运动和吞噬能力，出现在炎症早期、急性炎症和化脓性炎，胞质内含嗜天青颗粒和特异颗粒，前者主要含有酸性水解酶、中性蛋白酶、髓过氧化物酶、阳离子蛋白、溶菌酶和磷脂酶 A_2 等，其中后四种成分构成重要的杀菌体系，而酸性水解酶和中性蛋白酶的主要作用是降解坏死的组织碎片和死亡的菌体。特异性颗粒主要含有溶菌酶、碱性磷酸酶、胶原酶和乳铁蛋白等，这些物质在杀灭、消化和降解病原微生物和组织碎片过程中发挥重要作用。② 巨噬细胞，又称为大吞噬细胞，主要来自血液中的单核细胞。巨噬细胞含有多量的线粒体、溶酶体和吞饮小泡，其溶酶体内富含酸性水解酶和过氧化物酶。能吞噬比较大的病原体、异物、组织碎片，甚至整个细胞。常出现于急性炎症的后期、慢性

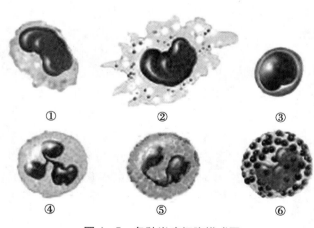

图 4-5　各种炎症细胞模式图

① 单核细胞；② 巨噬细胞；③ 淋巴细胞；④ 中性粒细胞；
⑤ 嗜酸性粒细胞；⑥ 嗜碱性粒细胞

炎症和非化脓性炎症、病毒性感染和原虫感染等。③ 嗜酸性粒细胞,其胞质内富含嗜酸性颗粒,吞噬能力较弱,能吞噬抗原抗体复合物,其胞质内的嗜酸性颗粒中所含的蛋白质对寄生虫有毒性作用,故可以杀伤寄生虫,对上皮细胞也有破坏作用。

　　2)吞噬过程:可分为识别和附着、吞入、杀伤或降解三个连续步骤(图4-6)。① 识别和附着(recognition and attachment):吞噬细胞首先通过调理素来识别并附着吞噬物。调理素(opsonin)是血清中一类能增强吞噬细胞功能的蛋白质,主要包括抗体的 Fc 段、补体 C3b。细菌与含调理素的血清接触并被包裹,称为调理素化。随后,吞噬细胞借助其表面存在的相应受体,识别并附着调理素化的细菌。② 吞入(engulfment):吞噬物被牢固地附着在吞噬细胞表面后,接触部位胞膜下方的微丝收缩,局部形成杯口状凹陷,吞噬细胞的胞质伸出伪足包绕细菌等吞噬物,并延伸互相融合封闭,形成由吞噬细胞胞膜包绕吞噬物的泡状小体,即所谓吞噬体(phagosome)。吞噬体和吞噬细胞胞质内的溶酶体融合而形成吞噬溶酶体(phagolysosome),继而溶酶体酶倾入其中。③ 杀伤或降解(killing or degradation):吞噬溶酶体内释放的多种溶酶体酶将被吞噬物杀伤或降解。其机制可分为依赖氧和不依赖氧两种,前者是指吞噬溶酶体内的病原体被活性氧代谢产物杀伤,是最主要的杀伤机制;后者是靠吞噬细胞内颗粒中的一种杀菌通透性增加蛋白,能激活磷脂酶降解磷脂,使微生物外膜的通透性增高而杀伤。

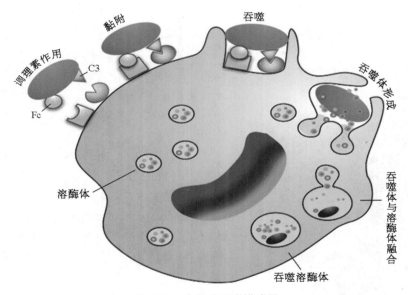

图 4-6 白细胞吞噬模式图

　　通过吞噬细胞一系列的作用,大多数病原微生物被杀伤、降解。然而有的细菌(如结核杆菌)被吞噬后,在单核巨噬细胞内处于静止状态,但仍具有生命力,一旦机体抵抗力下降,这些病原菌就可繁殖,并可能随吞噬细胞的游走而在患者体内播散。

　　(2)免疫作用:参与免疫作用的主要是巨噬细胞、淋巴细胞和浆细胞。抗原进入机体后,首先由巨噬细胞将其吞噬处理,再把抗原呈递给 T 和 B 淋巴细胞。免疫活化的 T 淋巴细胞产生淋巴因子参与细胞免疫;B 淋巴细胞转化为浆细胞产生抗体,参与体液免疫,发挥杀伤病原微生物的作用。此外,自然杀伤细胞(natural killer cell, NK 细胞)的胞质内含有丰富的嗜天青颗粒,无须先致敏,就可溶解感染病毒的细胞。淋巴细胞和浆细胞浸润常见于慢性炎症,特别多见于结核、梅毒和病毒、立克次体等感染。

（3）组织损伤作用：白细胞在发挥吞噬作用及免疫反应的同时，也可造成组织损伤。如白细胞在趋化、激活和吞噬过程中将产物（如溶酶体酶、活性氧自由基、前列腺素和白细胞三烯等）释放到细胞外间质中，则可引起细胞和组织损伤，甚至可造成组织一定范围的溶解和破坏。

综上所述，白细胞在机体的防御反应中起着重要的作用。若白细胞数量不足或功能障碍（如白细胞黏附、化学趋化、吞入、杀伤或降解的缺陷）时，则可导致严重反复的感染，甚至可危及生命。

（四）渗出性炎

渗出性炎（exudative inflammation）是以渗出为主要病变的炎症，最为常见。根据渗出物成分的不同，又可分为以下几种。

1. 浆液性炎（serous inflammation） 是以浆液渗出为主的炎症，其中含有蛋白质3%～5%（主要为白蛋白），混有少量纤维蛋白、中性粒细胞及脱落的上皮细胞。好发于浆膜（如胸膜、腹膜和心包膜）、黏膜、皮肤和疏松结缔组织等处。组织发生浆液性炎时，常出现不同程度的充血及炎症细胞浸润，被覆上皮或间皮常发生变性、坏死或脱落。浆液性渗出物弥漫浸润疏松结缔组织，可造成局部明显的炎性水肿；聚集于浆膜腔，则引起炎性积液；发生在皮肤（如Ⅱ度烫伤），渗出的浆液积聚于表皮内形成水泡；发生于黏膜，如有大量浆液性分泌物流出，称为浆液卡他性炎（如感冒初期的鼻炎）。

浆液性炎多呈急性和亚急性经过，病变一般较轻，易于消退。浆液渗出物过多可导致严重后果，如喉头水肿严重时可引起窒息；胸膜和心包腔大量浆液渗出，则压迫肺和心脏，引起功能障碍。

2. 纤维素性炎（fibrinous inflammation） 以渗出物中有大量纤维素为特征，常见于黏膜、浆膜和肺组织。由于血管壁损伤较重，通透性增高，使血浆中较大分子的纤维蛋白原渗出，继而形成纤维蛋白。引起纤维素性炎的致炎因子有内、外源性毒素或某些细菌感染，如升汞中毒、尿毒症时过多的尿素引起心包炎，白喉杆菌、痢疾杆菌、肺炎球菌等感染。

纤维素性炎发生在黏膜时，渗出的纤维蛋白、中性粒细胞和坏死的黏膜组织形成一层灰白色的膜状物，称为假膜，故发生在黏膜的纤维素性炎又称为假膜性炎（pseudomembranous inflammation）。由于局部组织结构不同，有的假膜牢固附着于黏膜而不易脱落（如咽白喉）；有的假膜则与黏膜损伤部位结合较疏松，容易脱落而致窒息（如气管白喉）（图4-7）。

发生在心包膜的纤维素性炎，由于心脏搏动，渗出的纤维蛋白被牵拉成绒毛状附着于脏层心包膜表面，称为绒毛心（cor villosum）（图4-8、图4-9）。大叶性肺炎时肺泡腔内由大量纤维蛋白充填可致肺实变。

少量纤维素性渗出物可由中性粒细胞释出的蛋白水解酶溶解吸收，或被吞噬细胞清除，或通过自然管道排出体外。但如果渗出的纤维蛋白过多而不能被完全溶解吸收，则可发生机化，引起浆膜增厚和粘连（如心包粘连），或大叶性肺炎时肺肉质变。

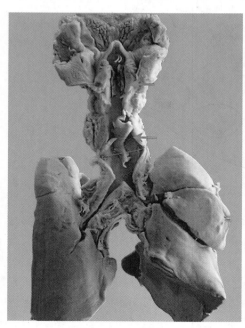

图4-7　气管白喉
箭头所指处为灰白色的假膜

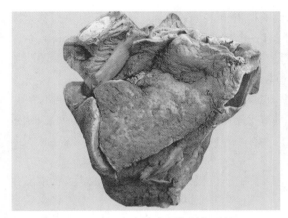

图 4 - 8　纤维素性心包炎（绒毛心）

心包表面附着的纤维蛋白粗糙似绒毛状

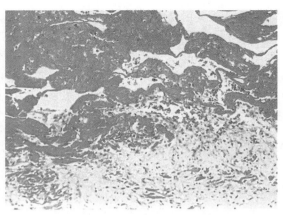

图 4 - 9　纤维素性心包炎（镜下）

心外膜表面见红染的火焰状纤维蛋白渗出

　　3. 化脓性炎(purulent inflammation)　是以中性粒细胞渗出为主，并伴有不同程度的组织坏死和脓液形成为特点。化脓性炎多由化脓菌（如葡萄球菌、链球菌、脑膜炎双球菌、大肠杆菌）感染所致，也可由化学物质和机体的坏死组织引起。

　　病灶中的中性粒细胞变性、坏死，释放出蛋白水解酶，使坏死组织液化形成灰黄色或黄绿色混浊、黏稠的液体，称为脓液(pus)。脓液是由大量脓细胞（变性、坏死的中性粒细胞）、坏死组织、不等量的细菌和少量浆液组成。脓液中的纤维蛋白因被脓细胞释放的蛋白质水解酶所破坏，故不会凝固。

　　(1) 脓肿(abscess)：为局限性的化脓性炎伴脓腔形成，常发生于内脏（图 4 - 10、图4 - 11）和皮下，主要由金黄色葡萄球菌引起。

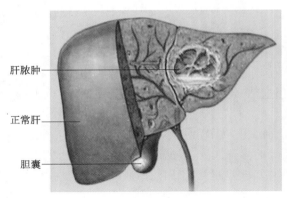

肝脓肿

正常肝

胆囊

图 4 - 10　肝脓肿模式图

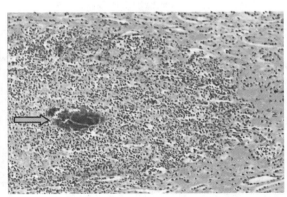

图 4 - 11　肾脓肿（镜下）

脓肿中央是细菌团块（箭头处），周围大量中性粒细胞浸润

　　细菌产生的毒素可致局部组织坏死，继而大量中性粒细胞浸润，释出蛋白水解酶，使坏死组织液化形成含脓液的腔（脓腔）。金黄色葡萄球菌可产生血浆凝固酶，使渗出的纤维蛋白原转变成纤维蛋白，因而病变较局限。金黄色葡萄球菌还具有层粘连蛋白受体，使其容易通过血管壁而产生迁徙性脓肿。早期脓肿周围水肿，炎症细胞浸润；以后周围肉芽组织增生、包裹，形成包绕脓腔的壁（脓肿壁）。小脓肿可以逐渐吸收消散，较大脓肿由于脓液太多、吸收困难，需要切开排脓或穿刺抽

脓,局部由肉芽组织修复,最后形成瘢痕。皮肤黏膜的脓肿向表面破溃而形成的组织缺损称为溃疡(ulcer);深部的脓肿向体表或自然管道穿破,形成有一个排脓的盲端通道称为窦道(sinus);若深部脓肿的一端向体表或体腔穿破,另一端向自然管道穿破,或在两个有腔器官之间形成贯通两侧的通道称为瘘管(fistula)。窦道和瘘管常见于肛管直肠周围,因长期排脓而不易愈合。

疖(furuncle)是发生于毛囊及皮脂腺和周围组织的脓肿,好发于颈、头、面部及背部等部位。当患者抵抗力较低、营养不良或糖尿病时,许多疖可同时或先后发生,称为疖病(furunculosis)。如果多个疖相互融合沟通,则称为痈(carbuncle),多见于后颈部、背部、腰臀部等皮肤厚韧处,皮肤表面可见多个开口,必须及时切开排脓。

(2) 蜂窝织炎(phlegmonous inflammation):是指发生在疏松组织的弥漫性化脓性炎,常发生于皮肤、肌肉和阑尾(图4-12)。蜂窝织炎主要由溶血性链球菌引起,链球菌分泌透明质酸酶,降解基质中的透明质酸;分泌的链激酶,溶解纤维蛋白,因此细菌易于通过组织间隙和淋巴管扩散,表现为组织内明显水肿及大量中性粒细胞弥漫性浸润,因而与周围组织无明显界限。蜂窝织炎轻者可完全吸收消散;重者常经淋巴道扩散而致局部淋巴结肿大及全身中毒症状。

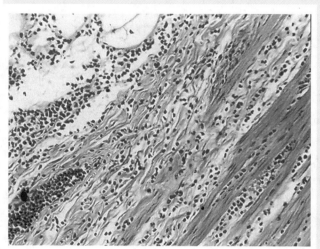

图4-12　蜂窝织炎性阑尾炎(镜下)
阑尾肌层和浆膜层大量中性粒细胞弥漫性浸润

(3) 表面化脓和积脓:是指发生在黏膜和浆膜的化脓性炎,其特点是脓液主要向黏膜、浆膜表面渗出,深部组织无明显中性粒细胞浸润。如化脓性支气管炎,渗出的脓液可经支气管排出体外。当化脓性炎发生于浆膜、胆囊和输卵管时,脓液则在其腔内积存,称为积脓(empyema)。

4. **出血性炎**　炎症时当血管的损伤特别严重,渗出物中含有大量红细胞,称为出血性炎。主要由某些毒力很强的病原体引起,如炭疽、流行性出血热、钩端螺旋体病等,多为烈性传染病的重要标志。

5. **卡他性炎**(catarrhal inflammation)　卡他是指渗出物和分泌物沿黏膜表面顺势下流的意思。一般是指发生在呼吸道、胃肠道等处黏膜的较轻的渗出性炎,根据渗出物不同可将卡他性炎分为浆液性、黏液性和脓性卡他三种,但在炎症过程中各类型可互相转化,故其并非渗出性炎的一个独立类型。

三、增生

(一)增生的特点

在致炎因子、组织崩解产物或某些理化因子的刺激下,炎症局部组织发生增生(proliferation)。增生的细胞主要有巨噬细胞、成纤维细胞和内皮细胞,炎症灶中的被覆上皮、腺上皮及其他实质细胞也可发生增生。一般情况下,炎症早期细胞增生不明显,而炎症后期和慢性炎症时则较显著,但某些炎性疾病初期或急性炎症也可表现为明显的增生,如急性肾小球肾炎和伤寒病等。

炎性增生是一种防御反应,增生的巨噬细胞具有吞噬病原体和清除组织崩解产物的作用,增生的成纤维细胞和血管内皮细胞可形成炎性肉芽组织,有助于使炎症局限化及损伤组织的修复。但过度的组织增生可使原有组织遭受破坏,影响器官的功能。

(二) 增生性炎

增生性炎(proliferative inflammation)是指以增生性病变为主的炎症,变质和渗出性变化较轻。根据其形态学特点可分为两种类型。

1. **非特异性增生性炎** 多见于慢性炎症,亦可见于少数急性炎症。其特点是:炎症灶内主要为单核细胞、淋巴细胞和浆细胞浸润;常伴有明显的内皮细胞及成纤维细胞增生,形成纤维结缔组织和瘢痕,可致器官增厚变硬及管腔脏器狭窄。有时黏膜上皮、腺上皮和某些实质细胞也同时增生,如发生在黏膜局部可形成向外突出的带蒂肿物,称为炎性息肉(inflammatory polyp),如鼻息肉、宫颈息肉。如果炎性增生形成一个境界清楚的肿瘤样团块,则称为炎性假瘤(inflammatory pseudotumor),好发于肺及眼眶。炎性假瘤的本质是炎症,并非肿瘤,需与真性肿瘤区别。

2. **特异性增生性炎** 即为肉芽肿性炎(granulomatous inflammation),是指炎症局部以巨噬细胞及其衍生的细胞增生为主,形成境界清楚的结节状病灶。根据其病因又分为:

(1) 感染性肉芽肿:由生物病原体如结核杆菌、伤寒杆菌、麻风杆菌、寄生虫等感染引起的肉芽肿,或与感染有关的免疫反应所形成特殊结构的结节状病灶。根据其特异性结构可对疾病做出诊断。如结核杆菌引起的"结核性肉芽肿",由大量类上皮细胞(epithelioid cell)、朗汉斯巨细胞(Langhans giant cell)及淋巴细胞组成;风湿病时形成的"风湿小结",主要由风湿细胞及淋巴细胞等组成。其形成机制可能是某些病原体不易被消化,或引起机体的免疫反应(特别是细胞免疫),巨噬细胞吞噬病原体后将抗原呈递给 T 淋巴细胞,使其激活,并产生IL-2和干扰素-γ(IFN-γ),IL-2可进一步激活其他 T 淋巴细胞,IFN-γ可使巨噬细胞转变成类上皮细胞和多核巨细胞。

(2) 异物性肉芽肿:由外科缝线、粉尘、滑石粉、木刺等异物引起的肉芽肿,病变以异物为中心,周围有多量巨噬细胞、异物巨细胞和成纤维细胞包绕,形成结节状病灶。其形成机制可能是由于异物不易被消化降解,使其刺激长期存在而形成的慢性炎症。

巨噬细胞在不同情况下可出现不同的形态特征。如果异物过大,则可由多个巨噬细胞互相融合成为多核巨细胞而进行吞噬,称为异物巨细胞;由于巨噬细胞含有较多的脂酶,能消化结核杆菌的蜡质膜,在吞噬结核杆菌后可转变为类上皮细胞;当巨噬细胞吞噬许多脂质时,其胞质充满脂质空泡,称为泡沫细胞(foamy cell)(图 4-13)。

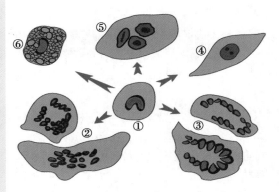

图 4-13 巨噬细胞及其衍生细胞
① 巨噬细胞;② 异物巨细胞;③ Langhans巨细胞;④ 类上皮细胞;⑤ 风湿细胞;⑥ 泡沫细胞

四、炎症介质

炎症介质(inflammatory mediators)是指炎症过程中产生并介导炎症反应的化学因子,亦称化学介质(chemical mediators)。炎症反应过程主要是在炎症介质的参与和作用下实现的,炎症介质对炎症灶的血管反应和细胞渗出具有重要意义。

炎症介质的共同特点是：① 可来自血浆和细胞。来自血浆者主要在肝脏合成,以前体的形式存在,需经蛋白酶水解才能激活;来自细胞者或以细胞内颗粒的形式储存于细胞内,或在某些致炎因子的刺激下而新合成,也可是细胞破坏过程的降解产物。② 多数炎症介质通过与靶细胞的表面受体结合发挥其生物学效应。③ 炎症介质可作用于一种或多种靶细胞,根据细胞或组织类型不同而有不同的生物学效应。④ 当炎症介质被激活或分泌释放到细胞外后,半衰期十分短暂,很快衰变,或被酶解灭活或被拮抗分子抑制或被清除。

(一) 细胞释放的炎症介质

1. 血管活性胺(vasoactive amines)　包括组胺(histamine)和5-羟色胺(5-serotonin, 5-HT)。组胺主要存在于肥大细胞、嗜碱性粒细胞和血小板内。当肥大细胞受到某些刺激时即可释放组胺。组胺能引起细动脉扩张,细静脉通透性增加;对嗜酸性粒细胞具有趋化作用。5-HT主要存在于血小板和内皮细胞内,其作用与组胺相似。

2. 花生四烯酸代谢产物　花生四烯酸(arachidonic acid, AA)是存在于细胞膜磷脂成分内的不饱和脂肪酸。当细胞受到刺激时,其磷脂酶 A_2 被激活,使AA自细胞膜的磷脂释放出来,再分别通过环氧化酶和脂质氧化酶途径,生成前列腺素、白细胞三烯和脂毒素(图4-14)。

(1) 前列腺素(prostaglandin, PG):通过环氧化酶途径产生 PGD_2、PGE_2、PGF_2、PGI_2 和 TXA_2。TXA_2 主要由血小板产生,使血小板聚集和血管收缩。而 PGI_2 主要由血管内皮细胞产生,可抑制血小板聚集和使血管扩张。PG 还能协同其他炎症介质的扩血管和增加血管壁通透性作用,并有发热和致痛作用。临床上解热镇痛药如阿司匹林、吲哚美辛(消炎痛)等,通过对环氧化酶的抑制作用及减少 PG 合成而减轻炎症的反应。

(2) 白细胞三烯(leukotrierle, LT):通过脂质氧化酶途径产生,如中性粒细胞可产生 5-羟基花生四烯酸(5-HETE),再转化为 LTB_4、LTC_4、LTD_4、LTE_4 等,具有强烈的缩血管作用,促进血管壁通透性增加,以及促进血管和支气管的平滑肌痉挛。LTB_4 对中性粒细胞和单核细胞具有趋化作用,是白细胞功能反应激活因子,引起中性粒细胞聚集和黏附于血管内皮。类固醇类药物可抑制 AA 从膜磷脂中释放出来而发挥抗炎作用。

(3) 脂毒素(lipoxins, LX):是一种新的花生四烯酸的代谢产物,具有抑制和促进炎症的双重作用。

3. 白细胞产物　主要来自中性粒细胞和单核细胞。

(1) 氧自由基:白细胞产生的活性氧代谢产物(主要包括超氧阴离子、过氧化氢和羟自由基),在细胞内可与一氧化氮(NO)结合,形成活性氮中间产物。当这些物质少量释放到细胞外时,可增加IL-8、细胞因子以及内皮细胞和白细胞间黏附分子的表达,促进炎症反应;当其大量释放到细胞外时,可损伤内皮细胞导致血管通透性增高,损伤实质细胞和红细胞等。

(2) 溶酶体成分:种类繁多作用广泛,有多种促进炎症的作用。当其释放到细胞外(吞噬细胞死亡或在吞噬过程中的酶外溢)时,可增加血管壁通透性和化学趋化性,其中性蛋白酶还可降解各种细胞外成分,如胶原纤维、基膜、纤维蛋白、弹力蛋白和软骨基质等;在化脓性炎时的组织破坏中也起重要作用;当其在细胞内时,可促进吞噬溶酶体内细菌及细胞碎片的降解。

4. 细胞因子(cytokine)　主要由激活的淋巴细胞和单核巨噬细胞产生,IL、TNF是其中最重要的组分。主要作用有:激活淋巴细胞并促进其增生和分化,如 IL-2、IL-4;调节自然免疫,如

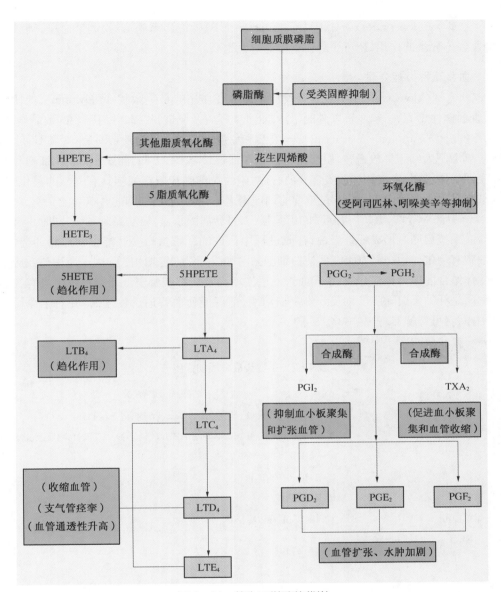

图 4-14 花生四烯酸的代谢

TNF-α、IL-1β、干扰素(IFN-α、IFN-β)等;激活巨噬细胞,如 IFN-γ、TNF、IL-5、IL-10 等;对白细胞有趋化作用,如 IL-8、单核细胞趋化蛋白-1 等。

5. 血小板激活因子(platelet activating factor,PAF) 来源于嗜碱性粒细胞、中性粒细胞、巨噬细胞、内皮细胞和血小板本身。除能激活血小板外,还可参与炎症过程中的许多环节,如引起血管及支气管收缩,极低浓度可引起血管扩张、小静脉通透性增加,促使白细胞与内皮细胞附着并脱颗粒,影响其趋化作用,刺激白细胞和其他细胞合成炎症介质。

6. 一氧化氮(NO) 可引起小血管扩张,抑制血小板黏附、聚集和脱颗粒,抑制肥大细胞引起的炎症反应,调节、控制白细胞向炎症灶的集中。NO 与活性氧代谢产物还可形成多种具有杀灭微生物作用的物质。高浓度 NO 可杀伤微生物,也可造成组织和细胞的损伤。

7. 神经肽(neuropeptides)　如 P 物质(substance P)有传递疼痛信号、调节血压,刺激免疫细胞、内分泌细胞分泌的作用,还可引起血管壁通透性增高。

(二)血浆源性炎症介质

1. **激肽系统(kinin system)**　在炎症反应中起主要作用的是缓激肽(bradykinin),能使小血管扩张、血管通透性增高,引起血管以外的平滑肌(如支气管及肠道)收缩,并有强烈的致痛作用。

2. **补体系统(complement system)**　与炎症和免疫反应关系最为密切的是 C3 和 C5,其中 C3a 和 C5a 能刺激肥大细胞释放组胺,引起血管扩张和通透性增高。C5a 能激活中性粒细胞和单核细胞的花生四烯酸代谢,合成和释放炎症介质;并对中性粒细胞和单核细胞具有强烈的趋化作用;能促进白细胞黏附于血管内皮。C3b 是重要的调理素之一,能促进白细胞的吞噬功能。

3. **凝血系统和纤溶系统**　炎症时的组织损伤,可激活因子Ⅻ,启动凝血系统,同时也激活纤溶系统。凝血系统启动后形成纤维蛋白,在此过程中形成的纤维蛋白多肽能促使血管通透性增高,并对白细胞有趋化作用。凝血酶能促使白细胞黏附和成纤维细胞增生;Xa 因子通过与效应细胞的蛋白酶受体结合而作为炎症介质,引起血管通透性增高及白细胞游出。纤溶系统中具有炎症介质活性的物质是纤维蛋白降解产物及纤维蛋白溶酶,前者能使血管通透性增高,并对中性粒细胞有趋化作用;后者可裂解 C3 产生 C3a。

主要炎症介质的作用归纳如表4-2。

表4-2　主要炎症介质的作用

作　用	炎 症 介 质 种 类
扩张血管	组胺、5-HT、缓激肽、前列腺素(PGE_2、PGD_2、PGF_2、PGI_2)、NO
增加血管通透性	组胺、5-HT、缓激肽、C3a、C5a、PAF、LTC_4、LTD_4、LTE_4、P 物质、氧自由基
趋化作用	C5a、LTB_4、细菌产物、IL-8、阳离子蛋白
发热	IL-1、IL-6、TNF、PG
致痛	PGE_2、缓激肽
组织损伤	氧自由基、溶酶体酶、NO

第三节　炎症的临床表现和结局

一、炎症的临床表现

(一)局部表现

炎症局部可出现红、肿、热、痛及功能障碍,尤以体表的急性炎症最为明显。炎症初期由于动脉性充血,局部氧合血红蛋白增多,故呈现鲜红色;随着炎症的进展,血流缓慢、淤血,局部组织中还原血红蛋白含量增多,故呈现暗红色。局部热是由于炎症局部血管扩张、血流加快及局部分解代谢增强、产热增多所致。肿胀是由于局部炎性充血、血液成分渗出引起;慢性炎症时,细胞和组织的增生也可引起肿胀。渗出物压迫和炎症介质作用于感觉神经末梢可引起疼痛。炎症时由于实质细胞的变质和炎性渗出物的压迫,可引起局部脏器不同程度的功能障碍,如病毒性肝炎时肝细胞的变质可引起肝功能障碍。

(二) 全身反应

任何炎症都存在着不同程度的全身反应。当炎症局部病变比较严重,特别是病原微生物引起的急性炎症,常有明显的全身反应。

1. 发热 病原微生物感染,尤其是当病原体在体内蔓延扩散时,发热表现常很突出。外致热原有革兰阴性杆菌释放的内毒素以及病毒、立克次体和疟原虫等产生的致热原。外致热原不直接作用于体温调节中枢,而是通过激活白细胞释放内生致热原而引起发热。而细胞因子如 IL-1、IL-6、TNF 和 IFN 是常见的内生致热原,其作用于体温调节中枢而引起发热。适当增高的体温可使机体的代谢加快,白细胞的吞噬作用增强和抗体的生成增多,从而提高机体的防御功能。但过高的发热或长时间发热影响机体的代谢过程,引起多系统特别是中枢神经系统的功能紊乱,则对机体不利,有时可引起严重后果。

2. 白细胞增多 末梢血白细胞计数增加(可达 $15 \times 10^9/L \sim 20 \times 10^9/L$)是炎症反应的常见表现,特别是细菌感染所致的急性炎症更是如此。多数细菌感染引起中性粒细胞增加,寄生虫感染和过敏反应时引起嗜酸性粒细胞增加,一些病毒感染可引起淋巴细胞增加。白细胞增加具有防御意义,但某些病毒、伤寒杆菌、立克次体、原虫感染时,以及机体抵抗力极度降低的情况下,末梢血白细胞计数可无明显升高,甚至可出现外周血白细胞减少。白细胞增加主要由于 IL-1 和 TNF 等刺激骨髓造血组织使白细胞释放加速所致。某些严重感染时,外周血液中常常出现幼稚的中性粒细胞比例显著增加的现象,临床上称之为"核左移",反映患者对感染的抵抗力较强和感染程度较重。

3. 单核巨噬细胞系统增生 急性感染性炎症时,单核巨噬细胞系统常有不同程度增生和功能增强,这有利于吞噬、消化病原体和组织崩解产物,在临床上表现为肝、脾、淋巴结肿大。淋巴组织中的淋巴细胞也增加,释放淋巴因子和抗体的功能增强。

二、炎症的结局

炎症是机体损伤、抗损伤和修复的统一过程,如抗损伤反应占优势,则炎症逐渐痊愈;如损伤因子持续存在,或机体抵抗力较弱,则炎症加重或转变为慢性。

(一) 痊愈

在多数情况下,当机体抵抗力较强或经过适当治疗,侵入的病原微生物被消灭,炎症局部的渗出物及坏死组织被溶解吸收,缺损由周围健康组织增生予以修复,以致完全恢复其正常的结构和功能,称为完全痊愈。若损伤范围大,或再生能力弱甚至没有再生能力的组织损伤,则由肉芽组织增生修复,称为不完全痊愈。

(二) 迁延为慢性炎症

如果致炎因子不能及时去除,持续或反复作用于机体,不断损伤组织,急性炎症则可转变为慢性炎症,以致炎症迁延不愈。

(三) 蔓延扩散

当患者抵抗力弱或病原微生物毒力强、数量多、在体内大量繁殖时,炎症可向周围扩散,并经血道、淋巴道扩散。

1. 局部蔓延　指炎症灶的病原微生物经组织间隙或器官的自然管道向周围组织和器官扩散，如肾结核病时，结核杆菌可沿泌尿道下行扩散，引起输尿管和膀胱结核。

2. 淋巴道蔓延　指病原微生物侵入淋巴管，随淋巴液到达局部淋巴结，引起淋巴管炎和淋巴结炎。例如，上肢感染可引起腋窝淋巴结炎，下肢感染而致腹股沟淋巴结炎。若病原体通过淋巴循环入血，可引起血道蔓延。

3. 血道蔓延　指炎症灶的病原微生物侵入血循环或其毒素被吸收入血而引起的扩散。

（1）菌血症（bacteremia）：指细菌在局部病灶生长繁殖，并经血管或淋巴管入血，血液细菌培养一般呈阳性，但患者全身中毒症状不明显。菌血症常发生在炎症疾病的早期阶段，如伤寒病和细菌性肺炎的早期。

（2）毒血症（toxemia）：指细菌毒素或毒性代谢产物被吸收进入血液，引起高热、寒战等全身中毒症状。严重时患者可出现中毒性休克，心、肝、肾的实质细胞可发生变性或坏死。毒血症患者的血液细菌培养一般为阴性。

（3）败血症（septicemia）：指细菌入血后，并在血中大量繁殖、产生毒素，患者常有寒战、高热和皮肤、黏膜多发性出血点及脾肿大等明显的中毒症状，严重者神志不清甚至昏迷。

（4）脓毒败血症（pyemia）：指化脓菌引起的败血症，患者除有败血症的表现外，由于细菌经血流扩散至全身，在肺、肾、肝、脑等部位形成多发性脓肿。脓肿是细菌栓塞于器官毛细血管所引起，故又称栓塞性脓肿（embolic abscess）或转移性脓肿（metastatic abscess）。

第五章 肿 瘤

导学

1. 掌握 肿瘤的概念及命名;肿瘤的异型性、生长与扩散及对机体的影响;良性肿瘤与恶性肿瘤的区别、癌与肉瘤的区别。

2. 熟悉 癌前病变、非典型增生、原位癌、上皮内瘤变的概念及病理变化;常见上皮组织和间叶组织肿瘤的病变特点;各器官常见恶性肿瘤的病理变化。

3. 了解 恶性肿瘤浸润和转移机制;肿瘤的病因学和发病学;各器官常见恶性肿瘤的病因及扩散途径。

肿瘤(tumor, neoplasm)是一类常见病、多发病,其中恶性肿瘤严重威胁人类的健康和生命。在我国危害严重和最为常见的肿瘤是肺癌、胃癌、肝癌、食管癌、结直肠癌、白血病、淋巴瘤、宫颈癌、鼻咽癌、乳腺癌等,特别是肺癌的发病率近年来明显增加。这些肿瘤的病因学、发病学及诊断与防治,均是研究的重点。

第一节 肿 瘤 的 概 念

肿瘤是机体在各种致瘤因素的作用下,局部组织的细胞在基因水平上失去了对其生长和分化的正常调控,导致克隆性(clonality)异常增生而形成的新生物(neoplasm),常表现为局部肿块。致瘤因素导致体细胞基因发生突变,细胞生长与增生调控发生严重障碍,从而影响细胞的生物学和遗传特性,形成形态结构与功能代谢异常的肿瘤细胞。因此,肿瘤是生长失控、分化异常的细胞增生病,是核酸代谢异常、蛋白质代谢失调的基因病。

在肿瘤的形成过程中,局部组织的细胞异常增生称为肿瘤性增殖(neoplasm proliferation);在炎症、损伤修复等病理状态下或某些生理性状态时,局部组织的细胞分裂增生称为非肿瘤性增殖(non-neoplasm proliferation)。这两种增殖有本质上的不同:肿瘤性增殖与机体不协调,失去控制,具有相对自主性,呈无止境性生长;增殖的细胞来自单个肿瘤性转化的亲代细胞,不同程度地丧失了分化成熟的能力,呈现异常的形态结构、功能和代谢;当致瘤因素消除,这种增殖特性仍然持续存在,对机体有害。非肿瘤性增殖适应机体需要,受机体控制,有一定限度,增生的细胞来自不同的亲代细胞,分化成熟,具有原来组织细胞的形态、功能和代谢特点,当原因消除后增殖停止,常是机体损伤后引起的防御和修复反应。

根据肿瘤的生物学特性及对机体造成的危害不同,一般将肿瘤分为良性和恶性两大类,常见的恶性肿瘤又分为癌与肉瘤。

第二节 肿瘤的命名与分类

一、肿瘤的命名

(一)一般原则

肿瘤一般根据其组织或细胞类型和生物学行为(良、恶性)来命名。

1. **良性肿瘤命名** 良性肿瘤一般称为瘤,命名方式是在起源组织名称之后加一个"瘤"字。例如,纤维组织的良性肿瘤称为纤维瘤(fibroma),腺上皮的良性肿瘤称为腺瘤(adenoma)。

2. **恶性肿瘤命名** 主要分两大类,即癌与肉瘤。

(1)上皮组织的恶性肿瘤统称为癌(carcinoma),命名方式是起源的上皮名称后加一个"癌"字。例如,鳞状上皮的恶性肿瘤称为鳞状细胞癌(squamous cell carcinoma),腺上皮的恶性肿瘤称为腺癌(adenocarcinoma)。

(2)间叶组织的恶性肿瘤统称为肉瘤(sarcoma),间叶组织包括纤维组织、脂肪、肌肉、血管、淋巴管、骨及软骨组织等,命名方式是在起源的间叶组织名称后加"肉瘤"二字,如脂肪肉瘤、骨肉瘤等。

临床常用的"癌症"(cancer),泛指所有的恶性肿瘤,包括癌和肉瘤。

在肿瘤命名中,有时还需结合肿瘤的形态或性状特点命名,如出现囊腔、呈乳头状生长并含有浆液的腺瘤,称为浆液性乳头状囊腺瘤;若为恶性则称为浆液性乳头状囊腺癌。如果同一个肿瘤中具有癌和肉瘤两种成分,则称为癌肉瘤(carcinosarcoma)。临床上,常需在肿瘤名称前注明发生部位,如子宫平滑肌瘤、胃腺癌、右股骨下端骨肉瘤。

(二)特殊命名

有少数肿瘤不按上述原则命名。有些恶性肿瘤冠以人名,如霍奇金淋巴瘤(Hodgkin lymphoma)、尤因肉瘤(Ewing sarcoma);有些肿瘤在其前面加"恶性"二字,如恶性神经鞘瘤;某些肿瘤的形态与幼稚细胞或组织相似,称为母细胞瘤(blastoma),这类肿瘤大多数为恶性肿瘤,如肾母细胞瘤、神经母细胞瘤,少数为良性肿瘤,如软骨母细胞瘤、肌母细胞瘤;有的肿瘤以细胞的形态或以"病"命名,如白血病;有的肿瘤虽带有一个"瘤"字,但实际上是恶性肿瘤,如淋巴瘤和精原细胞瘤等。

二、肿瘤的分类

肿瘤的种类繁多、命名复杂,一般依据组织或细胞类型和良、恶性来分类,并常标明好发部位。常见肿瘤的简单分类见表5-1。

表 5-1　肿瘤分类举例

起源组织	良性肿瘤	恶性肿瘤	好　发　部　位
上皮组织			
鳞状细胞	乳头状瘤	鳞状细胞癌	前者皮肤、鼻、鼻窦、喉;后者亦可见于鼻咽、食管、肺、子宫颈
基底细胞		基底细胞癌	面部皮肤
腺上皮细胞	腺瘤	腺癌	乳腺、甲状腺、胃、肠
尿路上皮(移行上皮)	乳头状瘤	尿路上皮癌	肾盂、膀胱
间叶组织			
纤维组织	纤维瘤	纤维肉瘤	四肢皮下组织
脂肪	脂肪瘤	脂肪肉瘤	四肢、腹膜后
平滑肌	平滑肌瘤	平滑肌肉瘤	子宫、胃肠道
横纹肌	横纹肌瘤	横纹肌肉瘤	头颈、四肢、泌尿生殖道
血管	血管瘤	血管肉瘤	皮肤、肌肉、内脏
淋巴管	淋巴管瘤	淋巴管肉瘤	皮肤、皮下组织、肌肉
骨	骨瘤	骨肉瘤	前者头面骨;后者长骨两端,以股骨下端及胫骨上端常见
软骨	软骨瘤	软骨肉瘤	前者手足短骨;后者盆骨、股骨
滑膜		滑膜肉瘤	四肢关节
间皮		恶性间皮瘤	胸、腹膜
淋巴造血组织			
淋巴组织		淋巴瘤	淋巴结
造血组织		白血病	造血组织
神经组织			
神经细胞	神经节细胞瘤	神经母细胞瘤	前者神经节;后者肾上腺髓质
原始神经细胞		髓母细胞瘤	小脑
胶质细胞	胶质细胞瘤(WHO I 级)	胶质母细胞瘤(WHO Ⅳ 级)	大脑
神经鞘细胞	神经鞘瘤	恶性神经鞘瘤	周围神经
脑膜	脑膜瘤	恶性脑膜瘤	脑膜
其他肿瘤			
胎盘滋养叶细胞	葡萄胎	侵袭性葡萄胎、绒毛膜癌	子宫
生殖细胞		精原细胞瘤	睾丸
		无性细胞瘤	卵巢
		胚胎性癌	睾丸、卵巢
	成熟型畸胎瘤	未成熟型畸胎瘤	卵巢、睾丸、纵隔、骶尾部
黑色素细胞	黑色素痣	恶性黑色素瘤	皮肤、黏膜

第三节　肿瘤的形态

一、大体形态

(一)形状

由于肿瘤的生长部位、组织类型、生物学特性等不同,使其形状各种各样(图 5-1)。生长在皮肤和黏膜表面的肿瘤可呈息肉状、乳头状或菜花状等；生长在器官和组织内部的肿瘤可呈结节状、分叶状、囊状等。恶性肿瘤多为不规则结节，呈蟹足或树根状长入周围组织；其表面常因生长迅速得不到足够的血液供应而发生坏死脱落，形成溃疡。

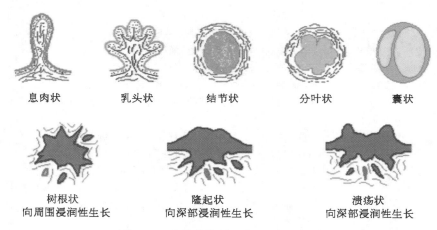

息肉状　　　乳头状　　　结节状　　　分叶状　　　囊状

树根状　　　　　　隆起状　　　　　　溃疡状
向周围浸润性生长　向深部浸润性生长　向深部浸润性生长

图 5－1　肿瘤的外形和生长方式模式图

（二）数目和大小

肿瘤通常为单个，少数为多个，如肠内多发的腺瘤可达上百个。肿瘤的大小与生长时间、发生部位和良恶性有关，极小者甚至仅在显微镜下才能观察到，多见于肿瘤早期；或者是生长在密闭狭小腔道内（如颅腔、椎管）。大者重量可达数千克，见于体表或体腔内生长的一些肿瘤，有的甚至重达数十千克，如卵巢的囊腺瘤。一般而言，恶性肿瘤体积越大，发生浸润和转移的机会也越大。

（三）颜色

由于肿瘤的组织来源、继发性改变等不同，其颜色可各异。例如，纤维瘤、平滑肌瘤呈灰白色，脂肪瘤呈淡黄色，血管瘤呈暗红色。若发生继发性改变如变性、坏死、出血或者含有色素，可使肿瘤的颜色发生变化。

（四）质地

肿瘤的质地取决于起源组织、肿瘤细胞与纤维间质的比例、有无继发变性、坏死、出血等因素。例如，骨瘤较坚硬，脂肪瘤较软；纤维瘤、平滑肌瘤质地较韧；肿瘤的纤维间质丰富，质地相对较硬；反之，肿瘤细胞较多，质地相对较软。

二、组织结构

由于几乎所有组织和器官均可发生肿瘤，所以肿瘤的组织结构多种多样。但任何肿瘤的组织结构均由实质和间质两部分组成。

（一）肿瘤的实质

肿瘤的实质（parenchyma）由肿瘤细胞组成，是肿瘤的主要成分，实质决定肿瘤的生物学行为和每一种肿瘤的特殊性。一般根据肿瘤的实质可判断其组织或细胞类型，区分肿瘤的良、恶性，进行肿瘤的命名和分类。通常肿瘤的实质只有一种，少数肿瘤可有两种或两种以上成分，如乳腺纤维腺瘤、畸胎瘤等。

（二）肿瘤的间质

肿瘤的间质(mesenchyma, stroma)是肿瘤的非特异性成分,由结缔组织和血管等组成,起着支持和营养肿瘤实质的作用。肿瘤血管是肿瘤间质的重要成分,肿瘤通过血管与整个机体发生联系。一般良性肿瘤间质血管较少,生长缓慢;恶性肿瘤间质血管丰富,生长迅速。研究发现,肿瘤细胞及其周围细胞(如巨噬细胞)能产生多种血管生成因子(angiogenesis factor),如成纤维细胞生长因子(FGF)、血小板源性生长因子(PDGF)和血管内皮生长因子(VEGF)等,其中 VEGF 的作用最重要。这些因子能诱导内皮细胞增生、定向迁移形成血管芽,分支连接成毛细血管网。新生的血管为肿瘤生长提供营养,又为肿瘤的扩散和转移准备了条件。

在肿瘤间质中往往有数量不等的淋巴细胞等单个核细胞浸润,可能是机体对肿瘤组织的免疫反应。一般来说,有丰富淋巴细胞浸润的肿瘤,患者预后较好。肿瘤间质中存在成纤维细胞和肌成纤维细胞,能产生胶原纤维包绕肿瘤,在一定程度上可限制肿瘤生长,抑制肿瘤细胞游走和扩散。

第四节 | 肿瘤的分化与异型性

一般而言,肿瘤的细胞和组织在形态和功能上,与其起源的成熟细胞和组织有一定的相似性,这种相似性称为分化程度(degree of differentiation),它反映了肿瘤组织的成熟程度。相似性大,接近成熟,说明其分化程度高或分化好;相似性小,组织幼稚则分化程度低或分化差;如果分化极差,无法判断其分化方向的肿瘤,则称为未分化肿瘤。

肿瘤组织在细胞形态和组织结构上与其起源的正常组织有不同程度的差异,称为异型性(atypia)。肿瘤的异型性反映了分化程度,异型性小则分化程度高,异型性大则分化程度低。良性肿瘤与起源组织相似,接近于成熟,分化程度高,异型性不明显;恶性肿瘤与相应的正常组织相差甚远,分化程度低,异型性大,恶性程度高。依据恶性肿瘤的分化程度,又可分为高分化、中分化、低分化和未分化。肿瘤的异型性有两个方面,即细胞的异型性和组织结构的异型性。

一、肿瘤细胞的异型性

良性肿瘤细胞异型性小,恶性肿瘤细胞异型性大,其主要表现为以下特点。

1. 细胞的多形性　瘤细胞形态不规则,大小不一致,一般比正常细胞大,可以出现体积很大的瘤巨细胞;少数分化甚差的肿瘤,瘤细胞表现为原始的小细胞。

2. 细胞核的多形性　瘤细胞核大,细胞核与细胞直径的比例(核浆比)增大,有时甚至接近1:1(正常为 1:4~1:6);核大小、形态很不一致,可出现巨核、双核、多核或奇异形核;由于核内DNA增多,核染色深呈粗颗粒状,分布不均匀,常堆积于核膜下,造成核膜增厚;核仁大,数目增多;核分裂象增多,特别是出现病理性核分裂象(pathologic mitosis),如多极性、不对称核分裂等(图5-2)。

3. 细胞质的改变　由于细胞质内核蛋白体增多,故多呈嗜碱性染色。

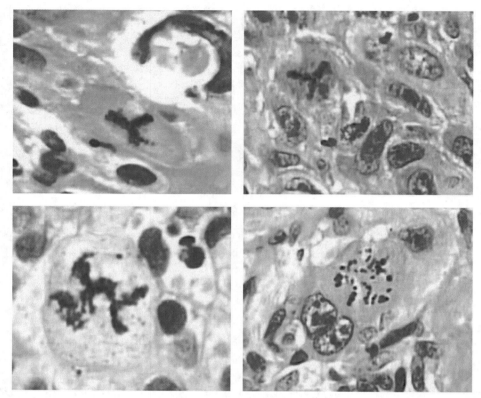

图 5-2　恶性肿瘤细胞的异型性（镜下）

瘤细胞及其核的形态、大小不一,有瘤巨细胞和病理性核分裂

二、肿瘤组织结构的异型性

肿瘤组织结构的异型性是指肿瘤的组织结构与其起源组织比较在空间排列方式上有不同程度的差异,表现在肿瘤细胞的排列、极性、层次以及实质与间质的关系等方面。良性肿瘤的细胞异型性不明显,如平滑肌瘤,瘤细胞与正常平滑肌细胞很相似,只是排列上呈编织状(组织结构的异型性)。恶性肿瘤除具有肿瘤细胞的异型性外,组织结构也具有明显的异型性,肿瘤细胞排列紊乱,极性消失,失去正常的层次和结构。

第五节　肿瘤的生长和扩散

一、肿瘤的生长

(一) 肿瘤的生长速度

各种肿瘤的生长速度差别很大,主要取决于肿瘤细胞的分化程度。一般良性肿瘤成熟程度高、分化好,生长较缓慢;如果生长速度突然加快,需要考虑其发生恶性转变的可能。恶性肿瘤成熟程度低、分化程度差,生长较快,短期内可形成明显肿块;由于血管形成和营养供应相对不足,恶性肿瘤更容易发生坏死、出血等继发性病变。

(二)肿瘤的生长方式

1. **膨胀性生长**(expansive growth)　是大多数良性肿瘤的生长方式。由于肿瘤生长缓慢,不侵袭周围正常组织,随着肿瘤体积的增大,将周围组织推开或挤压。这种生长方式的肿瘤往往呈结节状,有完整的包膜,与周围组织分界清楚(图5-3)。位于皮下者,触诊时可以被推动,易手术摘除,术后一般不复发。

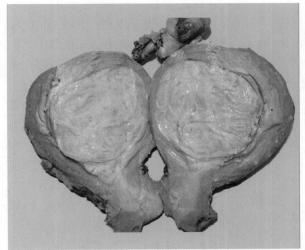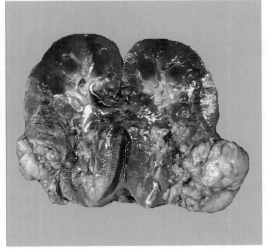

图5-3　肿瘤的生长方式

左.膨胀性生长(子宫平滑肌瘤);右.浸润性生长(肾癌)

2. **浸润性生长**(infiltrating growth)　是大多数恶性肿瘤的生长方式。由于瘤细胞不断分裂增殖,肿瘤生长迅速,如树根状侵入并破坏周围组织。肿瘤一般无包膜,与邻近正常组织紧密连接;触诊时固定不活动;手术时需大范围切除,术后易复发(图5-3)。

3. **外生性生长**(exophytic growth)　发生在体表、体腔和管道器官腔面(如消化道、泌尿道)的肿瘤,常向表面生长,形成乳头状、息肉状、蕈伞状或菜花状,称为外生性生长。良性肿瘤和恶性肿瘤都可呈外生性生长,但恶性肿瘤在外生性生长的同时,其基底部常向组织深部呈浸润性生长;因其生长迅速,血液供应不足,表面容易发生坏死脱落形成溃疡。

二、肿瘤的扩散

恶性肿瘤细胞通过直接蔓延和转移等途径扩散到身体的其他组织或器官,这是恶性肿瘤的生物学特征,也是导致患者死亡的主要原因。

(一)直接蔓延

随着恶性肿瘤的不断长大,肿瘤细胞常沿着组织间隙、淋巴管、血管或神经束衣,侵入周围正常组织或器官继续生长,这种现象称为直接蔓延(direct spread)。在这个过程中,瘤细胞受多种细胞因子的作用,借助阿米巴样运动,不断向周围组织浸润并生长。例如,晚期食管癌可蔓延到气管和胸主动脉,晚期乳腺癌可蔓延到胸肌、胸腔甚至到达肺脏。

(二) 转移

恶性肿瘤细胞从原发部位侵入淋巴管、血管或体腔,迁徙到他处继续生长,形成与原发瘤同样类型的肿瘤,这个过程称为转移(metastasis),所形成的肿瘤称为转移瘤(metastatic tumor)或继发瘤(secondary tumor)。良性肿瘤一般不转移,恶性肿瘤较易发生转移,分化差、恶性程度高的肿瘤更容易发生转移。常见的转移途径有以下几种。

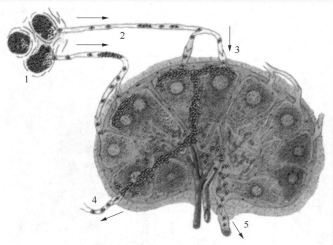

图5-4 淋巴道转移模式图

1:原发癌;2:沿输入淋巴管蔓延;3:癌细胞聚集在边缘窦;4:经输入淋巴管逆行性转移;5:癌细胞由输出淋巴管流出,可到达下一站淋巴结

1. **淋巴道转移** 是癌转移的常见途径。肿瘤细胞侵入淋巴管,随淋巴液回流到达局部淋巴结,先聚集于边缘窦,以后增殖而累及整个淋巴结,破坏淋巴结正常结构(图5-4),使淋巴结肿大,质地变硬,切面呈灰白色。邻近转移的淋巴结有时彼此粘连形成团块。局部淋巴结发生转移后,肿瘤细胞随着淋巴循环可继续转移至下一站淋巴结,最后可经胸导管入血引起血道转移。如果瘤细胞阻塞淋巴管,可使淋巴回流受阻或逆流,并引起逆行性转移。临床上最为常见的是左锁骨上窝淋巴结转移,其原发部位多位于胃肠道。

2. **血道转移** 肿瘤细胞侵入血管后,可随着血液运行到达远处器官继续生长,形成转移瘤。由于静脉和毛细血管壁薄且血管内压力较低,瘤细胞多经此入血,少数可经淋巴管间接入血。肉瘤组织富含薄壁血管,容易被肿瘤细胞侵入,故血道转移是肉瘤最常见的转移途径。血供丰富的癌如肝癌、肺癌、绒毛膜癌和晚期癌常发生血道转移。进入血管系统的肿瘤细胞与血小板凝集成团,形成瘤细胞栓子(tumor embolus),其运行途径一般与血流方向一致。侵入体循环系统的肿瘤细胞可经右心到达肺,在肺内形成转移瘤;侵入门静脉可在肝内形成转移瘤;侵入肺静脉经左心随主动脉血流到达全身各器官,常在脑、骨、肾及肾上腺等处形成转移瘤。另外,侵入胸、腰、骨盆静脉的肿瘤细胞,可经吻合支进入脊椎静脉丛,引起椎骨及脑的转移。如前列腺癌转移到脊椎及脑,但可无肺的转移。

血道转移可累及许多器官,但最常受累的脏器是肺脏,其次是肝脏。血道转移瘤多呈球形,边界清楚、多个、散在分布(图5-5)。位于器官表面的瘤结节,可因合并坏死、出血而形成凹陷,称为"癌脐"。

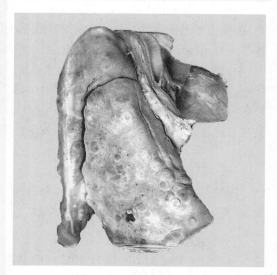

图5-5 肺转移性肝癌

肺表面可见多数大小不等的圆形癌结节,边界尚清楚

3. 种植性转移　体腔内器官的恶性肿瘤侵及器官表面时,肿瘤细胞可以脱落,像播种一样种植在体腔其他器官表面,形成多个转移性肿瘤,这种现象称为种植性转移。例如,晚期胃癌侵犯浆膜,癌细胞脱落后可种植到大网膜、腹膜以及盆腔器官;若胃黏液癌种植于卵巢则可形成Krukenberg瘤。肺癌侵犯胸膜脏层,癌细胞可在胸腔内广泛种植。种植性转移多见于腹腔器官的恶性肿瘤。浆膜腔的种植性转移,常伴有血性积液,抽取积液做细胞学检查,有助于肿瘤的诊断。

（三）肿瘤生长的动力学

肿瘤细胞的增殖与正常细胞相似,它们的生长能力可以通过生长分数(growth fraction)、生成与丢失等指标进行测定。生长分数是指在肿瘤细胞群体中,处于增殖状态的细胞比例。在肿瘤生长初期及某些肿瘤细胞分裂繁殖活跃,生长分数较高。这部分肿瘤的细胞生成大于丢失,故它们的生长速度较快。由于抗肿瘤的化学治疗药物是通过干扰细胞增殖起作用,所以生长分数较高的肿瘤对化学治疗敏感。

（四）肿瘤的演进与异质化

恶性肿瘤在生长过程中其侵袭性增加的现象称为肿瘤的演进(progression),包括生长速度加快、浸润周围组织和远处转移等。这种生物学现象与肿瘤的异质化(heterogeneity)有关,肿瘤的异质化是指单克隆来源的肿瘤细胞逐渐形成在侵袭性、生长速度、对激素的反应以及对抗癌药物的耐药性等方面有所不同的细胞亚克隆过程。肿瘤细胞在生长过程中常有附加的基因突变,能保留那些逃脱机体的免疫监视、适应生长及抵抗药物作用的亚克隆,由此造成肿瘤的演进。

（五）恶性肿瘤的扩散机制

恶性肿瘤的扩散是由多种因素参与和多步骤完成的。首先,肿瘤细胞必须从原发灶脱离才能开始向周围浸润;然后侵入淋巴管或血管。肿瘤细胞侵入血管后一般被自然杀伤细胞消灭。但当其与血小板凝集时可形成瘤栓,随血流运行并停留于靶器官的毛细血管,最后由血管穿出继续生长。这个过程贯穿着细胞黏附分子(cell adhesion molecules, CAMs)的作用、细胞外基质(ECM)降解和癌细胞移动等步骤(图5-6)。

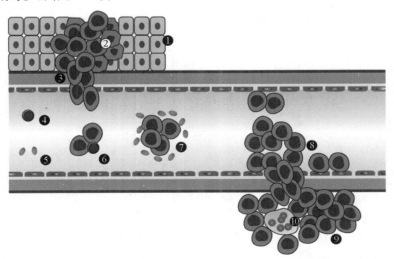

图5-6　恶性肿瘤细胞浸润和血道转移模式图
① 正常细胞;② 肿瘤细胞;③ 侵入血管壁;④ 淋巴细胞;⑤ 血小板;⑥ 肿瘤细胞团;⑦ 肿瘤细胞
与血小板形成瘤栓;⑧ 肿瘤细胞与内皮细胞黏附并穿过基膜;⑨ 形成转移灶;⑩ 毛细血管形成

1. 细胞黏附分子的作用　在恶性肿瘤的侵袭性生长中 CAMs 发挥重要作用,肿瘤细胞之间及其与 ECM 分子之间的黏附能力影响肿瘤的扩散。① 癌细胞表面黏附分子减少:上皮钙黏素(E-cadherin)对维持正常上皮组织的结构很重要。研究表明,大部分上皮性癌,如结肠癌、肺癌、乳腺癌等均有上皮钙黏素表达降低或缺失,使癌细胞彼此分离。② 癌细胞与基膜的黏附增加:层粘连蛋白(LN)受体连接细胞与 ECM 的黏附分子,LN 仅表达于正常上皮细胞基底面,而癌细胞有更多的LN 受体并分布于整个细胞表面,使之与基膜的黏附能力增加。许多恶性肿瘤的浸润和转移与 LN 受体表达异常相关。

2. 细胞外基质的降解　恶性肿瘤细胞与基膜紧密接触后,能分泌蛋白酶(如Ⅳ型胶原酶、基质金属蛋白酶)溶解 ECM。

3. 恶性肿瘤细胞的移动　恶性肿瘤细胞借阿米巴样运动从基膜缺损处移出。恶性肿瘤细胞进一步溶解间质结缔组织,在间质中移动。当其侵犯血管时,又以类似方式穿过血管的基膜进入血管。由于肿瘤异质化而选择出的高侵袭性的瘤细胞亚克隆,尤其容易形成广泛的扩散。

(六)肿瘤的分级和分期

肿瘤的分级和分期一般都用于恶性肿瘤。分级标准主要为肿瘤的分化程度;分期标准需要从肿瘤的浸润、转移等方面综合分析进行确定。

1. 肿瘤的分级　根据肿瘤分化程度的高低、异型性的大小及病理性核分裂象的数目,通常可将恶性肿瘤分为三级。分化好,恶性程度低为Ⅰ级;分化及恶性程度中等为Ⅱ级;分化差,恶性程度高为Ⅲ级。恶性肿瘤的分级对于决定治疗方案和估价预后有一定意义。

2. 肿瘤的分期　肿瘤分期有不同的方案,但主要根据是恶性肿瘤大小、浸润范围和深度、局部和远处淋巴结转移情况以及有无血道转移等。国际上常用的是 TNM 分期系统,T 代表原发肿瘤,随着肿瘤体积增大和周围组织受破坏,依次用 $T_1 \sim T_4$ 表示。N 代表区域淋巴结受累程度,N_0 表示淋巴结未受累;随着淋巴结受累程度和范围的增加,依次用 $N_1 \sim N_3$ 表示。M 代表远处转移(通常是血道转移),M_0 表示无远处转移;M_1 有远处转移。依此为基础,用 TNM 三个指标的不同组合,划定出肿瘤的分期。

第六节　肿瘤对机体的影响

一、良性肿瘤对机体的影响

良性肿瘤分化较成熟,生长缓慢,一般对周围组织无浸润,不转移,对机体的影响相对较少,主要表现为以下几方面。

1. 局部压迫和阻塞　局部压迫和阻塞是良性肿瘤对机体的主要影响,如生长在自然管道的良性肿瘤,在压迫正常组织的同时往往突入管腔,造成阻塞。例如,肠管的平滑肌瘤,可引起肠梗阻或肠套叠;脑膜瘤可压迫脑组织和阻塞脑脊液循环,引起颅内压增高等相应的神经系统症状和体征。

2. 继发性病变　良性肿瘤有时可引起继发性病变,对机体造成不同程度的影响。如卵巢囊腺瘤发生蒂扭转,使瘤体坏死出血,引起急腹症。发生在黏膜或黏膜下的良性肿瘤,如肠息肉状腺瘤、子宫内膜下肌瘤,可伴有糜烂或溃疡,引起出血和感染,但较少见。

3. 激素分泌过多　来源于内分泌系统的良性肿瘤可分泌过多的激素,而引起相应的症状。如胰岛细胞瘤分泌过多的胰岛素,可引起阵发性低血糖;肾上腺嗜铬细胞瘤分泌过多的儿茶酚胺,可引起阵发性高血压等症状。

二、恶性肿瘤对机体的影响

恶性肿瘤分化不成熟,生长迅速,可发生浸润和转移,因此恶性肿瘤除引起局部压迫和阻塞外,还可引起更为严重的后果。由于治疗效果不理想,死亡率高,生存率低。

1. 破坏器官结构和功能　破坏原发部位及浸润和转移部位器官的结构和功能。如骨肉瘤引起骨质破坏造成病理性骨折;乳腺癌可浸润、破坏邻近的胸部肌肉;淋巴结转移癌可破坏淋巴结原有结构等。

2. 并发症　可因浸润、坏死而并发溃疡、出血、穿孔、感染等。恶性肿瘤患者常引起发热,多为肿瘤代谢产物、坏死组织毒性物质和继发感染所致。肿瘤压迫、浸润神经组织可引起顽固性疼痛。

3. 癌症性恶病质　晚期患者常常出现严重消瘦、乏力、贫血和全身衰竭状态,称为癌症性恶病质(cancer cachexia)。其发生原因可能是由于肿瘤出血、感染、发热或肿瘤组织坏死所产生的毒性产物等,引起机体的代谢障碍所致。此外,恶性肿瘤生长迅速,消耗大量营养物质,破坏周围组织,以及晚期癌肿引起的疼痛影响患者的进食和睡眠等,也是导致恶病质的重要因素。

4. 异位内分泌综合征　一些非内分泌腺的恶性肿瘤,尤其是癌,如肺癌、胃癌、肝癌、肾癌等,可产生激素和激素样物质,如促肾上腺皮质激素(ACTH)、甲状旁腺素(PTH)、胰岛素(insulin)、生长激素(GH)等,引起内分泌紊乱。这类肿瘤称为异位内分泌肿瘤,所引起的临床表现称为异位内分泌综合征。恶性肿瘤异位内分泌的原因可能与瘤细胞的基因表达异常有关。

5. 副肿瘤综合征　由于恶性肿瘤产物或异常免疫反应及其他原因,可间接引起内分泌、神经、消化、造血系统及骨关节、肾脏和皮肤等发生病变,从而出现相应的临床表现,这种现象称为副肿瘤综合征(paraneoplastic syndrome)。这些表现不是原发肿瘤或转移瘤直接引起,而是通过上述途径间接引起。它们可以是隐匿性肿瘤的早期表现,可由此而发现早期肿瘤,当治疗有效时,副肿瘤综合征可以减轻或消失。

第七节　良性肿瘤与恶性肿瘤的区别

良性肿瘤对机体的影响小,治疗效果好。恶性肿瘤对机体的危害大,治疗方案复杂且效果不理想。因此,区别良恶性肿瘤对于正确诊断和适当治疗具有重要意义。现将良性肿瘤与恶性肿瘤的区别列表 5-2。

表5-2　良性肿瘤与恶性肿瘤的区别

区　别	良　性　肿　瘤	恶　性　肿　瘤
分化程度	分化好,异型性小	分化差,异型性大
核分裂象	无或少见	多见,并有病理性核分裂象
生长速度	缓慢	迅速
生长方式	膨胀性或外生性生长,常有包膜,与周围组织分界清楚	浸润性或外生性生长,无包膜,与周围组织分界不清楚
继发改变	较少见	常有坏死、溃疡、出血、感染等
转移	不转移	常有转移
复发	手术后一般不复发	手术后易复发
对机体的影响	较小,主要为局部压迫和阻塞	严重,除局部压迫和阻塞外,还可破坏原发和转移部位组织,出现恶病质,导致患者死亡

值得注意的是,一些肿瘤的组织形态和生物学行为介于良性与恶性肿瘤之间,称为交界性肿瘤(borderline tumor)。这类肿瘤可有恶性倾向,如卵巢交界性浆液性乳头状囊腺瘤。有些肿瘤虽然确定为良性,但由于未及时治疗或者其他原因,有时可转变为恶性肿瘤,称为恶性变。有些肿瘤组织分化程度高,近于成熟,但如有包膜浸润或转移,也属恶性肿瘤,如甲状腺滤泡癌。

第八节　肿瘤的病因学和发病学

肿瘤的病因学是研究引起肿瘤的始动因素,肿瘤的发病学则是研究肿瘤的发病机制与发生条件。肿瘤的病因包括外因和内因两个方面,外因一般是指来自环境的致癌因素,内因是指各种有利于外界致癌因素发挥作用的体内因素。近年来肿瘤分子生物学研究迅速发展,特别是对癌基因和肿瘤抑制基因的研究,已初步揭示了某些肿瘤的病因和发病机制。

一、肿瘤发生的分子生物学基础

肿瘤生成涉及多种基因变化,其中最常发生异常变化的基因是癌基因(oncogene)与肿瘤抑制基因(tumor suppressor genes)。正常情况下,这两类基因相互作用维持细胞的生长、分化和凋亡。当某种原因使癌基因激活或抑癌基因失活,均可导致细胞过度增生、分化和凋亡受阻,最终引起肿瘤发生。

(一) 癌基因

在研究病毒与肿瘤的关系中发现逆转录病毒(RNA病毒)含有一种特殊的基因,这种基因不是病毒复制所必需,但能导致动物发生恶性肿瘤并使培养的细胞转化和呈恶性表型,称为病毒癌基因(viral oncogene, v-onc)。后来发现在正常细胞中也存在与病毒癌基因几乎相同的DNA序列,称为原癌基因(proto-oncogene)。原癌基因是存在于正常细胞内、编码促进细胞生长的基因序列,在正常细胞内以非激活形式存在。原癌基因在各种环境或遗传等因素作用下,结构发生了改变,激活成为癌基因,从而导致生长信号的过度或持续出现,使细胞发生肿瘤性增生。因此,癌基因是由原癌基因衍生而来具有转化细胞能力的基因。其激活主要有点突变、易位、扩增等方式。

(1) 点突变:包括碱基替换、插入和缺失,以碱基替换最为常见。有意义的突变可使氨基酸发生改变,蛋白质的结构和功能发生异常。如 ras 基因 12 号密码子 GGC 突变为 GTC,结果 Ras 蛋白分子中的甘氨酸被缬氨酸取代,使该基因产物持续处于活性状态,导致细胞增殖失控。

(2) 染色体转位:表现为两条染色体发生基因交换,DNA 序列重排。转位可使原癌基因处于强启动子控制之下或者两个原癌基因重组在一起产生一个融合基因,从而引起新的转录调控,导致细胞转化。如人 Burkitt 淋巴瘤中 8 号染色体的一个片断转位到 14 号染色体免疫球蛋白重链的基因位点,使得 c-myc 基因与 IgH 基因拼接,造成 c-myc 基因过度表达。

(3) 基因扩增:是指基因拷贝数增加。原癌基因扩增使肿瘤细胞生长更快且侵袭性增加,如神经母细胞瘤中 n-myc 的扩增。

癌基因编码的蛋白质(癌蛋白)失去正常产物的生长调节作用,并能够诱导细胞异常增殖和肿瘤产生。癌基因之间的相互作用是大多数恶性肿瘤形成的关键,表 5-3 示人类肿瘤的代表性癌基因及其分类。

表 5-3　常见癌基因激活方式和相关人类肿瘤

分　类	原癌基因	激活机制	相关人类肿瘤
生长因子			
PDGF-β 链	sis	过度表达	星形细胞瘤、骨肉瘤、乳腺癌等
FGF	hst-1、2	过度表达、扩增	胃癌、膀胱癌、乳腺癌、黑色素瘤等
生长因子受体			
EGFR 家族	erb-B1、2、3	过度表达、扩增	肺鳞癌、卵巢癌、胃癌、乳腺癌等
信号转导蛋白			
GTP 结合蛋白	ras	点突变	肺癌、结肠癌、胰腺癌、白血病等
非受体酪氨酸激酶	abl	易位	慢性髓性白血病、急性淋巴细胞性白血病
核调节蛋白			
转录活化因子	myc	易位、扩增	Burkitt 淋巴瘤、神经母细胞瘤、小细胞肺癌

(二) 肿瘤抑制基因

正常细胞内存在一类能抑制细胞生长的基因称为肿瘤抑制基因,又称抑癌基因(cancer suppressor genes)。这类基因编码的蛋白质对细胞增殖起负调控作用,若它们失活或缺失可导致肿瘤发生。抑癌基因的失活多数是通过等位基因的两次突变或丢失的方式实现的,其中 p53 基因失活最常见。一般当 DNA 损伤时,p53 基因产物能阻断细胞周期于 G_1 期,促使 DNA 修复或者引起细胞凋亡。突变的 p53 基因丧失了上述作用,使细胞遗传信息发生错误及凋亡减少,从而维持了突变细胞的生存和促进了肿瘤的进展。表 5-4 列出几种常见的肿瘤抑制基因和相关的人类肿瘤。

表5-4　常见的肿瘤抑制基因和相关人类肿瘤

基　因	功　能	与基因突变相关的肿瘤	
		体细胞突变	种系变
Rb	调节细胞周期	视网膜母细胞瘤、小细胞肺癌、骨肉瘤、乳腺癌、膀胱癌等	视网膜母细胞瘤、骨肉瘤
p53	控制细胞周期和凋亡	大多数人类肿瘤	多发性癌和肉瘤
p16	抑制周期素依赖激酶	胰腺癌、食管癌	黑色素瘤
APC	抑制信号传导	胃癌、结肠癌、胰腺癌等	家族性结肠多发性息肉病
NF-1	下调 Ras 蛋白	神经鞘瘤	神经纤维瘤病
WT-1	抑制基因转录	肾母细胞瘤(Wilms 瘤)	Wilms 瘤
BRCA-1	DNA 修复		乳腺癌、卵巢癌

参与调节细胞生长的基因除上述两类外,还有凋亡调节基因、DNA 修复基因以及端粒和端粒酶等,它们之间的相互协调和平衡决定着细胞的命运,任何一种因素发生改变都有可能打破平衡,并使这种变化发生积累,经过一个多步骤和长时间的过程,导致细胞生长失控和肿瘤形成。例如结肠癌,从肠上皮增生到癌的发展过程中,发生了 APC、ras、DCC、p53 等多基因的突变和失活,需经历黏膜增生、腺瘤样增生及腺癌等多步骤的阶段,这个过程一般需要较长时间。

二、环境因素及其致癌机制

(一)化学致癌因素

化学致癌物是肿瘤病因中重要的环境致癌因素之一,目前已知对动物有致癌作用的化学物质1 000多种,其中有些与人类肿瘤关系密切。随着工业的发展,化学致癌因素在肿瘤发生中的作用会更加重要。

1. 间接作用致癌物　大多数化学致癌物本身不活跃,进入体内代谢后转化为能与 DNA 起作用的致癌物,称间接作用致癌物(indirect carcinogen)。

(1)多环芳烃:广泛分布于环境中,由含碳物质的燃烧而产生,在空气、烟草及熏烤的食物中可被检出。以3,4-苯并芘为代表,是煤焦油的主要致癌成分。其特点是不溶于水,缺乏化学活泼基团;进入体内后经细胞微粒体氧化酶作用,代谢为环氧化物并与核酸反应,导致 DNA 结构改变。这类物质与肺癌、胃癌等有关。

(2)芳香胺类:被广泛用于制备染料、塑料和橡胶等。这类化合物主要通过肺吸收,经体内代谢后由尿排出,代谢物可导致膀胱癌的发生。

(3)亚硝胺类:具有强烈的致癌作用,致癌谱广。亚硝酸盐可作为肉类食品的保鲜剂与着色剂,又可由细菌分解硝酸盐而产生。不同结构的亚硝胺有特异的器官亲和性,可诱发不同器官的恶性肿瘤,在胃内亚硝酸盐与来自食物中的二级胺合成亚硝胺,某些地区食管癌、胃癌的发病率增高与食物中亚硝胺含量高有关。

(4)黄曲霉毒素:是真菌毒素中的一种,广泛存在于被污染的食物中,尤其霉变的花生、玉米及谷类中含量最多。黄曲霉毒素有多种,其中黄曲霉毒素 B_1 的致癌性最强,其化学性质稳定,不容易被加热分解,代谢活化后主要诱发肝癌。

2. 直接作用致癌物　少数化学致癌物能直接与细胞 DNA 作用引起体细胞突变,称直接作用致癌物(direct carcinogen)。这类致癌物为弱致癌剂,主要有烷化剂和某些微量元素。烷化剂被用于治疗肿瘤,但有可能诱发恶性肿瘤;砷和镍可诱发人类皮肤癌、鼻咽癌;镉与前列腺癌、肾癌等有关。

（二）物理致癌因素

1. 电离辐射　是指电磁波波长很短的 X 射线、γ 射线和亚原子微粒的辐射。辐射能使 DNA 断裂、易位和点突变,导致原癌基因激活和抑癌基因失活。如长期吸入钴、氡等放射性粉尘,肺癌的发生率增高。

2. 紫外线　长期照射可引起皮肤癌,原因是细胞 DNA 吸收光子后形成了嘧啶二聚体,阻碍 DNA 复制。正常皮肤上皮细胞含有 DNA 修复酶,能将损伤部分修复;而着色性干皮病患者先天缺乏这种酶,皮肤癌的发病率增高且在幼年即发病。

（三）生物致癌因素

1. 肿瘤病毒　能在人或动物引起肿瘤的病毒称为肿瘤病毒(tumor virus),已知肿瘤病毒有数百种,其中一些与人类肿瘤有关,包括 DNA 肿瘤病毒和 RNA 肿瘤病毒。

(1) DNA 肿瘤病毒:该类病毒感染细胞后,若其基因组整合到宿主 DNA 中,可以引起细胞转化。与人类肿瘤密切相关的 DNA 病毒有以下方面。① 人乳头瘤病毒(HPV):与宫颈癌、皮肤癌、肺癌等关系密切,在这些癌细胞中已经证实有 $p53$ 基因突变及 HPV 抗原和 DNA 序列存在。② EB病毒(EBV):EBV 可激活 myc 基因、诱导表皮生长因子受体(EGFR)的表达,导致 Burkitt 淋巴瘤和鼻咽癌发生。③ 乙型肝炎病毒(HBV):HBV 可能通过编码 HBx 蛋白促使细胞基因表达失调,导致损伤的肝细胞发生癌变。

(2) RNA 肿瘤病毒:是逆转录病毒(retrovirus),可分为急性转化病毒和慢性转化病毒。前者含有病毒癌基因,当其感染细胞后,在逆转录酶的作用下,病毒 RNA 逆转录成互补 DNA,然后整合到宿主 DNA 中并表达,导致细胞转化;后者本身不含癌基因,但含有促进基因转录的启动子或增强子,可激活原癌基因并使其高度表达。人类 T 细胞白血病/淋巴瘤病毒 Ⅰ 型(human T-cell Leukemia/lymphoma Virus Ⅰ, HTLV-Ⅰ)是一种逆转录病毒,靶细胞为 $CD4^+$ 淋巴细胞。该病毒的 Tax 蛋白可激活细胞 fos、sis 基因等,引起 T 细胞增生。

2. 幽门螺杆菌与寄生虫　幽门螺杆菌(helicobacter pylori, Hp)感染可引起胃黏膜相关淋巴组织结外边缘带淋巴瘤(MALT 淋巴瘤)。其发病机制可能是 Hp 刺激胃黏膜的 T 淋巴细胞使其分泌淋巴因子,B 细胞受淋巴因子作用而增生。血吸虫感染可引起膀胱癌和结肠癌;感染华支睾吸虫的患者胆管癌发病率较一般人高,可能由于虫体的物理刺激或其产物的化学作用所致。

三、肿瘤发生的内因及其作用机制

（一）遗传因素

在某些肿瘤的发生中遗传因素起重要作用。由于患者的染色体和基因异常,导致他们患肿瘤的机会明显增加。

1. 常染色体显性遗传的遗传性肿瘤综合征　这类肿瘤属于单基因遗传,是以常染色体显性遗传规律出现的,包括视网膜母细胞瘤、肾母细胞瘤、神经母细胞瘤等。这些肿瘤的特点是儿童期发病、多发性,常累及双侧器官。现已知发生遗传性基因突变或缺失的都是肿瘤的抑制基因,如 Rb、$p53$、APC 等,这类肿瘤的发生需要二次突变。一些癌前病变,如家族性腺瘤性息肉病、神经纤维瘤病等,也以常染色体显性方式遗传,突变或缺失的基因也是肿瘤抑制基因,这些疾病容易转变为恶性肿瘤。

2. 常染色体隐性遗传的遗传性肿瘤综合征　这类疾病属于染色体不稳定性综合征,包括毛细血管扩张性共济失调症、Bloom 综合征(先天性毛细血管扩张性红斑及生长发育障碍)、着色性干皮病等。这些疾病的特点是 DNA 修复基因异常,染色体容易发生断裂或重排,患者易患白血病或其他恶性肿瘤。

3. 肿瘤的遗传易感性　在相同致癌因素作用下,人群中只有少数人发生肿瘤,这些人对致癌因素的作用易感,称为遗传易感性(genetic susceptibility),这种易感性是由基因和染色体的改变所决定的。遗传易感基因可修饰环境致癌因素的效应,决定肿瘤的发生率,如肺癌患者的一级亲属大量吸烟患肺癌的风险为一般人群的十几倍。一些肿瘤具有家族聚集现象,如乳腺癌、胃肠癌、食管癌、肝癌等,这可能与多因素遗传有关。

(二)免疫因素

肿瘤可诱导机体产生免疫反应,这种反应受到许多因素的影响,其中包括肿瘤本身对免疫的抑制作用,当肿瘤逃逸宿主的免疫监视时便得以生长和发展。

1. 机体的免疫状态与肿瘤发生发展　免疫系统功能的强弱直接影响着肿瘤的发生与否。免疫抑制处理,如胸腺切除,可促进实验诱发肿瘤和自发性肿瘤的发生。临床资料表明,肿瘤发生率与年龄的关系反映在免疫功能相对不足的年龄。由遗传、药物或其他原因引起的免疫系统功能低下,均会增加肿瘤发生的机会,如 AIDS 患者常发生卡波西(Kaposi)肉瘤和非霍奇金淋巴瘤;恶性肿瘤患者的免疫功能普遍下降,在疾病晚期更加明显,因此提高机体的免疫功能可减缓肿瘤的发展。

2. 肿瘤抗原　细胞在癌变过程中出现的新抗原物质称为肿瘤抗原(tumor antigen),它主要存在于肿瘤细胞表面,按其特点肿瘤抗原分为肿瘤特异性抗原(tumor-specific antigen, TSA)和肿瘤相关抗原(tumor-associated antigen, TAA)。前者仅表达于肿瘤组织;后者无严格的肿瘤特异性,正常细胞也可表达。TAA 又分为肿瘤胚胎抗原(如甲胎蛋白 AFP)和肿瘤分化抗原(如前列腺特异抗原 PSA),机体对这类抗原不产生免疫反应,但它们在异体动物具有强烈的抗原性,可用来制备抗血清,以诊断和监测相关肿瘤。机体的抗肿瘤免疫反应以细胞免疫为主,参加细胞免疫的效应细胞主要有细胞毒性 T 淋巴细胞(cytotoxic T lymphocyte, CTL)、自然杀伤细胞(NK)和巨噬细胞。它们通过不同的激活方式杀灭肿瘤细胞,是机体抗肿瘤的重要环节。

3. 肿瘤的免疫逃逸　恶性肿瘤细胞能够逃避机体的免疫监视而无限制地生长,称免疫逃逸。其形成的原因是肿瘤细胞低水平表达(或者不表达)肿瘤特异性抗原、主要组织相容性复合体(major histocompatibility complex, MHC)抗原和协同刺激分子;肿瘤细胞释放免疫抑制因子和激活体内的免疫抑制性细胞,因而阻止了宿主的免疫反应。在肿瘤发生发展的不同阶段,肿瘤细胞可能通过不同的机制逃避机体的免疫攻击。

增强肿瘤的免疫原性,提高机体的免疫力,可抑制肿瘤的发生发展。目前免疫治疗已成为肿瘤综合治疗的重要组成部分。

(三)内分泌因素

某些肿瘤与激素水平及其受体异常有关。一些敏感的靶细胞可因激素浓度超出正常范围而异常增生,如雌激素水平过高可诱发乳腺癌、子宫内膜癌等,雄激素与前列腺癌的关系密切。激素致癌的可能机制是调节与细胞分裂有关的基因表达,促进 DNA 合成;调节与细胞周期有关的调节蛋白,影响细胞的增生;刺激生长因子表达,促进肿瘤发生。这类肿瘤可采用内分泌治疗方法。

肿瘤发生受诸多因素影响,除上述提到的因素外,还有性别、年龄、种族差异等。随着研究的深入,人们对肿瘤的认识将会更加全面。

<h1 style="text-align:center">第九节　常见肿瘤举例</h1>

一、上皮组织肿瘤

上皮组织包括被覆上皮和腺上皮,所形成的肿瘤最常见,分良性与恶性两大类。

（一）上皮组织良性肿瘤

1. 乳头状瘤（papilloma）　好发于皮肤、结肠、膀胱等被覆上皮部位。肉眼观:肿瘤向表面呈外生性生长,形成乳头状。光镜下:乳头由小血管及纤维结缔组织构成其轴心,轴心表面覆盖增生的上皮细胞（图5-7）。发生于外耳道、膀胱和结肠的乳头状瘤较易恶变。

2. 腺瘤（adenoma）　常发生于甲状腺、卵巢、乳腺、肠和涎腺等腺上皮的部位。肉眼观:肿瘤可呈结节状、息肉状,与周围组织分界清楚,常有包膜。常见以下几种类型。

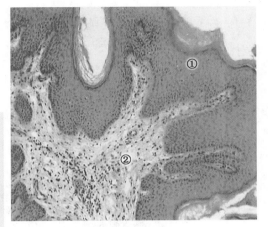

图5-7　皮肤乳头状瘤（镜下）
① 增生鳞状上皮被覆在乳头表面;② 间质纤维组织

（1）囊腺瘤（cystadenoma）:腺瘤的腺腔内潴留有大量分泌物,使腺腔明显扩大呈囊状,称为囊腺瘤。好发于卵巢。肉眼观:肿瘤呈囊状,单房或多房。光镜下:囊壁内衬的瘤细胞为浆液性的称为浆液性囊腺瘤,囊壁内衬的瘤细胞为黏液性的称为黏液性囊腺瘤,囊内瘤细胞呈乳头状突起的称为乳头状囊腺瘤。

（2）管状腺瘤（tubular adenoma）与绒毛状腺瘤（villous adenoma）:多见于结肠、直肠黏膜,常呈息肉状,有些有蒂与黏膜相连,有些基底部较宽广。肿瘤腺体排列成腺管状时称管状腺瘤（图5-8）,呈细长绒毛状或乳头状突起时称绒毛状腺瘤,两种成分混合存在称为管状绒毛状腺瘤（tubulovillous adenoma）。家族性结肠多发性腺瘤性息肉病易发展为腺瘤。

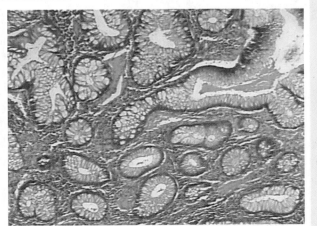

图5-8　直肠管状腺瘤（镜下）

（3）纤维腺瘤（fibroadenoma）：是女性乳腺常见肿瘤，肿瘤的实质由腺体和纤维组织共同组成。

（4）多形性腺瘤（pleomorphic adenoma）：由腺体、黏液样组织和软骨样组织混合而成，故有混合瘤之称，常发生于腮腺。本瘤生长缓慢，但切除后较易复发。

（二）上皮组织恶性肿瘤

由上皮组织发生的恶性肿瘤统称为癌，多见于 40 岁以上的人群，是最常见的一类恶性肿瘤。发生在皮肤、黏膜表面的可呈息肉状、菜花状、蕈伞状，肿瘤表面常有坏死及溃疡形成；发生在实质器官的常为不规则结节状，呈树根样或蟹足状向周围组织浸润，质地较硬，切面常为灰白色，较干燥。光镜下：癌细胞呈巢状或条索状排列（称为癌巢），与间质分界清楚，网状纤维染色可见网状纤维位于癌巢周围，癌细胞间无网状纤维。大多数癌较易发生淋巴道转移，晚期可发生血道转移。较常见的癌有以下几种。

1. **鳞状细胞癌**　简称鳞癌，可发生于鳞状上皮覆盖的部位，如皮肤、口腔、鼻咽部；亦可发生于鳞状上皮化生的部位，如支气管、胆囊和肾盂等。肉眼观：癌灶常呈菜花状或溃疡状，肺和腺器官内则为浸润性肿块，切面灰白、干燥、界限不清。光镜下：癌细胞形成大小不等的团块或条索状癌巢，并向深层浸润。分化好的鳞癌，细胞间可见细胞间桥，癌巢中央有层状同心圆、红染的角化物质称为角化珠或癌珠（keratin pearl）（图 5-9）；分化差的鳞癌无角化珠形成，亦无细胞间桥，癌细胞异型性大并可见病理性核分裂象。临床上根据其异型性和分化程度分为高、中、低级。

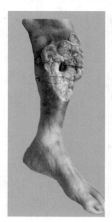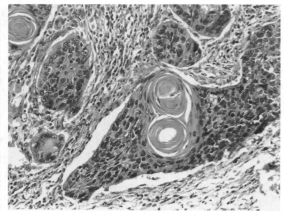

图 5-9　鳞状细胞癌
左．下肢皮肤鳞癌；右．癌巢内见角化珠（镜下）

2. **基底细胞癌**（basal cell carcinoma）　多发生于老年人面部皮肤，如眼睑、颊部、鼻翼等处。肉眼观：该处皮肤呈小结节状突起，或形成经久不愈的溃疡。光镜下：癌细胞由基底细胞样细胞组成。本癌仅局部浸润，很少发生转移，对放疗敏感。

3. **尿路上皮癌**（urothelial carcinoma）　亦称移行细胞癌，来源于膀胱、肾盂、输尿管的尿路上皮。肉眼观：肿瘤多数呈乳头状生长。光镜下：乳头轴心为血管及纤维组织，表面覆盖多层似移行上皮的癌细胞。临床表现常有无痛性血尿。

4. **腺癌**（adenocarcinoma）　来源于各种外分泌腺体的上皮，常发生于胃肠黏膜、乳腺、甲状腺。

肉眼观：可呈蕈伞状、溃疡状或浸润状。光镜下：癌细胞形成大小不等、形态不一、排列不规则的多层腺样结构。癌细胞异型性明显，病理性核分裂象多见。腺癌常见分型：① 形成腺管状结构时称为管状腺癌(图5-10)。② 癌细胞向腺腔突起呈乳头状，称为乳头状腺癌。③ 腺腔扩张呈较大的囊状，囊内充满分泌液，称为囊腺癌。囊腺癌又分为浆液性囊腺癌和黏液性囊腺癌；当癌细胞增生呈乳头状突入囊腔中，则称为乳头状囊腺癌。④ 分泌大量黏液的腺癌称为黏液癌(mucoid carcinoma)，常见于胃和大肠。癌组织肉眼观：呈灰白色、湿润、半透明如胶冻样，又称为胶样癌(colloid carcinoma)。光镜下：黏液聚集于癌细胞内，将细胞核挤向一边呈印戒状，称为印戒细胞(signet ring cell)。有时细胞外黏液聚集成黏液湖，其中漂浮着小堆或散在的印戒细胞。以印戒细胞为主要成分的称为印戒细胞癌(图5-11)，此型浸润性强，预后差。⑤ 实体癌(solid carcinoma)：属低分化腺癌。癌巢为实体状，无腺腔样结构，癌细胞异型性明显，病理性核分裂象多见。

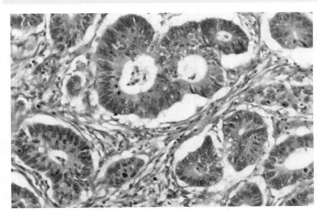

图 5-10 腺癌(镜下)

癌细胞形成腺管样结构

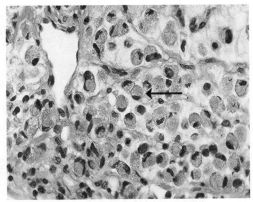

图 5-11 印戒细胞癌(镜下)

可见大量印戒细胞

(三) 癌前病变、非典型增生、原位癌及上皮内瘤变

1. **癌前病变**(precancerous lesions) 某些具有癌变潜能的良性病变，如长期未治愈，少数会发展为癌，这些病变称为癌前病变。常见的有：

(1) 结肠和直肠腺瘤：主要类型有管状腺瘤、绒毛状腺瘤、家族遗传性腺瘤性息肉病等，后者更易发生癌变。

(2) 皮肤、黏膜白斑：皮肤或黏膜形成白色而增厚的斑块，称为皮肤或黏膜白斑，常发生于口腔黏膜、外阴部或阴茎的皮肤。光镜下：鳞状上皮过度增生及角化过度，有一定的异型性改变。如长期存在，有可能发展为鳞状细胞癌。

(3) 乳腺增生性纤维囊性变：由内分泌失调引起，表现为乳腺肿块。光镜下：有乳腺小叶导管和腺泡上皮细胞增生伴有导管囊状扩张，如伴有导管上皮乳头状增生者易发展为乳腺癌。

(4) 慢性萎缩性胃炎：慢性萎缩性胃炎伴有肠上皮化生以及腺体有非典型增生者癌变概率高。

(5) 久治不愈的慢性溃疡：如胃溃疡病、慢性溃疡性结肠炎、皮肤慢性溃疡等，均有可能发展为癌。

(6) 肝硬化：由乙型和丙型病毒性肝炎所致的肝硬化，可能发展为肝细胞性肝癌。

（7）着色干皮病：为一种遗传性疾病。好发于面部和手背，表现为雀斑样改变及疣状增生，以及皮肤干皱等。可发展为皮肤鳞状细胞癌、基底细胞癌或黑色素瘤。

必须指出的是，正常细胞从增殖到癌变，取决于很多因素，并非所有癌前病变均发展为癌，而大多数癌也未见有明显的癌前病变。

2. 非典型增生（atypical hyperplasia, dysplasia）　上皮细胞的增生伴有一定的异型性，但仍未达到癌的诊断标准，这种现象称为非典型增生。光镜下：上皮细胞层次增多，排列紊乱，丧失极性；细胞大小不一，形态多样，核大而深染，核分裂象增多。根据鳞状上皮异型性程度和累及的范围，非典型增生可分为：轻度非典型增生（Ⅰ级）、中度非典型增生（Ⅱ级）、重度非典型增生（Ⅲ级）三级。轻、中度非典型增生（分别累及上皮下部的1/3至2/3）在病因去除后可恢复正常。重度非典型增生（累及上皮下部的2/3以上，甚至占据表皮全层）则很难逆转，常转变为癌。

3. 原位癌（carcinoma in situ）　上皮全层发生癌变，但癌细胞尚未突破基膜，称为原位癌。常见于鳞状上皮和尿路上皮被覆部位，亦见于乳腺小叶及导管。原位癌是一种早期癌，如能早期发现及治疗，预后较好。

4. 上皮内瘤变　WHO采用上皮内瘤变（intraepithelial neoplasia, IN）描述上皮从非典型增生到原位癌连续过程。轻度、中度非典型增生分别称为上皮内瘤变Ⅰ级、Ⅱ级；重度非典型增生和原位癌统称为上皮内瘤变Ⅲ级（图5-12），如宫颈上皮内瘤变（cervical intraepithelial neoplasia, CIN）Ⅰ级、Ⅱ级和Ⅲ级（CINⅠ、CINⅡ、CINⅢ）。

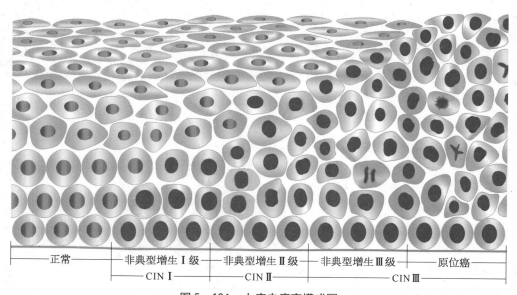

| 正常 | 非典型增生Ⅰ级 | 非典型增生Ⅱ级 | 非典型增生Ⅲ级 | 原位癌 |
| | CINⅠ | CINⅡ | CINⅢ | |

图5-12A　上皮内瘤变模式图

二、间叶组织肿瘤

（一）间叶组织良性肿瘤

1. 脂肪瘤（lipoma）　常发生于背、肩、颈及四肢近端的皮下。肉眼观：肿瘤为单个或多个，呈扁圆形结节或分叶状，质地较柔软、淡黄色，有薄包膜。光镜下：由肿瘤性的脂肪细胞构成，并形成不规则的小叶结构，小叶间有纤维组织分隔。此瘤可有轻度疼痛，极少恶变。

2. 脉管瘤 脉管瘤包括血管瘤（hemangioma）和淋巴管瘤（lymphangioma）。

（1）血管瘤：多为先天性，常见于儿童头面部皮肤，内脏以肝脏最多见。① 毛细血管瘤，最为多见，由增生的毛细血管构成，在皮肤或黏膜上呈暗红色斑块状，不突出或略突出于皮肤表面，无包膜。② 海绵状血管瘤，由扩张的血窦组成。③ 混合型血管瘤。

（2）淋巴管瘤：多发生于儿童的腹腔内和颈部的软组织，可分为毛细淋巴管瘤、海绵状淋巴管瘤和囊状淋巴管瘤。

3. 平滑肌瘤（leiomyoma） 常发生于子宫。肉眼观：结节状或球形，质地硬韧，切面灰白色，有纵横交错的条纹。光镜下：瘤细胞呈束状不规则排列，似编织状，胞质红染，核呈棒状，两端钝圆。

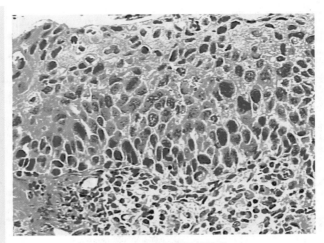

图 5-12B CIN Ⅲ 级（镜下）
癌细胞异形性大，累及全层，基底膜完整

（二）间叶组织恶性肿瘤

来源于间叶组织的恶性肿瘤统称为肉瘤，多见于青少年。肉瘤体积常较大，质软，切面常为灰红色，细腻，湿润似鱼肉状，易发生出血、坏死、囊性变。光镜下：肉瘤细胞多弥漫分布，实质与间质分界不清。肿瘤间质结缔组织少，血管丰富，多经血道转移。肉瘤细胞间存在网状纤维。癌与肉瘤的区别见表 5-5。

表 5-5 癌与肉瘤的区别

比较点	癌	肉瘤
组织来源	上皮组织	间叶组织
发病率	中老年多见，约为肉瘤的 9 倍	青少年多见
肉眼观特点	灰白、质硬、干燥	湿润、细嫩、灰红、鱼肉状
光镜下特点	癌细胞成巢，间质与癌巢分界清	肉瘤细胞弥漫分布，间质少、血管丰富
网状纤维	癌巢周围有网状纤维，癌细胞间无网状纤维	肉瘤细胞间有网状纤维
转移	多经淋巴道转移	多经血道转移
免疫组化	表达上皮组织标记（CK 阳性）	表达间叶组织标记（Vimentin 阳性）

注：临床上为确定肿瘤类型，常借助于免疫组化方法检测肿瘤细胞表面或细胞内的一些特定的分子，如上皮细胞中的各种角蛋白（cytokeratin, CK）、间叶细胞的波形蛋白（Vimentin）、肌肉组织中的结蛋白（desmin）、淋巴细胞的 CD 分化抗原、神经细胞和黑色素细胞表达的 S-100 等。某些免疫组化结果有指导治疗作用。

1. 纤维肉瘤 以四肢皮下最为常见。高分化纤维肉瘤生长缓慢，转移亦晚；低分化纤维肉瘤生长快，易经血道转移。

2. 脂肪肉瘤 为肉瘤较常见类型，多发生于大腿深部的软组织或腹膜后。肉眼观：肿瘤多呈结节状，多数有假包膜。分化较好者似脂肪瘤，分化较差者呈黏液样或鱼肉状。光镜下：肉瘤细胞形态多样，但以脂肪母细胞样肉瘤细胞为主，胞质内可见大小不一的脂质空泡，苏丹Ⅲ染色呈阳性,有助于诊断。

3. **横纹肌肉瘤** 常发生于头颈部、泌尿生殖道等,偶见于四肢。肉眼观:横纹肌肉瘤常呈灰红色、湿润而软的结节状肿块,无包膜,与周围组织境界不清。发生于泌尿生殖道者,常向腔内突出,形成多个灰红色柔软的结节,状如葡萄样被称为葡萄状肉瘤。光镜下:肿瘤由不同分化阶段的肿瘤性横纹肌母细胞组成。肿瘤细胞胞质常染成深红色为其主要特征,分化较好的瘤细胞胞质有横纹。

4. **平滑肌肉瘤** 多发生于子宫、胃肠道。肉眼观:为结节状较软呈灰红色的无包膜的肿块。光镜下:肉瘤细胞弥漫散在分布,分化较差时核分裂象多见,呈束状交织排列,若黏液变性明显,则称为黏液样平滑肌肉瘤。

5. **骨肉瘤** 由骨母细胞增生衍变而来。好发于青年人四肢长骨的干骺端,尤其好发于股骨下端和胫骨上端,原发灶在骨皮质或在骨髓腔内。肉眼观:骨干骺端肿瘤呈梭形肿大,境界不清,切面呈鱼肉状,常伴有出血、坏死及骨皮质破坏(图5-13)。X线检查:肿瘤内有放射状条纹(是骨膜反应性新生骨小梁所致),肿瘤的上、下端边缘常见骨皮质增生,并将该处骨膜顶起而形成一个三角形的突起,称为Codman三角。光镜下:由椭圆形、梭形及多边形的瘤细胞组成,肉瘤细胞有不同程度的异型性,弥漫分布,其间可见肿瘤性骨样组织及骨组织。肿瘤常致局部疼痛,恶性程度高,生长较快,易经血道转移到肺。

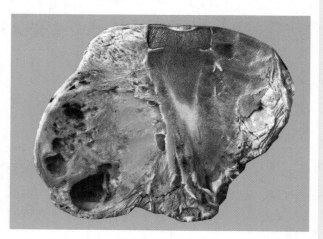

图5-13 骨肉瘤
肿瘤呈梭形肿大,切面呈鱼肉状,浸润破坏骨皮质和周围组织

三、淋巴造血组织肿瘤

(一)恶性淋巴瘤

1. **非霍奇金淋巴瘤**(non Hodgkin lymphoma NHL) 占淋巴瘤的80%~90%。根据免疫标记,该肿瘤多数起源于T淋巴细胞或B淋巴细胞。常发生于颈部、锁骨上、腋窝、纵隔等处的淋巴结,近年来发现胃、肠等结外淋巴组织发病率在上升,甚至正常情况下无淋巴组织存在的组织和器官也可发生NHL。肉眼观:病变淋巴结或器官切面灰白色,鱼肉状。光镜下:可分为T和B淋巴细胞性淋巴瘤两大类。共同点是正常的淋巴组织结构被破坏,由异型淋巴细胞(肿瘤细胞)所取代。这些异型淋巴细胞可呈弥漫性分布,亦可呈滤泡样结构。

NHL可发生于各年龄组。从低度到高度恶性,瘤细胞随淋巴道和血道转移,可侵犯肝、脾及其他组织和器官。

本病多见于青年人,其发病率在我国远低于非霍奇金淋巴瘤(NHL)。部分患者在临床上有顽固性发热、消瘦、盗汗或局部瘙痒等症状。晚期患者因免疫功能降低而继发感染。

2. **霍奇金淋巴瘤**(Hodgkin lymphoma) 也称霍奇金病(Hodgkin disease)。好发于颈部、锁骨上、腋窝,以及腹股沟等处的淋巴结,纵隔、盆腔、腹腔内的淋巴结发生率较低,有时亦可累及肝、脾。

肉眼观：早期病变为淋巴结肿大，可推动、质地中等；晚期则淋巴结融合成质硬的巨大肿块，活动度差，切面灰白色鱼肉样。光镜下：肿瘤由肿瘤性细胞即 R-S 细胞(Reed-sternberg cell)和变异的 R-S 细胞以及非肿瘤性淋巴细胞、嗜酸性粒细胞、中性粒细胞、组织细胞及纤维间质组成。典型的 R-S 细胞巨大，可见双核及明显的嗜酸性核仁，称为镜影细胞或诊断性 R-S 细胞(图 5-14)。组织学类型分为：淋巴细胞为主型、结节硬化型、混合型和淋巴细胞消减型四个亚型。

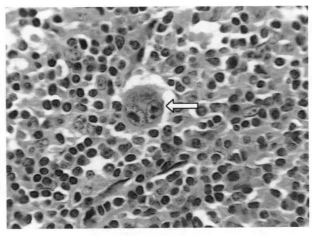

图 5-14　霍奇金淋巴瘤(镜下，箭头为 R-S 细胞)

(二) 白血病

白血病(leukemia)是造血干细胞克隆性增生，在分化过程中发生障碍导致的一种恶性肿瘤，儿童发病率增高。根据瘤细胞类型不同，可分粒细胞性白血病、单核细胞性白血病、淋巴细胞性白血病等。根据临床表现特点不同，分为急性和慢性两种类型。病变特点：骨髓中异常的白细胞(白血病细胞)弥漫增生，导致正常造血细胞受压和破坏，骨髓呈灰白色。白血病细胞大量增生导致骨髓腔内压力升高引起骨痛，白血病细胞浸润导致全身淋巴结、脾脏、肝脏肿大和结构破坏。患者外周血正常白细胞减少，出现白血病细胞。患者有发热、贫血、乏力，皮肤瘀斑、肝脾肿大、继发感染等表现，是白血病患者死亡的主要原因。目前骨髓移植是根治白血病的常用方法。

四、其他组织肿瘤

(一) 黑色素痣和恶性黑色素瘤

1. 皮肤黑色素痣　由皮肤基底层的黑色素细胞(痣细胞)增生所致，可发生于皮肤的任何部位，属良性病变。根据痣细胞部位不同，分为交界痣、皮内痣和混合痣三种类型。其中，交界痣容易恶变。

2. 恶性黑色素瘤　部分由黑色素细胞增生衍变而来，亦可由黑痣恶变而来，为高度恶性肿瘤。多发生于足底、外阴、肛门周围的皮肤或黏膜。肉眼观：发生于皮肤或黏膜者，早期呈结节状肿块，随后出现破溃或出血，境界不清，多呈灰黑色(图 5-15)。光镜下：肿瘤细胞的胞核大，核内有大而圆的核仁，胞质内大多可见黑色素颗粒。

(二) 成熟型畸胎瘤和未成熟型畸胎瘤

来源于性腺或胚胎剩件中的有多向分化潜能的细胞，可增生并分化成 2~3 胚层相应的各种组织而构成畸胎瘤，常发生于卵巢或睾丸。肉眼观：肿瘤可分为实性和囊性两种，肿瘤内可有骨、软骨、脂肪、肌肉、皮肤及皮肤附件、脑组织、甲状腺、肠腺、甚至牙齿等(图 5-16)。光镜下：上述各种组织成分互相混杂构成肿瘤组织。若各种组织成分都分化成熟，则称为成熟型畸胎瘤，常为囊性。若其中的某一种组织成分分化不成熟有异型性，特别是有原始神经管形成时，则称为未成熟型畸胎瘤，多为囊实性或实性。

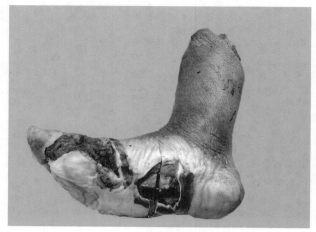

图 5-15　下肢恶性黑色素瘤

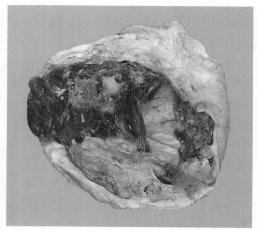

图 5-16　成熟型畸胎瘤

肿瘤呈囊性，囊壁由毛发、皮脂腺等构成

第十节　常见器官恶性肿瘤举例

一、鼻咽癌

鼻咽癌(nasopharyngeal carcinoma)是源自鼻咽部上皮组织的恶性肿瘤。我国南方地区发病率较高，好发于 40 岁左右男性。临床上患者常出现鼻塞、鼻出血、耳鸣、听力减退、头痛、颈部淋巴结肿大及颅神经受损等症状。

(一) 病因

1. EB 病毒　鼻咽癌的发病与 EB 病毒(EBV)感染密切相关，大部分患者的血清中可检测到 EB 病毒相关抗体，尤其是抗 EB 病毒壳抗原的 IgA 抗体(VCA-IgA)阳性率可高达 97%，具有较高的诊断价值。

2. 环境致癌物　某些致癌化学物质如多环芳烃类、亚硝胺类及微量元素镍等与鼻咽癌发生有关。

3. 遗传因素　据流行病学调查，多数患者有家族史，提示鼻咽癌有遗传倾向。

(二) 病理变化

最常见于鼻咽顶部，其次是外侧壁和咽隐窝，前壁最少见。肉眼观：早期可见局部黏膜粗糙或隆起，逐渐表现为结节型、菜花型、浸润型和溃疡型。其中，结节型最多见，菜花型次之。有些原发癌向黏膜下浸润侵入淋巴管，早期就发生颈部淋巴结转移，故临床上多以颈部肿块作为首发症状。

光镜下：大多数源自鼻咽部黏膜柱状上皮具有多潜能分化能力的储备细胞，组织学类型如下。

① 非角化性癌：包括未分化型、分化型，对放疗敏感。未分化型非角化性癌为常见类型，瘤细胞界限不清，呈合体细胞样，核大、圆，染色质细致、呈空泡状，核仁较明显，曾称泡状核细胞癌。分化型非角化性癌，较少见，肿瘤细胞常较小，多呈椭圆形、梭形或多角形，界限清，呈巢、索或片状排列。混合型非角化性癌，兼有未分化型和分化型形态。② 角化性鳞癌：呈现角化癌细胞、角化物、细胞间桥和角化珠，对放射治疗敏感性差。③ 基底细胞样鳞状细胞癌。

（三）扩散途径

1. **直接蔓延**　癌组织向上蔓延可侵犯并破坏颅底骨，损伤第Ⅱ～Ⅵ对脑神经引起头痛等症状；向下蔓延到达口咽；向外侧侵犯咽鼓管至中耳，造成听力下降；向后侵犯上段颈椎，引起颈椎疼痛；向前侵入鼻腔及眼眶，造成鼻塞及眼球突出。

2. **淋巴道转移**　由于鼻咽黏膜固有层有丰富的淋巴管网，因此早期可转移到咽后淋巴结，然后转移到颈上深淋巴结，出现患侧颈部肿块，晚期可出现双侧颈部肿块。咽后及颈上深淋巴结的肿大可压迫颅神经和颈交感神经引起相应症状。

3. **血道转移**　肿瘤晚期常经血道转移至肝、肺、骨，其次是肾、肾上腺及胰腺等处。

二、肺癌

肺癌(carcinoma of the lung)是最常见的恶性肿瘤之一。发达国家及我国城市发病率较高，多见于 40 岁以上男性。早期常无明显症状，中晚期常见的症状有咳嗽、痰中带血、胸痛、咯血，以及肿瘤浸润和转移引起的相应症状。

（一）病因

1. **吸烟**　卷烟燃烧的烟雾中含有多种致癌物质，因此吸烟是肺癌发生的重要危险因素，严重吸烟者比不吸烟者发病率高 20 倍。

2. **空气污染**　工业及生活用能源燃烧后的废气或烟尘、机动车排出的尾气等均可造成空气污染，与肺癌发生关系密切。

3. **职业因素**　长期接触化学致癌物质和放射性物质如铀矿、锡矿的工人肺癌发生率增高。

（二）病理变化

1. **肉眼观**　① 中央型(也称肺门型)(图 5-17)：最常发生于主支气管或叶支气管。肿瘤位于肺门部，并在该处形成肿块，肿瘤周围可有卫星结节。组织学类型多为鳞状细胞癌。② 周围型(图 5-18)：多数起源于肺段以下的末梢支气管或肺泡。发生在靠近胸膜的肺边缘部，肿瘤多为结节型，可侵犯胸膜，引起血性胸水。组织学类型多为腺癌。③ 弥漫型：肿瘤呈散在性分布的粟粒大小的结节，弥漫侵犯部分或全肺叶。

2. **分型**　根据 2004 年 WHO 提出的肺癌分型，将其分为鳞状细胞癌、小细胞癌、腺癌、大细胞癌、腺鳞癌、肉瘤样癌、类癌、涎腺型癌等类型。其中主要类型有：① 鳞状细胞癌，为肺癌中最常见的类型，约占肺癌手术切除标本的 60%，由段以上支气管黏膜上皮鳞状化生、癌变而来。② 腺癌：为具有腺样分化或癌细胞产生黏液的癌。③ 小细胞癌，恶性度极高，生长迅速。光镜下：癌细胞小，呈短梭形或小圆形似小淋巴细胞，核浓染，胞质稀少形似裸核(图 5-19)。癌细胞常密集成群，有时围绕小血管排列成假菊形团样结构。该肿瘤大部分为神经内分泌癌。④ 大细胞癌，一种未分化癌，恶性度高，生长迅速，早期可发生转移。光镜下：癌细胞大，胞质丰富。

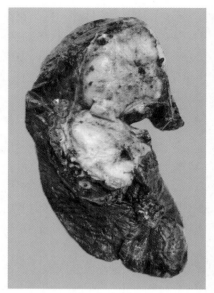
图 5-17　中央型肺癌

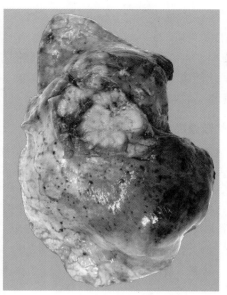
图 5-18　周围型肺癌

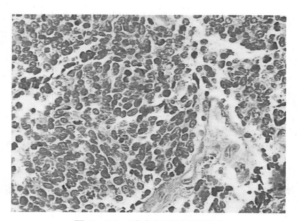
图 5-19　肺小细胞癌(镜下)

（三）扩散途径

1. 直接蔓延　中央型常直接侵及纵隔、心包及周围血管，或沿支气管向同侧甚至对侧肺组织蔓延；周围型可直接侵犯胸膜，在胸壁生长。

2. 转移　早期可发生广泛的淋巴道转移或血道转移。① 淋巴道转移：首先转移至肺门淋巴结，再扩展至纵隔、锁骨上、腋窝和颈部淋巴结。② 血道转移：常转移至肝、脑、肾上腺、骨及肾等处。

三、食管癌

食管癌(carcinoma of esophagus)是由食管黏膜上皮或腺体发生的恶性肿瘤，好发于 40 岁以上男性，典型的临床表现为进行性吞咽困难。

（一）病因

本病病因尚未完全明了，相关因素有：不良的饮食习惯，食物中亚硝酸盐含量过高，微量元素钼、锌及维生素等物质缺乏,遗传因素,慢性炎症及烟酒刺激等。

(二) 病理变化

多数食管癌发生于食管中段,其次发生于下段,上段最少。分为早期及中晚期两类。

1. **早期**　指组织学上局限于黏膜层或黏膜下层的癌,肌层未受侵犯,无淋巴结转移。肉眼观:局部粗糙或轻度僵硬。光镜下:绝大部分为鳞状细胞癌。

2. **中晚期**　指已侵及肌层或肌层以外的食管癌。

(1) 肉眼观:① 髓质型。癌组织在食管壁内呈浸润性生长,致管壁增厚,累及管壁全周或大部分,管腔狭窄。切面灰白色。此型最常见(图5-20)。② 蕈伞型。癌组织呈卵圆形扁平肿块,如蘑菇状向食管腔内生长。③ 溃疡型。肿瘤表面形成较深的溃疡,溃疡外形不整,边缘隆起,底部凹凸不平,常深达肌层。④ 缩窄型。癌组织常累及食管全周,伴有纤维组织显著增生,使食管局部形成环形狭窄,近端管腔明显扩张,质地较硬。

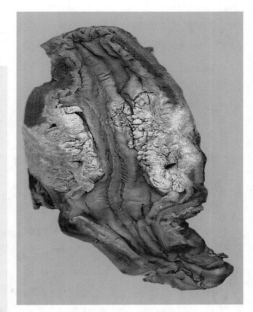

图5-20　食管癌(髓质型)

(2) 光镜下:90%～95%为鳞状细胞癌,少数为腺癌、小细胞癌和腺棘癌等。

(三) 扩散途径

1. **直接蔓延**　食管上段癌可侵及喉、气管及甲状腺组织,中段癌可侵及支气管、胸导管及肺等,下段癌可侵及贲门及心包等处。

2. **淋巴道转移**　最常见。上段癌常转移到颈部及上纵隔淋巴结,中段癌常转移到食管旁及肺门淋巴结,下段癌常转移到食管旁、贲门旁及腹腔淋巴结。

3. **血道转移**　晚期患者常发生肝和肺转移。

四、胃癌

胃癌(gastric carcinoma)是由胃黏膜上皮和腺上皮发生的恶性肿瘤,是我国最常见的恶性肿瘤之一,好发于胃窦部小弯侧。40～60岁多见,男性多于女性,近年来发病年龄趋于年轻化。典型临床表现为无规律性上腹部疼痛及进行性消瘦。

(一) 病因

本病病因尚未完全阐明,胃癌发生是多因素作用的结果。近年来认为慢性胃溃疡、慢性萎缩性胃炎伴肠上皮化生,特别是胃黏膜大肠型化生、腺体不典型增生、幽门螺杆菌感染以及不良的饮食习惯和环境因素等与胃癌的发生密切相关。

(二) 病理变化

1. **早期胃癌**　癌组织浸润仅限于黏膜层或黏膜下层,此时无论有无淋巴结转移均属早期胃癌。病变直径<0.5 cm者称微小癌,0.6～1.0 cm者称小胃癌。光镜下:以管状腺癌最多见,其次

为乳头状腺癌,未分化癌少见。

2. 中晚期胃癌(进展期胃癌) 癌组织浸润到胃壁肌层或胃壁全层。肉眼分:① 息肉型或蕈伞型。癌组织向黏膜表面生长,呈息肉状、蕈伞状或菜花状突入胃腔。② 溃疡型。溃疡直径多在2.5 cm以上,边缘堤状隆起,呈火山口状,质脆,易出血(图5-21)。③ 浸润型。癌组织向胃壁内呈局限性或弥漫性浸润,可致胃壁增厚、变硬,胃腔缩小,黏膜皱襞消失。典型的弥漫浸润型胃癌的胃似皮革制成的囊袋而称"革囊胃"(图5-22)。光镜下:以腺癌最常见,包括乳头状腺癌和黏液腺癌。少数可为未分化癌。

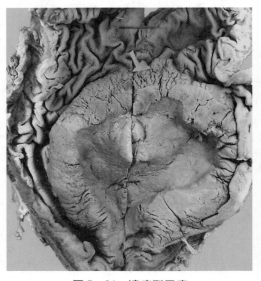

图 5-21 溃疡型胃癌

溃疡边缘堤状隆起,呈火山口样

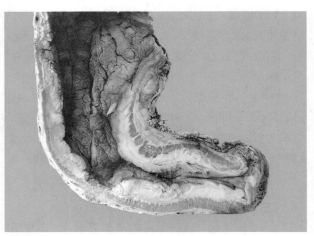

图 5-22 革囊胃

(三) 扩散途径

1. 直接蔓延 可直接浸润邻近器官和组织,如肝、胰腺及大网膜等。

2. 淋巴道转移 为主要转移途径。首先转移到局部淋巴结,其后可转移至腹主动脉旁、肝门或肠系膜根部淋巴结,甚至转移至左锁骨上淋巴结。

3. 血道转移 晚期常经门静脉转移至肝,其次为肺、骨、脑等器官。

4. 种植性转移 胃癌尤其是黏液腺癌,癌细胞较易穿透浆膜脱落种植于腹腔及盆腔脏器上,如在双侧卵巢形成转移性黏液癌,称 Krukenberg 瘤(图5-23)。

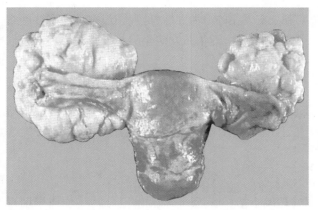

图 5-23 Krukenberg 瘤

胃癌种植转移到双侧卵巢

五、大肠癌

大肠癌(carcinoma of large intestine)是大肠黏膜和腺体发生的恶性肿瘤,是我国常见恶性肿瘤之一,好发于 40～60 岁男性。近年来,本病的发病年龄趋向年轻化,常见症状有便血、排便习惯与粪便形状改变、腹痛、腹部包块等。

(一) 病因

本病病因尚未完全明了,与大肠癌发生的有关因素有:① 饮食因素,如高脂肪、高蛋白质而低纤维素的饮食。② 遗传因素,如结肠多发性遗传性家族性腺瘤性息肉病。③ 某些癌前病变或炎症性疾病,如慢性溃疡性结肠炎、管状腺瘤、绒毛状腺瘤和锯齿状腺瘤、肠血吸虫病。

(二) 病理变化

好发部位以直肠最多见,其次为乙状结肠。癌局限于黏膜下层称早期大肠癌,侵犯肌层称进展期大肠癌。WHO 对大肠癌的界定:大肠肿瘤组织只有侵犯黏膜肌层到达黏膜下层才称为癌。如不超过黏膜肌层称为上皮内瘤变。

进展期大肠癌的肉眼类型有以下方面。① 隆起型(息肉型):肿瘤呈结节状、息肉状或菜花状突向肠腔。② 溃疡型:肿瘤表面形成较深溃疡。常向肠壁深层浸润生长,溃疡边缘隆起如火山口状(图 5－24)。③ 浸润型:癌组织向肠壁深层弥漫浸润造成局部肠壁增厚、变硬,肠腔呈环形狭窄。④ 胶样型:肿瘤细胞分泌大量黏液使肿瘤切面呈半透明胶冻状。光镜下:主要为腺癌,以管状腺癌和乳头状腺癌多见,其次为黏液腺癌。

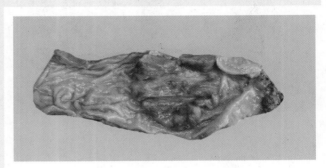

图 5－24　大肠癌(溃疡型)

(三) 扩散途径

1. 直接蔓延　癌组织直接浸润到邻近器官,如前列腺、膀胱、子宫等。
2. 淋巴道转移　最先转移至病灶附近的淋巴结,然后侵入肠系膜周围和根部等处的淋巴结。
3. 血道转移　晚期可沿门静脉系统转移至肝,也可转移至肺、脑等器官。
4. 种植性转移　癌细胞脱落,常种植于腹腔及盆腔脏器上形成转移癌。

临床分为 A、B、C、D 四期。A 期:癌组织侵入黏膜下层或肌层,但未穿透肌层,无淋巴结转移。B 期:癌组织浸润已超过肌层,并扩延至肠周组织,无淋巴结转移。C 期:除有上述改变外,已发生淋巴结转移。D 期:已有远处器官转移。

六、原发性肝癌

原发性肝癌(primary carcinoma of liver)由肝细胞或肝内胆管上皮细胞发生的恶性肿瘤,简称肝癌,为我国常见的恶性肿瘤之一。发病年龄多在中年以上,男性多于女性。血清甲胎蛋白(AFP)及影像学检查可提高早期肝癌的检出率,常见的症状有肝脏迅速增大、肝区疼痛、黄疸、腹水、进行性消瘦等。

(一) 病因

本病病因尚不清楚,与肝癌有关的因素有:乙型与丙型肝炎病毒感染、肝硬化、真菌和黄曲霉毒素、亚硝胺类化合物、华支睾吸虫感染等。

(二) 病理变化

1. **肉眼观** ① 早期肝癌(小肝癌):是指单个瘤体直径在 3 cm 以下或不超过两个瘤结节,其直径的总和在 3 cm 以下的原发性肝癌。癌组织多呈球形或分叶状,与周围组织分界较清楚,切面灰白色,无出血坏死。② 晚期肝癌:肝脏体积明显肿大,重量增加,可达 2 000～3 000 g,大多合并肝硬化,分型如下。巨块型:癌组织形成一个巨大肿块,直径可超过 10 cm,多位于肝右叶(图 5-25),质地较软,中心常有出血坏死,癌体周边常有散在的卫星状癌结节。结节型:最常见,癌结

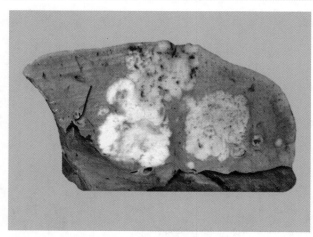

节多个散在,呈圆形、椭圆形,直径由数毫米至数厘米不等,致肝表面呈凹凸不平的结节状。弥漫型:癌组织在肝内弥漫分布,无明显的结节。

2. **光镜下** ① 肝细胞癌:最常见,来源于肝细胞。高分化者癌细胞类似肝细胞。低分化者异型性明显,细胞大小不等,核大,形态不一,可见巨大的癌细胞。可排列成索条状、腺管状、巢状。② 胆管细胞癌:来源于肝内胆管上皮细胞。癌细胞呈腺管状结构,腺腔内可有黏液。③ 混合细胞型肝癌:具有肝细胞癌及胆管细胞癌两种成分。

图 5-25 肝癌(巨块型)

(三) 扩散途径

首先在肝内蔓延和转移,癌细胞常沿门静脉分支播散,在肝内形成多处转移性结节。还可逆行蔓延至肝外门静脉主干,形成较大癌栓,引起门静脉高压。肝外转移常通过淋巴道转移至肝门淋巴结、上腹部淋巴结和腹膜后淋巴结。晚期可通过肝静脉转移到肺、肾上腺、脑及骨等处。

七、宫颈癌

宫颈癌(carcinoma of cervix)是来源于宫颈上皮组织的恶性肿瘤,为女性生殖系统最常见的恶性肿瘤,其发病高峰年龄为 35～55 岁,临床最常见的症状是阴道不规则流血及接触性出血。近年来由于癌前病变和早期癌被及时诊断和治疗,患者生存率明显提高。

(一) 病因

宫颈癌与人类乳头状瘤病毒(HPV)的感染关系密切,可能还与早婚、早育、多产、宫颈裂伤、包皮垢刺激等多种因素有关。

(二) 病理变化

1. **肉眼观** 宫颈鳞状上皮和柱状上皮交界处是发病的高危部位。宫颈浸润癌分为四型:糜烂型、内生浸润型、外生菜花型、溃疡型。

2. **组织学类型**

(1) 鳞状细胞癌:最为常见,约占 90% 以上,包括原位癌、早期浸润癌和浸润癌三种类型。① 原位癌(carcinoma in situ)系由宫颈黏膜上皮非典型增生而来,异型细胞累及上皮全层但未突破基

膜浸润间质。② 早期浸润癌(early invasive carcinoma)指癌细胞突破基膜浸润到黏膜下间质的深度不超过 5 mm,没有血管浸润及淋巴道转移。一般肉眼不能判断,只有在显微镜下才能确诊。③ 浸润癌(invasive carcinoma)指癌组织明显浸润间质超过基膜下 5 mm 者。

(2) 宫颈腺癌:多为腺管状腺癌。本型对化疗、放疗均不敏感,预后较差。

3. 扩散途径

(1) 直接蔓延:肿瘤向上可破坏整段宫颈,但很少侵犯宫体;向下可累及阴道穹窿及阴道壁;向两侧可侵犯双侧阔韧带及盆腔组织;向前侵犯膀胱,向后侵犯直肠常可形成子宫膀胱瘘或子宫直肠瘘。

(2) 淋巴道转移:最为多见。首先转移到宫颈旁淋巴结,进展后可转移到盆腔淋巴结和腹股沟深部淋巴结。

(3) 血道转移:晚期可经血道转移至肺、骨和肝脏等器官。

八、乳腺癌

乳腺癌(carcinoma of breast)是来源于乳腺终末导管和小叶单位上皮的恶性肿瘤(图 5 - 26)。在欧美国家为女性恶性肿瘤的首位,而在我国妇女恶性肿瘤中则居第一位。多见于 45～60 岁的女性,近年来发病趋于年轻化。

(一)病因

本病病因尚未完全阐明,遗传、雌激素持续刺激和乳腺良性上皮增生性病变伴非典型增生均与乳腺癌的发病有关。

(二)病理变化

乳腺癌最常发生在乳腺的外上象限,以单侧多见(图 5 - 26)。肉眼观:肿瘤大小不一,质地较硬,与周围组织分界不清,切面灰白色或灰黄色。常有乳头下陷和橘皮样外观。光镜下主要分为非浸润性癌和浸润性癌两大类。

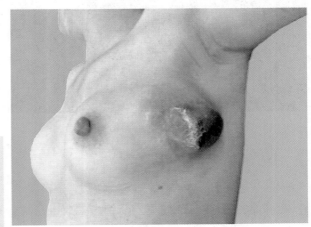

图 5 - 26 乳腺癌

1. 非浸润性癌(又称为原位癌) 包括导管内癌和小叶原位癌,病变的特点是癌细胞局限于导管内或小叶内未突破基膜。部分导管内癌挤压时,由导管内溢出灰黄色粉刺样物质,又称粉刺癌。

2. 浸润性癌 是最常见的乳腺癌,主要包括浸润性导管癌和浸润性小叶癌。① 浸润性导管癌:病变特点是癌细胞破坏乳腺导管基膜,侵及周围间质而呈浸润性生长,癌细胞形态多样,可排列成巢状、条索状、蔟状和小梁状等。② 浸润性小叶癌:病变的特点是癌细胞已破坏增生的小叶内管泡状腺的基膜,并向间质浸润。癌细胞体积较小,呈单个散在分布于纤维结缔组织中,或呈单行条索状排列,癌周间质反应明显。

3. 乳头 Paget 病 是一种特殊类型的乳腺癌(也称湿疹样癌)。发生于乳头附近的大导管,癌细胞沿大导管向乳头或乳晕表皮内浸润。肉眼观:局部皮肤鲜红色,伴脱屑、渗出和结痂,呈湿疹样外观。光镜下:病灶内癌细胞在表皮内散在或小灶状分布,其体积大而胞质丰富淡染,核有明显异形,这种细胞称为 Paget 细胞。

（三）扩散途径

（1）直接蔓延：癌细胞可侵入病变处筋膜、胸大肌、胸小肌和胸壁等。

（2）淋巴道转移：是最常见转移方式，首先转移到同侧腋窝淋巴结，晚期可累及锁骨上、纵隔及对侧腋窝淋巴结。

（3）血道转移：晚期癌细胞可经胸导管或直接侵入乳腺内小静脉转移到肺、骨、肝、脑等组织或器官。

九、葡萄胎

葡萄胎（hydatidiform mole）又称水泡状胎块，是伴有绒毛水肿及不同程度的滋养细胞增生为主的一种良性病变，发病原因未明，可能与卵巢功能失调及某些染色体异常有关，可分为部分性

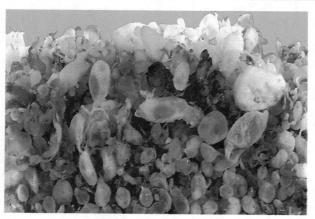

图 5-27　葡萄胎

和完全性葡萄胎两种类型。肉眼观：可见宫腔内局限性大小不等透明或半透明水泡状物，内有清亮液体，形似葡萄（图5-27）。光镜下：绒毛高度水肿；绒毛间质内血管消失；滋养层细胞有不同程度增生。如果全部绒毛均发生上述病变，称为完全性葡萄胎，如果仍有部分绒毛结构正常，则称为部分性葡萄胎。葡萄胎通过清宫绝大多数能治愈。当子宫肌层或血管腔中出现水泡状胎块的绒毛时，称为侵袭性葡萄胎，具有恶性特征，可发生转移。

十、绒毛膜癌

绒毛膜癌（choriocarcinoma）简称绒癌，是来源于妊娠绒毛滋养层上皮细胞的高度侵袭性恶性肿瘤。多发生于青年妇女的子宫，绝大多数与妊娠有关，约50％继发于葡萄胎。早期就可发生血道转移，恶性度极高，但发病机制不详。

肉眼观：肿块呈单个或多结节状，质脆，暗红似血肿。位于子宫的不同部位，多发生于子宫顶部，常浸透子宫壁达浆膜下。光镜下：癌细胞由细胞滋养叶细胞样肿瘤细胞和合体滋养叶细胞样肿瘤细胞两种成分组成，前者细胞界线清楚，胞质丰富，淡染，核圆形，染色质粗，可见巨核及怪核；后者体积大，胞质红染合体状，核大深染，似多核巨细胞，无绒毛结构及血管和间质，常见出血坏死。肿瘤靠侵及邻近组织血管获取营养。

绒癌可直接蔓延侵及子宫体及周围组织引起腹腔大出血。早期经血道转移到肺、脑、肝等部位，也可逆流转移到阴道形成血肿样结节。常见症状有阴道持续不规则流血，子宫增大，血和尿中人绒毛膜促性腺激素（HCG）升高。此外，血道转移部位可引起相应症状。

第六章 缺 氧

导学

1. 掌握 缺氧的概念、类型及各型缺氧血氧变化的特点。
2. 熟悉 缺氧时机体的功能、代谢变化。
3. 了解 影响机体对缺氧耐受性的因素。

当组织和细胞氧供应减少或氧利用障碍时,其功能代谢和形态结构均可发生异常变化,这一病理过程称为缺氧(hypoxia)。缺氧是一种常见的基本病理过程,也是造成细胞损伤的最常见原因。正常机体储存的氧量约为1 500 ml,成人安静状态下需氧量约为250 ml/min。因此,一旦呼吸、心跳停止,数分钟内就可引起患者死亡。

第一节 常用的血氧指标

临床上常用以下血氧指标反映组织供氧和耗氧量的变化。

1. 血氧分压(partial pressure of oxygen,PO_2) 指以物理状态溶解在血液中的氧所产生的张力。正常成人动脉血氧分压(PaO_2)约为100 mmHg,主要取决于吸入气体氧分压和外呼吸功能状态。静脉血氧分压(PvO_2)约为40 mmHg,主要取决于组织摄氧和利用氧的能力,反映内呼吸功能。

2. 血氧容量(oxygen binding capacity) 指100 ml 血液中的血红蛋白(Hb)被氧充分饱和时的最大携氧量。正常值约为8.92 mmol/L,取决于血液中 Hb 的质(与 O_2 结合的能力)和量,反映血液携氧的能力。

3. 血氧含量(oxygen content) 指100 ml 血液实际的带氧量,包括 Hb 实际结合的氧和溶解于血浆中的氧。主要取决于血氧分压和血氧容量。正常动脉血氧含量(CaO_2)约为8.47 mmol/L,静脉血氧含量(CvO_2)约为 6.24 mmol/L。动-静脉血氧含量差正常值为 2.23 mmol/L,其反映组织的摄氧能力。

4. 血氧饱和度(oxygen saturation) 指 Hb 结合氧的饱和程度。正常动脉血氧饱和度(SaO_2)约为95%,静脉血氧饱和度(SvO_2)约为70%。主要取决于血氧分压。可用以下公式表示:

$$血氧饱和度＝(血氧含量－物理溶解的氧量)/血氧容量 \times 100\%$$

氧饱和度与氧分压之间的关系可用氧合血红蛋白解离曲线表示。氧解离曲线大致呈 S 形。红细胞内 2,3-二磷酸甘油酸(2,3-DPG)增多、H^+ 增多、CO_2 增多及血温增高可使 Hb 与 O_2 亲和力降低,以致在相同的氧分压下血氧饱和度降低,氧解离曲线右移;反之则左移(图 6-1)。

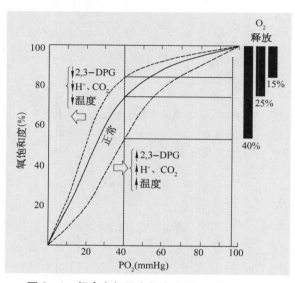

图 6-1　氧合血红蛋白解离曲线及其影响因素

第二节　缺氧的类型、原因和发生机制

机体的组织细胞获得氧和利用氧是个复杂的过程,包括外呼吸、气体运输和内呼吸。此过程中任何一个环节发生障碍都能引起缺氧。根据缺氧的原因和血氧变化特点,一般将缺氧分为四种类型。

一、低张性缺氧

由于氧进入血液不足,使动脉血氧分压降低、组织氧供应不足称为低张性缺氧(hypotonic hypoxia),又称为乏氧性缺氧(anoxic hypoxia)。

(一) 原因与机制

1. 吸入气氧分压过低　多发生于海拔 3 000 m 以上的高原、高空,或通风不良的矿井、坑道,以及吸入低氧混合气体时,因物理溶解于血中的氧减少,导致组织供氧不足而缺氧。此型缺氧也称为大气性缺氧。

2. 外呼吸功能障碍　由于肺的通气功能障碍可引起肺泡气氧分压降低;肺换气功能障碍使经肺泡弥散到血液中的氧减少,又称为呼吸性缺氧。见于呼吸道狭窄或阻塞、胸腔疾病、肺部疾病等。

3. 静脉血分流入动脉　见于右向左分流的先天性心脏病患者,如法洛四联症、心室间隔或心房间隔缺损同时伴有肺动脉高压。此时未经氧合的静脉血可通过室间隔或房间隔缺损直接掺入左心的动脉血中,使动脉血氧分压降低,导致缺氧。

（二）血氧变化特点

由于血液的氧量减少,导致动脉血氧分压降低,这是低张性缺氧的主要特征。随之血氧含量、血氧饱和度均降低;血氧容量一般正常。由于动脉血氧分压降低,使同量血液弥散给组织利用的氧量减少,因此动-静脉血氧含量差减小。慢性缺氧时组织利用氧的能力代偿性增强,动-静脉血氧含量差可无显著变化。

低张性缺氧时,动脉血与静脉血的氧合血红蛋白浓度均降低,毛细血管中氧合血红蛋白减少,脱氧血红蛋白浓度增加,当增加到 50 g/L 以上,可使皮肤与黏膜呈青紫色,称为发绀(cyanosis)。

二、血液性缺氧

由于 Hb 质或量改变,使血液携带氧的能力降低,或 Hb 结合的氧不易释出供组织利用所引起的缺氧称为血液性缺氧(hemic hypoxia)。因动脉血氧分压正常,又称为等张性缺氧(isotonic hypoxia)。

（一）原因与机制

1. 贫血　各种原因引起严重贫血时,Hb 数量减少,血液携氧减少而致组织缺氧。

2. 一氧化碳中毒　Hb 与一氧化碳(CO)结合可形成碳氧血红蛋白(HbCO),CO 与 Hb 的亲和力比 O_2 大 210 倍。当吸入气中有 0.1% 的 CO 时,血液中的 Hb 约有 50% 变为 HbCO,失去携氧能力。同时,当 CO 与 Hb 分子中某个血红素结合后,将增加其余 3 个血红素对氧的亲和力,结合的氧不易释放。此外,CO 还能抑制红细胞内糖酵解,使 2,3-DPG 生成减少,氧离曲线左移,氧合血红蛋白中的氧不易释出,加重组织缺氧。

3. 高铁血红蛋白血症　Hb 中 Fe^{2+} 在氧化剂作用下可氧化成 Fe^{3+},形成高铁血红蛋白,正常成人血液中其仅占血红蛋白总量的 1%～2%。当过氯酸盐、亚硝酸盐及磺胺衍生物等氧化剂中毒时,高铁血红蛋白增多,如超过 10% 可导致缺氧。其机制:① Fe^{3+} 与羟基牢固结合使高铁血红蛋白丧失携带氧的能力。② Hb 分子的 4 个 Fe^{2+} 中有部分被氧化为 Fe^{3+} 后,能使剩余的 Fe^{2+} 与氧的亲和力增高,导致氧离曲线左移,Hb 在组织中释放氧减少。如食用大量含硝酸盐的腌菜后,肠道细菌将硝酸盐还原为亚硝酸盐,吸收后导致高铁血红蛋白血症,称为肠源性发绀。

4. 血红蛋白与氧的亲和力异常增强　某些因素可使血红蛋白与氧的亲和力增强,氧离曲线左移,氧不易释放,出现缺氧。如输入大量库存血时,由于库存血中红细胞的 2,3-DPG 含量低,可使氧合血红蛋白解离曲线左移;输入大量碱性液体,血液 pH 升高也可使 Hb 与 O_2 的亲和力增强。

（二）血氧变化特点

动脉血氧分压及血氧饱和度正常,但因 Hb 数量减少或性质改变,使血氧容量及血氧含量降低。贫血时由于血液流经毛细血管时血氧分压降低较快使氧弥散进入组织减少,导致动-静脉血氧含量差低于正常。贫血患者血液中 Hb 数量减少,故血氧容量及血氧含量均降低。一氧化碳中毒的患者血中 HbCO 增加,血氧含量降低,但血氧容量可正常或降低。Hb 与 O_2 亲和力增强引起的血液性缺氧比较特殊,其动脉血氧容量和氧含量可不降低。

此型缺氧患者皮肤和黏膜的颜色可随病因不同而异,严重贫血患者面色苍白,一氧化碳中毒者皮肤、黏膜呈樱桃红色,高铁血红蛋白血症呈咖啡色或青石板色(类似发绀的颜色)。

三、循环性缺氧

由于组织血流量减少,使组织供氧量不足而引起的缺氧称循环性缺氧(circulatory hypoxia),又称为低动力性缺氧(hypokinetic hypoxia)。

(一)原因与机制

1. 组织缺血 因动脉压降低或动脉阻塞使毛细血管网血液灌注量减少,组织细胞供血不足而引起,此类缺氧可称为缺血性缺氧。见于休克、心力衰竭、动脉粥样硬化、动脉栓塞等。

2. 组织淤血 静脉压升高使血液回流受阻,导致毛细血管淤血,此类缺氧可称为淤血性缺氧。见于右心衰竭、静脉血栓形成、静脉炎等。

(二)血氧变化特点

未累及肺血流的循环性缺氧,动脉血的氧分压、氧含量、氧饱和度和氧容量均正常。因血流缓慢使血液流经毛细血管的时间延长,从单位容量血液弥散入组织的氧量增多,静脉血氧含量降低,故动-静脉氧含量差大于正常。但由于单位时间内流过毛细血管的血量减少,故弥散到组织、细胞的氧量减少,导致组织缺氧。此时毛细血管中平均脱氧血红蛋白可超过 50 g/L,引起发绀。

四、组织性缺氧

由于组织细胞利用氧障碍所引起的缺氧称为组织性缺氧(histogenous hypoxia)。

(一)原因与机制

1. 组织中毒 氰化物、砷化物、硫化物及某些药物可引起中毒性缺氧。如各种氰化物进入人体后可分解出 CN^-,CN^- 迅速与氧化型细胞色素氧化酶的 Fe^{3+} 结合为氰化高铁细胞色素氧化酶,阻止其还原为 Fe^{2+} 的还原型细胞色素氧化酶,以致呼吸链中断,组织细胞利用氧障碍。砷化物如三氧化二砷(砒霜)主要通过抑制细胞色素氧化酶等原因使细胞利用氧障碍。

2. 线粒体损伤 大量放射线照射、细菌毒素、严重缺氧、钙超载等可损伤线粒体结构和抑制其生物氧化功能,引起氧利用障碍。

3. 某些维生素缺乏 维生素 B_1、维生素 B_2、尼克酸和尼克酰胺等是呼吸链中许多脱氢酶的辅酶,这些维生素严重缺乏时可影响氧化磷酸化过程,导致氧利用障碍。

(二)血氧变化特点

动脉血的氧分压、氧容量、氧含量及氧饱和度均正常。由于内呼吸功能障碍使组织细胞不能充分利用氧,故动-静脉血氧含量差小于正常。毛细血管内氧合血红蛋白增加,患者皮肤、黏膜可呈玫瑰红色。

虽然缺氧分为上述四种类型,但临床上常见的缺氧多为两种或多种缺氧类型混合存在。各型缺氧的血氧变化特点见表 6-1。

表6-1 各型缺氧的血氧变化特点

缺氧类型	动脉血氧分压	血氧容量	动脉血氧含量	动脉血氧饱和度	动-静脉氧含量差
低张性缺氧	↓	N	↓	↓	↓或N
血液性缺氧	N	↓或N	↓或N	N	↓
循环性缺氧	N	N	N	N	↑
组织性缺氧	N	N	N	N	↓

注：N 正常；↓ 降低；↑ 升高。

第三节 缺氧时机体的功能和代谢变化

缺氧对机体的影响可因缺氧的原因、速度和机体的反应、代偿程度不同而不同。轻度缺氧时机体发生代偿性反应，严重缺氧而机体代偿不全时，可出现功能代谢障碍，甚至结构破坏。急性缺氧时由于机体来不及代偿而容易发生功能代谢障碍，慢性缺氧时机体的代偿反应和缺氧损伤并存。现以低张性缺氧为例说明缺氧对机体的影响。

（一）组织细胞的变化

1. 代偿性反应

（1）无氧糖酵解增强：缺氧时，ATP 生成减少，ATP/ADP 比值下降，激活磷酸果糖激酶，糖酵解过程加强。此过程在一定程度上可补偿能量的不足。

（2）细胞利用氧的能力增强：慢性缺氧时，细胞内线粒体数目和膜表面积均增加，生物氧化过程相关的酶如琥珀酸脱氢酶、细胞色素氧化酶增加，提高了细胞利用氧的能力。

（3）肌红蛋白增加：慢性缺氧可使肌肉中肌红蛋白含量增多。肌红蛋白和氧的亲和力较 Hb 大，是机体重要的储氧库。当氧分压明显降低时，肌红蛋白可释放出大量的氧供细胞利用。

（4）低代谢状态：缺氧时细胞的耗能过程减弱，如糖和蛋白质合成、离子泵功能等均降低，使细胞处于低代谢状态，有利于缺氧情况下的生存。

2. 损伤性变化

（1）细胞膜的损伤：缺氧时，ATP 生成减少，供给各种"泵"的能量不足；同时由于细胞内乳酸增多，pH 降低，导致细胞膜的通透性增高，离子顺浓度差通过细胞膜可引起：① Na^+ 内流可伴水进入细胞内，导致细胞水肿。② K^+ 外流可发生高钾血症，同时因细胞内缺 K^+ 导致糖、蛋白质合成代谢障碍和酶活性降低。③ Ca^{2+} 内流可引起钙超载及相应的病理变化。

（2）线粒体的损伤：细胞内的氧有 80%～90%在线粒体内用于氧化磷酸化生成 ATP，仅有 10%～20%在线粒体内用于生物合成、转化和降解。轻度缺氧或缺氧早期线粒体呼吸功能代偿性增强；严重缺氧时线粒体内脱氢酶活性降低，使 ATP 生成减少，线粒体可出现肿胀、嵴断裂崩解、外膜破裂等形态学改变。

（3）溶酶体的损伤：严重缺氧时，ATP 减少、细胞内酸中毒、钙超载、自由基大量产生、磷脂酶激活等,使溶酶体膜通透性增高,进而使溶酶体肿胀、破裂,大量溶酶体酶释出,导致细胞及其周围组织溶解、坏死。

(二)呼吸系统的变化

1. 代偿性反应 低张性缺氧时呼吸系统的代偿反应主要表现为呼吸加深加快。当 PaO_2 低于 60 mmHg 时,刺激颈动脉体和主动脉体的外周化学感受器,反射性地引起呼吸加深加快。呼吸运动增强的代偿意义在于:① 增加肺泡通气量和提高肺泡气氧分压,PaO_2 也随之升高。② 扩大肺泡表面积,有利于氧弥散入血,提高 PaO_2。③ 胸廓呼吸运动的增强使胸内负压增大,可促进静脉回流,增加心排血量和肺血流量,有利于氧的摄取和运输。

血液性缺氧、循环性缺氧和组织性缺氧因 PaO_2 不降低,故呼吸系统的代偿不明显。

2. 损伤性变化

(1)中枢性呼吸衰竭:当 $PaO_2 < 30$ mmHg 时,缺氧对呼吸中枢的直接抑制作用超过 PaO_2 降低对外周化学感受器的兴奋作用,导致中枢性呼吸衰竭。

(2)高原肺水肿:是指在进入 4 000 m 以上高原 1~4 日内出现呼吸困难、咳嗽、咳血性泡沫痰、皮肤黏膜发绀、肺部听诊有湿性啰音等。其发生机制尚未完全明了,可能与肺动脉高压及肺微血管壁通透性增高有关。

(三)循环系统的变化

1. 代偿性反应

(1)心排血量增加:急性缺氧引起交感-肾上腺髓质系统兴奋,通过释放儿茶酚胺作用于心脏,使心率加快、心肌收缩性增强;PaO_2 降低引起胸廓呼吸运动增强,可使回心血量增加。以上均可导致心排血量增加,其结果可提高全身组织供氧量,对缺氧有一定的代偿意义。

(2)血流重新分布:急性缺氧时交感神经兴奋,心、脑血管因 β-肾上腺素能受体密度高并受局部组织代谢产物的作用而使血管扩张、血流增加。然而,皮肤和腹腔内脏的血管因 α-肾上腺素能受体密度高而收缩、血流减少。这种血流重新分布有利于保证生命重要器官氧的供应。

(3)肺血管收缩:急性缺氧引起肺血管收缩有利于维持肺泡通气与血流的适当比例,使流经这部分肺泡的血液仍能获得较充分的氧,从而维持较高的 PaO_2。缺氧引起肺血管收缩的机制,可能与缺氧时交感神经兴奋、缩血管物质增多及肺动脉平滑肌细胞 Ca^{2+} 内流增加有关。

(4)毛细血管增生:长期慢性缺氧可促使血管内皮生长因子等基因表达增加,使毛细血管增生,尤其是心、脑和骨骼肌的毛细血管增生更显著。毛细血管密度增加可扩大氧弥散面积、缩短氧弥散距离,增加对细胞的供氧量。

2. 损伤性变化

(1)心肌舒缩功能降低:严重心肌缺氧可引起心肌收缩蛋白破坏、心肌挛缩或断裂及 ATP 生成减少,导致心肌舒缩功能障碍。

(2)心律失常:严重 PaO_2 降低可经颈动脉体反射性地兴奋迷走神经,导致心动过缓。此外,缺氧可使心肌细胞内 K^+ 减少、Na^+ 增多,使静息膜电位降低,心肌兴奋性及自律性增高,传导性降低,引起异位心律或传导阻滞。

(3)肺动脉高压:慢性缺氧使肺小动脉持续收缩,可导致肺动脉高压。由于肺循环阻力增加,右心室后负荷增加,久之可造成肺源性心脏病甚至右心衰竭。

(4)回心血量减少:大量酸性代谢产物堆积直接舒张外周血管,使血液淤积在外周,回心血量减少。以上各种因素均可导致心排血量减少,发生心力衰竭。

(四) 血液系统的变化

1. 代偿性反应

(1) 红细胞及 Hb 增多:急性缺氧时,交感神经兴奋使腹腔内脏血管收缩,肝、脾内的储存血进入体循环,血液红细胞数和 Hb 量增加。慢性缺氧时肾脏产生的促红细胞生成素(erythropoietin, EPO)增加,使骨髓造血功能增强,导致红细胞增多,携氧能力增强。

(2) 氧合血红蛋白解离曲线右移:缺氧时,红细胞内糖酵解增强,使 2,3-DPG 生成增多,且体内发生代谢性酸中毒使 H^+ 增多,均可导致氧离曲线右移,使 Hb 与氧的亲和力降低,易于将结合的氧释出供组织利用。

2. 损伤性变化

血液中红细胞过度增加,可引起血液黏滞度增高,血流阻力增大,心脏后负荷增加。此外,红细胞内 2,3-DPG 过度增加可妨碍血液流经肺部时 Hb 与氧结合,使动脉血氧含量及血氧饱和度明显下降,组织供氧量严重不足。

(五) 中枢神经系统的变化

脑重仅为体重的 2% 左右,而脑血流量约占心排血量的 15%,脑耗氧量约占总耗氧量的 23%。脑内氧贮备极少,脑循环中断 10 秒,贮备的氧即可耗尽,故脑对缺氧十分敏感。脑灰质比脑白质的耗氧量多 5 倍,对缺氧的耐受性更差。缺氧可直接损害中枢神经系统的功能。急性缺氧初期大脑皮质的抑制过程减弱,兴奋过程相对占优势,出现头痛、情绪激动、思维力、记忆力、判断力降低或丧失以及运动不协调等症状。严重缺氧可导致烦躁不安、惊厥、意识障碍等症状。随着缺氧加重或时间延长,皮质由兴奋转为抑制,出现表情淡漠、反应迟钝、昏迷甚至死亡。慢性缺氧可出现易疲劳、嗜睡、注意力不集中及精神抑郁等症状。缺氧致中枢神经系统功能障碍与脑水肿和脑细胞受损有关。

第四节 影响机体对缺氧耐受性的因素

一、代谢耗氧率

当机体的基础代谢率增高或耗氧量增加时,机体对缺氧的耐受性降低。相反,体温降低、神经系统抑制则能降低机体耗氧率使其对缺氧的耐受性升高,故心脏外科手术采用低温麻醉,以延长手术所必需的阻断血流的时间。

二、机体的代偿能力

机体对缺氧的代偿反应存在显著的个体差异。老年人因心肺功能储备降低、骨髓造血干细胞减少、外周血液红细胞数减少、细胞内呼吸酶活性减低等原因,对缺氧的适应能力下降。有心、肺疾病及血液病者对缺氧的耐受性低。机体对缺氧的代偿能力可通过锻炼得到提高,轻度缺氧可调动机体的代偿能力。慢性贫血患者 Hb 即使很低仍能维持正常的生命活动,而急性失血使 Hb 减少到同等程度便可能引起严重的功能代谢障碍。

第七章 发 热

导学

1. 掌握　发热、发热激活物及内生致热原的概念,发热的分期。
2. 熟悉　发热的热代谢特点,发热的原因和体温调节机制。
3. 了解　发热时机体主要代谢与功能变化。

发热(fever)是指在致热原的作用下,体温调节中枢的调定点(set point)上移而引起的调节性体温升高,并超过正常的 0.5℃。发热不是独立的疾病,而是多种疾病的重要病理过程和常见的症状或体征,也是疾病发生的重要信号。体温曲线的变化,对疾病的诊断、评价疗效和估计预后均具有一定的参考价值。

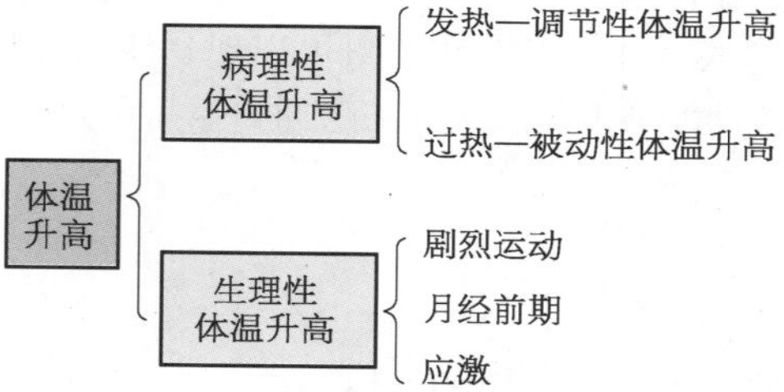

正常成人体温维持在 37℃左右,昼夜上下波动不超过 1℃。体温升高可分为生理性和病理性两种类型,生理性体温升高发生在月经前期、妊娠期、剧烈运动、应激等情况,病理性体温升高又分为发热和过热两种。过热是调定点并未发生移动,而是由于体温调节功能障碍、散热障碍及产热器官功能异常等原因引起的体温升高(图 7-1)。

图 7-1　体温升高的分类

第一节　发热的原因和机制

一、发热激活物

发热的原因很多,来自机体内外的许多因素均可引起发热。凡是能激活体内产内生致热原细胞产生并释放内生致热原的物质,称为发热激活物(pyrogenic activator)。根据发热激活物的来源,可分为两种类型。

（一）外致热原

来自体外的发热激活物称外致热原（exogenous pyrogen），包括各种致病微生物和寄生虫及其产物。

1. **细菌** ① 革兰阴性细菌：是最常见的发热激活物。这类细菌的全菌体、菌壁中所含的肽聚糖，特别是胞壁中的内毒素（endotoxin，ET）是主要的致热成分。ET 的活性成分是脂多糖（lipopolysaccharide，LPS）。ET 的特点是耐热性强，干热 $160\,℃/2\ h$ 才能灭活，是血液制品和输液过程中的主要污染物。常见的致热菌群是大肠杆菌、伤寒杆菌、淋球菌、脑膜炎球菌、志贺菌等。② 革兰阳性细菌：也是常见的发热激活物。这类细菌的全菌体、菌体碎片和释放的外毒素（exotoxin）均有较强的致热性，主要致热菌群是葡萄球菌、链球菌、肺炎球菌、白喉杆菌等。

2. **病毒** 全病毒体和所含的血凝素均有致热作用，见于流感、麻疹、柯萨奇、冠状等病毒。

3. **真菌** 全菌体及菌体内所含的荚膜多糖和蛋白质具有致热性，见于白色念珠菌、新型隐球菌等。

4. **螺旋体** 其裂解产物和外毒素有致热作用，常见于钩端螺旋体、回归热螺旋体、梅毒螺旋体等。

5. **疟原虫** 疟原虫感染人体后，其潜隐子进入红细胞发育成裂殖子，使红细胞发生破裂，释放裂殖子及代谢产物疟色素入血引起发热。

（二）体内产物

1. **抗原抗体复合物** 某些自身免疫性疾病因循环血液中持续存在抗原抗体复合物而有顽固性发热，如类风湿关节炎、系统性红斑狼疮。

2. **类固醇** 体内某些类固醇有致热作用，如睾丸酮的中间代谢产物本胆烷醇酮，在某些周期性发热患者的血浆中浓度升高。

3. **细胞损伤和坏死产物** 大面积烧伤、严重创伤、大手术、梗死、物理化学作用所致的组织细胞坏死后，其蛋白质分解产物可作为发热激活物引起发热。

4. **其他** 如尿酸结晶和硅酸结晶等可激活机体细胞产生并释放内生致热原。

二、内生致热原

内生致热原（endogenous pyrogen，EP）是指在发热激活物作用下，体内产 EP 细胞被激活，产生并释放的能引起体温升高的物质。

（一）内生致热原的种类

1. **白细胞介素-1（interleukin-1，IL-1）** 致热性强，给动物静脉注射即可引起发热，对体温调节中枢的活动有明显的影响。IL-1 受体广泛存在于脑内，受体密度最大的区域靠近体温调节中枢的下丘脑外侧。

2. **肿瘤坏死因子（tumor necrosis factor，TNF）** 致热性强，给动物脑室内注射可引起明显的发热。TNF 具有许多 IL-1 相类似的生物学活性，给动物静脉注射 IL-1 和 TNF，小剂量引起单相热；大剂量引起双相热。IL-1 和 TNF 不耐热（$70\,℃/30\ min$ 即可灭活），且反复注射不产生耐受。

3. **白细胞介素-6（interleukin-6，IL-6）** 能引起各种动物的发热反应，但致热作用弱于 IL-1 和 TNF。静脉或脑室内注射 IL-6 可引起动物体温明显升高。

4. **干扰素（interferon，IFN）** 与发热有关的是 IFNα 和 IFNγ，可引起人和动物发热，IFN 可能是病毒感染引起发热的重要 EP。反复注射 IFN 可产生耐受性,其不耐热(60℃/40 min 即可灭活)。

此外,近年来的研究发现,巨噬细胞炎症蛋白-1、睫状神经营养因子、IL-2、IL-8、内皮素等也与发热有一定的关系,但还缺乏较系统的研究。

(二) 内生致热原的产生与释放

EP 的产生和释放是一个复杂的细胞信号转导和基因表达调控的过程,能产生 EP 的细胞包括单核细胞、巨噬细胞、内皮细胞、淋巴细胞、肝星状细胞及肿瘤细胞等。当 EP 细胞与发热激活物结合后即被激活,从而启动 EP 的合成并释放入血。经典的发热激活物激活产 EP 细胞的途径有两条:Toll 样受体(Toll like receptor, TLR)介导和 T 细胞受体(T cell receptor, TCR)介导的细胞活化。

三、发热时的体温调节机制

(一) 体温调节中枢

发热的体温调节中枢可能由正调节中枢和负调节中枢两部分组成。正调节中枢位于视前区-下丘脑前部(preoptic anterior hypothalamus, POAH),该区含有温度敏感神经元,对来自外周和深部的温度信息起整合作用。负调节中枢位于中杏仁核、腹中隔和弓状核,对发热时的体温产生负向影响。当致热信号传入体温调节中枢后,引起中枢调节介质释放,启动体温正负调节机制,一方面通过正调节介质使体温上升,另一方面通过负调节介质限制体温过度升高。正、负调节相互作用的结果决定调定点上移的水平及发热的幅度和时间等过程。

(二) 内生致热原传入中枢的途径

EP 可能通过以下三条途径进入脑内,到达体温调节中枢引起发热。

1. 通过血脑屏障转运入脑 这是一种较直接的信号传递方式。临床上慢性感染、损伤性病变、颅脑炎症等引起血脑屏障通透性增高时,EP 主要通过此途径进入脑内。在血脑屏障的毛细血管床部位分别存在有 IL-1、IL-6、TNF 的可饱和转运机制,推测其可将相应的 EP 特异性地转运入脑。

2. 通过终板血管器 终板血管器(organum vasculosum laminae terminalis, OVLT)位于视上隐窝上方,紧靠 POAH,是血脑屏障的薄弱部位。该处存在有孔毛细血管,对大分子物质有较高的通透性,EP 可能主要由此进入脑。

3. 通过迷走神经发送信号 细胞因子可刺激肝巨噬细胞周围的迷走神经将致热信号传入中枢。实验表明,切断膈下迷走神经或迷走神经肝支后,注射 IL-1 和 LPS 不再引起发热,该途径有待进一步研究。

(三) 发热的中枢调节介质

研究证明,EP 无论以何种方式进入脑内,它们仍然不是引起调定点上移的最终物质。EP 可能首先作用于体温调节中枢,引起中枢发热介质释放,然后使调定点改变。发热的中枢介质可分为两种类型:正调节介质和负调节介质。

1. 正调节介质 这类介质在脑组织中含量增加时使体温升高。

(1) 前列腺素 E(prostaglandin E, PGE):研究表明,PGE 是重要的中枢发热介质。将 PGE 注射到动物的脑室内,可引起明显的发热反应,体温升高的潜伏期比 EP 短;在 EP 诱导发热的动物,其脑脊液中 PGE 水平也明显升高。PGE 的前体花生四烯酸可能也是发热介质。阻断 PGE 合成的药物如阿司匹林、布洛芬等有解热效应。

（2）Na^+/Ca^{2+} 比值：实验表明，Na^+/Ca^{2+} 比值增高在发热机制中可能担负着重要的中介作用。例如，给动物脑室内注射 Na^+ 使体温很快升高，注射 Ca^{2+} 则使体温很快下降。进一步的研究表明，Na^+/Ca^{2+} 比值升高是先使 cAMP 含量升高，再引起调定点上移而致体温升高。

（3）环磷酸腺苷（cAMP）：许多研究提出 cAMP 可能是更接近终末环节的中枢发热介质，是脑内多种介质的第二信使。例如，外源性 cAMP 注入动物脑室内能引起发热，潜伏期短于 EP 所致的发热；在 EP 以及 PGE 诱导的发热期间，动物脑脊液中的 cAMP 均明显增高，说明 PGE 也是通过使 cAMP 升高后引起发热。

（4）促肾上腺皮质激素释放激素（corticotrophin releasing hormone, CRH）：研究表明，CRH 也是发热的中枢正调节介质，IL-1、IL-6 等均刺激下丘脑释放 CRH。向中枢注入 CRH 可使动物脑温和结肠温度明显升高。

（5）一氧化氮（nitric oxide, NO）：研究发现，NO 通过作用于 POAH 和终板血管器，介导体温上升；通过刺激棕色脂肪组织的代谢活动导致产热增加；NO 亦能抑制发热的中枢负调节介质的合成与释放。

2. **负调节介质** 临床和实验资料表明，发热时体温升高极少超过 41℃，即使大大增加致热原的剂量也难超过此界限。这种发热时体温上升的高度被限制在一特定范围以下的现象称为热限（febrile ceiling）。体内存在对抗体温升高或降低体温的物质，称为体温的负调节介质。这是机体的自我保护功能和自稳调节机制，具有重要意义。

（1）精氨酸加压素（arginine vasopressin, AVP）：即抗利尿激素。实验研究证明，AVP 具有加强散热、减少产热，从而影响调定点的作用。

（2）黑素细胞刺激素（α-melanocyte-stimulating hormone, α-MSH）：具有极强的限制发热的作用。实验表明，α-MSH 的限制发热作用与其增强散热有关。

（3）膜联蛋白 A1（annexin A1）：又称脂皮质蛋白-1（lipocortin-1）。实验观察到，向大鼠中枢内注射脂皮质蛋白-1，可明显抑制 IL-1、IL-6、IL-8、CRH 诱导的发热反应。

（四）体温调节方式

根据体温调定点理论，体温调节机制围绕着调定点来调控体温。当体温偏离调定点时，通过机体的调控，最终把中心温度维持在与调定点相适应的水平。

正常时，体温中枢的调定点在 37℃ 左右。在致热原的作用下，调定点上移引起发热。发热过程可分为四个基本环节：第一环节是发热激活物作用于体内产 EP 细胞，使之产生和释放 EP。第二环节是 EP 经血液循环通过三个途径进入脑内，到达 POAH 附近，引起中枢释放正调节介质。第三环节是中枢调节。正调节介质产生一系列细胞信号作用于相应神经元，使调定点上移。同时，负调节中枢也被激活，产生负调节介质，从而限制调定点过度上移和体温过度升高。正、负调节相互作用的结果决定体温上升的水平。第四环节是效应部分。由于调定点高于中心体温，体温调节中枢对产热和散热进行调整（骨骼肌紧张产生寒战使产热增加；皮肤血管和竖毛肌收缩，使散热减少），从而使体温上升到与新的调定点相适应的水平，引起发热（图 7-2）。发热持续一定时间后，随着激活物被控制或消失，EP 和增多的介质被消除或者降解，调定点恢复到正常水平，体温也相应地下降至正常。

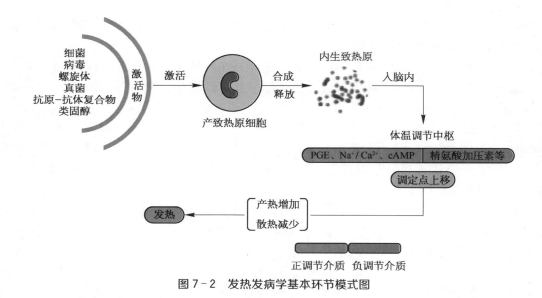

图 7-2　发热发病学基本环节模式图

第二节　发热的分期

发热大致可分为三期,每期都有不同的热代谢特点及临床表现。

一、体温上升期

发热初期,体温随调定点上移而升高,可骤升也可缓升,称为体温上升期,此期热代谢特点是产热增多、散热减少、体温上升。因调定点上移,原来正常的体温成为"冷刺激",中枢对"冷"信号做出反应,发出升温指令到达散热中枢,通过交感神经传出冲动使皮肤血管收缩、血流减少引起皮肤温度降低、颜色苍白;皮肤竖毛肌收缩,出现"鸡皮疙瘩",散热因此减少;同时下丘脑发出冲动到达产热中枢,引起骨骼肌不随意的节律性收缩,临床表现为寒战。此时骨骼肌代谢可比正常时增加4~5倍,产热因此增加。

二、高热持续期

体温上升到与新调定点水平相适应的高度便不再上升,而波动于较高的水平上,称为高温持续期或热稽留期,本期热代谢特点是产热与散热在较高水平上保持相对平衡。此期寒战停止并开始出现散热反应,皮肤血管由收缩转为舒张,同时血温上升也有舒血管作用,使皮肤血流增多,颜色发红;皮肤散热增加,水分蒸发较多,皮肤和口唇干燥。皮肤温度增高,刺激热感受器将信息传入中枢,故产生酷热感。

三、体温下降期

发热激活物、EP 及中枢发热介质被清除,上升的体温调定点回降到正常水平,机体出现明显散热反应,称为体温下降期(退热期)。由于中心温度高于调定点水平,下丘脑发出降温指令,引起皮肤血管舒张,大量出汗。此期热代谢的特点是散热增强、产热减少,使体温下降,逐渐恢复到与正常调定点相适应的水平。高热骤退因大量出汗可造成脱水,甚至发生休克。

第三节　发热时机体主要代谢与功能变化

一、代谢变化

体温每升高 1℃,基础代谢率提高 13%。糖、蛋白质、脂肪代谢均加强,表现为三大物质的分解代谢增加、合成代谢减弱。① 糖分解代谢增加、糖酵解加强、糖原储备减少、乳酸生成增加,患者有肌肉酸痛和疲乏感。② 蛋白质分解加强,其分解产物尿素氮可比正常人增加 2~3 倍,若未及时补充足够的蛋白质,可发生负氮平衡。③ 脂肪分解明显增强,由于发热患者食欲差,使营养摄入不足,加上糖原储备减少,导致机体动员脂肪储备。同时,交感-肾上腺髓质系统兴奋性增高,脂解激素分泌增加,也使脂肪分解增多。

发热时,在体温上升期,因肾血流量减少,使尿量明显减少;高热持续期皮肤和呼吸道水分蒸发增多可导致水的丢失增加;在体温下降期因尿量恢复和大量出汗,严重时可引起脱水。此外,发热时维生素的分解与消耗也增多。

由于发热时发生上述代谢变化,因此发热患者尤其是长期发热的患者,可发生糖、脂肪、蛋白质、维生素、水、电解质等营养物质缺乏,使机体消瘦、体重下降。

二、功能变化

(一) 中枢神经系统的变化

发热时中枢神经系统发生不同程度的功能障碍,患者多有头痛。高热(40~41℃)时,可出现烦躁、谵妄、幻觉,或淡漠、嗜睡。小儿在高热时可发生热惊厥,表现为全身肌肉抽搐,这可能与小儿中枢神经系统发育尚未成熟有关。

(二) 循环系统功能的变化

发热时心率加快,体温每上升 1℃,心率约增加 18 次/分,儿童可增加得更多。这主要是由于血温升高刺激窦房结及交感神经兴奋所致,代谢增强、耗氧量和二氧化碳生成量增加也与心率加快有关。心率过快和心肌收缩力增强会加重心脏负担,对有心功能障碍或潜在病变患者,会诱发心力衰竭。在寒战时,心率加快和外周血管收缩可使血压轻度升高。在高热持续期和体温下降期可因外周血管扩张使血压轻度下降。少数患者因大汗淋漓而发生循环血量不足,甚至循环衰竭。

(三) 呼吸功能的变化

血温升高可刺激呼吸中枢并提高其对 CO_2 的敏感性,再加上代谢加强使 CO_2 生成增多和酸性代谢产物增加,均能加深加快呼吸,从而使更多的热量从呼吸道散发。

（四）消化功能的变化

发热时消化功能降低,消化液分泌减少、消化酶活性降低、胃肠蠕动减弱,出现食欲减退、口腔黏膜干燥、恶心呕吐、腹胀、便秘等临床症状。

（五）免疫系统变化

一定程度的发热可增强机体抵抗力,增强免疫细胞功能,灭活致病微生物、杀灭肿瘤细胞,但持续高热可降低细胞免疫功能。

第八章 休 克

导学

1. 掌握 休克的概念、分期、各期微循环变化特点及发生机制。
2. 熟悉 休克的病因、起始环节、休克时细胞的代谢改变和结构损害。
3. 了解 休克时器官功能障碍和衰竭。

休克(shock)是机体在各种强烈有害因子作用下,发生以组织微循环灌流量急剧减少为主要特征的急性血液循环障碍,由此导致细胞和各重要器官功能代谢紊乱和结构损害的一种全身性病理过程。休克涉及临床各科,是严重威胁患者生命的危重病症,其主要表现为面色苍白、皮肤湿冷、血压下降、心率加快、脉搏细速、尿量减少、烦躁不安或表情淡漠甚至昏迷等。人类对休克的研究已有约300年历史,经历了从现象到本质的认识过程。现已发现,多种病因、多个发病环节、多种体液因子参与了休克的发生和发展。

第一节 休克的病因与分类

一、休克的病因

1. **失血与失液** 大量失血可引起失血性休克(hemorrhagic shock),常见于外伤出血、消化道出血(胃溃疡出血、食管静脉曲张出血等)、产后大出血、动脉瘤破裂等。快速失血超过总血量的20%,即可引起休克;失血量超过总血量的50%常迅速导致死亡。剧烈呕吐、腹泻、大量出汗等可导致大量体液丢失,引起血容量与有效循环血量锐减而发生休克。

2. **烧伤** 大面积烧伤可引起烧伤性休克(burn shock),早期多由疼痛及大量血浆渗出导致有效循环血量减少而引起休克,晚期因继发感染而发展为感染性休克。

3. **创伤** 由于各种严重的创伤,机体可因失血和剧烈疼痛刺激导致创伤性休克(traumatic shock),尤其是在战争时期和自然灾害、突发事故中多见,如骨折、大手术等。

4. **感染** 细菌、病毒、立克次体等引起的严重感染,特别是革兰阴性细菌感染常可引起感染性休克(infectious shock)。其中,细菌内毒素中的有效成分脂多糖(LPS)和其他毒素起重要作用。感染性休克常伴有败血症,故又称败血症休克(septic shock)。

5. 过敏　注射某些药物(如青霉素)、血清制剂或疫苗时可致过敏体质的人发生过敏性休克(anaphylactic shock),属Ⅰ型超敏反应,因组胺、缓激肽大量释放入血,造成外周血管舒张,血管床容量增大,毛细血管通透性增加,导致有效循环血量减少而致休克。

6. 心脏与大血管严重病变　常见于大面积心肌梗死、心包填塞、急性心肌炎、肺动脉栓塞及严重的心律紊乱(房颤与室颤),因心排血量急剧减少,有效循环血量和灌流量显著下降而导致休克。

7. 强烈神经刺激　常见于剧烈疼痛、高位脊髓麻醉或损伤等引起血管运动中枢抑制,血管床容积增大,总外周阻力降低,回心血量减少,血压下降而致神经源性休克(neurogenic shock)。

二、休克的分类

(一)按病因分类

按病因分类分为失血性休克、失液性休克、烧伤性休克、创伤性休克、感染性休克、过敏性休克、心源性休克和神经源性休克等。

(二)按休克发生的起始环节分类

虽然休克病因不同,但通过血容量减少、心排血量急剧降低和外周血管容量扩大这三个起始环节,引起有效循环血量减少、组织灌流量不足是休克发生的共同基础,故休克可分为:

1. 低血容量性休克(hypovolemic shock)　是失血、失液因素所致休克的起始环节。急性大出血或大量液体丢失,将造成血容量急剧减少而导致休克。

2. 心源性休克(cardiogenic shock)　多数由原发性心肌损伤(如梗死)引起,也可由室性心律失常、心脏受压(心包填塞)、心脏输出道阻塞(肺动脉阻塞)等原因引起。由于心排血量急剧减少导致组织有效灌流量严重不足而致休克。

3. 血管源性休克(vasogenic shock)　由于外周血管容量扩大,大量血液淤滞在微循环中,引起有效循环血量减少而导致的休克称为血管源性休克。过敏性、感染性及神经源性休克均属此类休克。

(三)按血流动力学变化的特点分类

1. 低排高阻型休克　是临床最常见的类型,其特点是心排血量降低而外周血管阻力高。由于皮肤血管收缩,皮肤温度降低,又称"冷休克"。失血失液性、心源性、创伤性和大多数感染性休克属此类型。

2. 高排低阻型休克　较为少见。其特征是外周血管阻力低,心排血量高。由于皮肤血管扩张,血流量增多,皮肤温度可增高,故亦称"暖休克"。部分感染性休克属此型。

3. 低排低阻型休克　血流动力学特点是心排血量降低,总外周阻力也降低,故血压明显降低,实际上是失代偿的表现,见于各型休克晚期。

第二节 | 休克分期与发生机制

尽管各类休克发生的起始环节不同,但微循环障碍是各类休克发生的共同发病环节,其特征是体内重要器官微循环处于低灌注状态。以典型的失血性休克为例,说明休克时血流动力学和微循环的改变,其过程大致可分为三期。

一、休克早期

休克早期也称为休克代偿期、微循环缺血期。

(一)微循环变化的特点

此期微循环变化的特点是缺血。微循环血管持续收缩痉挛,其中微动脉、后微动脉和毛细血管前括约肌收缩更显著,使毛细血管前阻力增加,真毛细血管网血流量减少,血流速度显著减慢。血液限于直捷通路和开放的动-静脉吻合支回流;微循环出现少灌少流、灌少于流或无灌的现象;组织呈缺血缺氧状态(图 8 - 1B)。

(二)微循环变化的机制

1. 儿茶酚胺大量释放　交感-肾上腺髓质系统强烈兴奋,使儿茶酚胺大量释放入血,是引起微循环血管持续痉挛的始动因素。休克时血中儿茶酚胺含量比正常高数十倍甚至几百倍,儿茶酚胺可刺激 α 受体导致皮肤、内脏血管持续痉挛收缩,也可刺激 β 受体引起动-静脉吻合支开放。不同的致休克原因可通过不同的机制引起交感-肾上腺髓质系统兴奋,如创伤时的疼痛和失血可刺激交感-肾上腺髓质系统兴奋;血容量减少和心功能降低可通过窦弓反射引起交感-肾上腺髓质系统兴奋;感染时的内毒素可直接刺激交感-肾上腺髓质系统兴奋。

2. 其他体液因子的释放　低血容量、交感神经兴奋和儿茶酚胺大量释放,可刺激机体产生较多体液因子,如血栓素 A_2(TXA_2)、血管紧张素 II、加压素、内皮素等,都有缩血管作用。

(三)微循环变化的代偿意义

休克早期的微循环变化对机体有一定的代偿意义。

1. 保证心脑重要器官的血液供应　不同器官的血管对儿茶酚胺反应不同:皮肤、腹腔内脏血管的 α 受体密度较高,对儿茶酚胺的敏感性高,收缩明显;而脑血管交感缩血管纤维分布较稀少,α 受体密度低,故无明显改变;冠状动脉虽有 α 及 β 受体双重支配,但以 β 受体为主,且交感神经兴奋时心脏活动增强,代谢产物中扩血管物质增多,故冠状动脉可扩张。在全身循环血量减少的情况下,微循环反应的不均一性,使血液重新分布,保证了重要生命器官心脑的血液供应。

2. 动脉血压的维持　本期动脉血压可不降低,或略有下降,其机制主要如下。

(1) 回心血量增加:儿茶酚胺等缩血管物质使微静脉、小静脉及肝脾等储血库收缩,回心血量得以快速增加,此为"自身输血"作用;微循环灌流量不足,毛细血管中流体静压下降,使组织液进入血管,增加血浆容量,起到"自身输液"的作用;肾素-血管紧张素-醛固酮系统的激活,使肾小管对水钠重吸收增加,有助于血容量的恢复。

(2) 心排血量增加:交感神经兴奋、儿茶酚胺释放增多和静脉回流量增加,可使心率加快,心肌收缩力增强(心源性休克除外),心排血量增加。

(3) 外周阻力增高:由许多器官内小动脉、微动脉收缩所致。

通过上述各种途径的代偿,休克早期动脉血压能保持相对恒定,心脑血液供应基本得到保证。

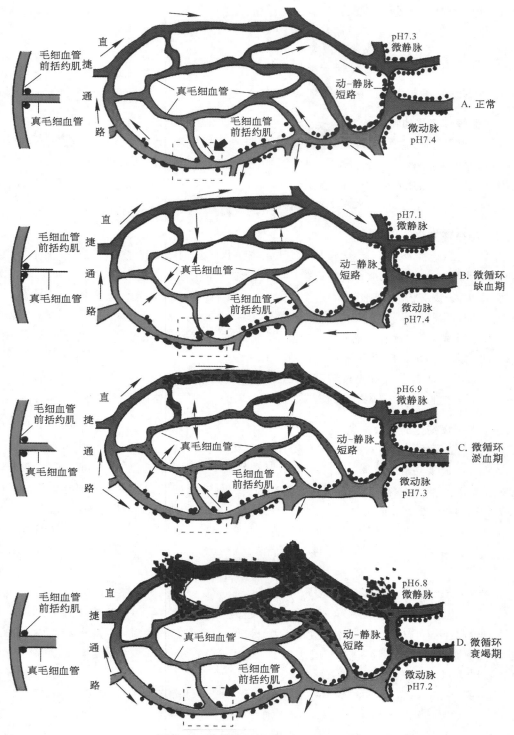

图 8-1 休克各期微循环变化模式图

左侧小图为右图中方框部分的放大

（四）主要临床表现

面色苍白,四肢厥冷,心率加快,脉搏细速,少尿或无尿,烦躁不安,血压可在正常范围内,但脉压差明显减小(图8-2)。脉压差减小比血压下降更具早期诊断意义。

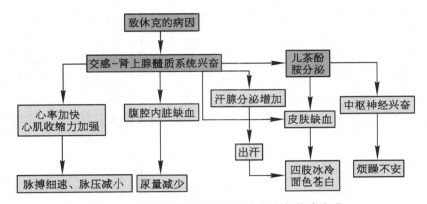

图8-2　休克早期病理生理变化机制与临床表现

此期机体进行积极的代偿反应,如能及时消除引起休克的原因、补充血容量、解除微循环障碍,可防止休克进一步发展。如未能得到及时治疗,病情可继续发展进入休克期。

二、休克期

休克期也称为休克中期、可逆性失代偿期、休克进展期、微循环淤血期。

（一）微循环变化的特点

此期微循环变化的特点是淤血。微循环缺血缺氧持续一段时间后,微循环血管痉挛减轻甚至转为舒张,血液由弛张的毛细血管前括约肌大量涌入毛细血管内。而微静脉端因血细胞嵌塞、血流缓慢和血黏度增加,使血液的流出道阻力增加,毛细血管后阻力大于前阻力,微循环出现灌入多流出少、灌大于流的现象,大量血液淤滞在毛细血管内,组织处于严重的淤血性缺氧状态中(图8-1C)。

（二）微循环变化的机制

1. 酸中毒　微循环持续性缺血缺氧,使局部组织内酸性代谢产物增多,引起代谢性酸中毒。在酸性环境下,微循环各部分对儿茶酚胺的反应性降低,发生松弛、舒张。

2. 局部扩血管物质增多　长时间组织缺血缺氧使局部扩血管的代谢产物增多,如肥大细胞释放组胺增多,血管内皮受损致激肽类物质生成增加,ATP的分解产物腺苷增多,以及细胞分解时释出的 K^+ 增多等等,均可引起血管扩张。

3. 血流动力学改变　休克期微循环中血液流速明显降低,白细胞滚动、贴壁、黏附于内皮细胞,并嵌塞于毛细血管内,使血流受阻。这种黏附是通过黏附分子介导的,黏附和激活的白细胞通过释放氧自由基和溶酶体酶,导致内皮细胞和组织损伤。组胺使血管通透性增加,血浆外渗,血浆黏度增高。红细胞和血小板聚集,使血细胞比容增大等,都使微循环血流进一步变慢,血液淤滞及泥化。

4. 内毒素的作用　除感染性休克时机体存在内毒素外,其他类型休克时肠道内细菌及其产生的内毒素,也可通过缺血损伤的肠黏膜吸收入血。内毒素可与血液中的白细胞发生反应,导致多肽类物质生成增多,使血管扩张。

（三）微循环变化的后果

此期微循环血管床大量开放,血液淤滞在皮肤和内脏毛细血管中,毛细血管内流体静压升高,"自身输血""自身输液"作用停止。淤血导致有效循环血量锐减,回心血量减少,心排血量和血压进行性下降,组织中血液灌流量进一步降低。交感-肾上腺髓质系统的持续兴奋更加重了组织灌流量的减少,组织缺氧更趋严重,形成恶性循环。由于组胺及缓激肽的作用,使毛细血管通透性增高,促进血浆外渗,引起血液浓缩,黏滞度升高,加重了恶性循环。

此期微血管反应性低下,丧失参与血流调节的能力,促使整个心血管系统功能恶化,机体由代偿逐渐转向失代偿。

（四）主要临床表现

血压进行性下降,心搏无力,心音低钝,神志淡漠甚至昏迷,少尿或无尿,皮肤出现花斑或发绀。本期尽管已失代偿,但如积极救治仍可使病情逆转。但若持续时间过长,则可发展为不可逆的改变。

三、休克晚期

休克晚期也称为休克不可逆期、休克难治期、微循环凝血期。

（一）微循环变化的特点

此期微循环变化的特点是微血栓形成。微循环淤滞更加严重,微血管平滑肌呈麻痹性扩张,对任何血管活性物质失去反应,微循环血流停止,不灌不流,血液进一步浓缩,凝固性增高,可诱发弥散性血管内凝血(disseminated intravascular coagulation, DIC)(图 8-1D),并继发纤溶系统活性亢进而导致出血。组织细胞处于更加严重的缺血缺氧状态,可发生变性、坏死。

（二）微循环变化的机制

休克晚期,微循环内血液凝固性增高,可发生 DIC。不同类型的休克,DIC 形成的早晚不一。如严重感染性休克,细菌内毒素可通过不同途径促使 DIC 早期发生;严重创伤时组织因子大量释放,也可在早期发生 DIC。但并非所有休克患者都一定发生 DIC。休克晚期发生 DIC 主要与下列因素有关。① 血流动力学改变:微循环淤血不断加重,血液浓缩,血浆黏度及血细胞比容均增大,纤维蛋白原浓度增加,血小板和红细胞较易于聚集,血液处于高凝状态。② 凝血系统的启动:创伤、烧伤、大手术、严重缺氧、酸中毒或内毒素等常导致大量组织破坏,血管内皮细胞损伤,从而启动外源性和内源性凝血系统。③ TXA_2-PGI_2 平衡失调:组织缺氧及感染等因素可促使血小板合成 TXA_2 增多;血管内皮细胞损伤使 PGI_2 生成减少,使 TXA_2-PGI_2 平衡失调,促进血小板聚集。

（三）微循环变化的后果

休克一旦并发 DIC,对微循环和各器官功能产生严重影响:① 微血管阻塞,回心血量锐减。② 凝血物质消耗及继发纤溶活性增高等因素易引起出血,使循环血量进一步减少。③ 纤维蛋白(原)降解产物和某些补体成分可增加血管壁通透性,加重微血管功能紊乱。④ 缺氧、酸中毒不断加重,许多酶系统活性降低或丧失,并可使细胞内溶酶体膜破裂释出溶酶体酶,引起细胞损伤。

在休克晚期,由于肠道严重缺血缺氧,屏障和免疫功能降低,肠道细菌和内毒素入血,作用于单核-巨噬细胞系统,使促炎介质和抗炎介质过度表达、平衡失调及泛滥入血,可导致全身炎症反应综合征(systemic inflammatory response syndrome, SIRS)和代偿性抗炎反应综合征(compensatory anti-inflammatory response syndrome, CARS),从而引起重要器官功能衰竭,甚至发生多系统器官功能障碍综合征(multiple organ dysfunction syndrome, MODS),给治疗造成极大的困难。

(四) 主要临床表现

血压进一步下降,甚至无法测出,使用升压药难以恢复;脉搏细弱而频数,中心静脉压降低,静脉塌陷,出现循环衰竭;有时即使大量输血和补液使血压回升,仍不能恢复毛细血管血流,称为无复流(no-reflow)现象;重要生命器官如心、脑、肺、肾、肝、肠等出现严重的功能障碍或衰竭,可导致患者死亡(图 8-3)。

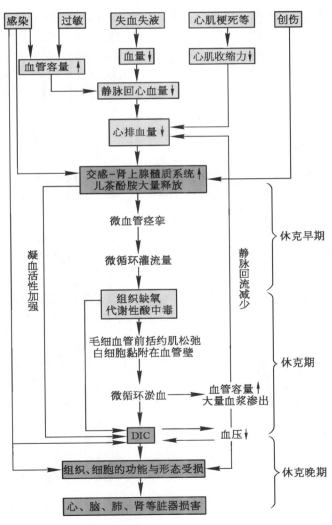

图 8-3　休克发病机制示意图

第三节 休克时细胞代谢改变和结构损害

研究发现,休克时的细胞损伤除继发于微循环障碍外,也可由休克的原始动因直接损伤引起,且细胞损伤又是引起器官结构损害和功能障碍的基础,因此提出了休克发生的细胞机制和休克细胞(shock cell)的概念。

一、细胞代谢改变

1. 物质代谢变化 休克时的严重微循环障碍导致组织低灌流和细胞供氧减少,使葡萄糖有氧氧化受阻,无氧糖酵解过程显著增强;脂肪和蛋白质分解代谢增强,合成代谢减少。

2. 酸中毒 细胞无氧糖酵解增强使乳酸生成显著增多;肝脏因缺氧而不能充分摄取乳酸并经过糖异生作用转化为葡萄糖,导致乳酸的堆积;肾排泄功能降低使代谢产物不能及时清除,因此发生代谢性酸中毒。酸中毒时,H^+ 和 Ca^{2+} 竞争引起心肌收缩力下降,心排血量减少;酸性环境还可使血管平滑肌对儿茶酚胺的反应性降低,外周阻力降低,使血压不易回升;酸中毒还可导致和加重高钾血症,加重休克时微循环障碍和器官功能障碍。

二、细胞结构损害

1. 细胞膜的变化 细胞膜是休克时最早发生损伤的部位。缺氧、ATP 减少、酸中毒、高血钾、自由基引起膜的脂质过氧化、炎症介质和细胞因子等都会导致细胞膜的损伤,出现离子泵功能障碍,水、Na^+ 和 Ca^{2+} 内流,细胞内水肿,跨膜电位明显下降。

2. 线粒体的变化 休克初起时线粒体仅发生功能降低,ATP 合成减少。休克后期线粒体可发生不同程度的肿胀、嵴断裂及线粒体膜破裂等形态改变。线粒体损伤导致呼吸链功能障碍,通过氧化磷酸化产生的能量物质进一步减少。

3. 溶酶体的变化 缺氧及酸中毒可使溶酶体肿胀或空泡形成,最终溶酶体膜破裂,溶酶体酶释放。溶酶体酶可引起细胞自溶;激活激肽系统,形成心肌抑制因子等。溶酶体的非酶性成分可引起肥大细胞脱颗粒,释放组胺。

4. 细胞死亡 休克时细胞损伤最终可导致细胞死亡,其主要形式是坏死。但近年的研究表明,血管内皮细胞、单核巨噬细胞、中性粒细胞、淋巴细胞及各脏器的实质细胞均可发生凋亡,此常由炎症介质、细胞因子及氧自由基损伤作用所致。

第四节 | 休克时器官功能障碍和衰竭

一、休克时重要器官功能障碍

1. **肺功能障碍** 休克时呼吸功能障碍发生率可高达83%～100%。肺功能障碍较轻者称为急性肺损伤(acute lung injury, ALI),病情恶化可表现为急性呼吸窘迫综合征(acute respiratory distress syndrome, ARDS)。ALI和ARDS两者仅为程度上的差别,所有的ARDS都有ALI,但并非所有的ALI都发展成ARDS。

ARDS是以进行性呼吸窘迫、进行性低氧血症、发绀、肺水肿和肺顺应性降低为特征的急性呼吸衰竭。肺部主要病理变化为急性炎症导致的呼吸膜损伤,具体表现为肺淤血、肺出血、肺水肿、肺泡萎陷、肺内透明膜形成和肺毛细血管微血栓形成。

休克早期的创伤、出血、感染等刺激可兴奋呼吸中枢,使呼吸加快,通气过度,出现低碳酸血症和呼吸性碱中毒,继而交感-肾上腺髓质系统兴奋及大量缩血管物质的作用使肺循环阻力升高。严重休克患者经复苏治疗在脉搏、血压和尿量都趋于平稳后,仍可发生急性呼吸衰竭。

2. **肝功能障碍** 发生率很高,主要表现为黄疸和肝功能不全,多由创伤和全身感染引起。肝脏的库普弗细胞受到来自肠道的LPS的作用而活化,可引起SIRS,进而出现MODS。肝功能障碍导致肝脏的解毒能力下降,能量产生障碍。如同时导致黄疸,可影响胆盐中和内毒素的作用,会使血中内毒素水平升高,毒性增强。在感染引起的MODS中,患者如有严重肝功能障碍,则死亡率较高。

3. **急性肾功能障碍** 各类休克常伴急性肾功能障碍,临床表现为少尿或无尿,同时伴有高钾血症、代谢性酸中毒和氮质血症。

严重低血容量引起的急性肾功能衰竭多于休克发生后1～5日内出现。休克早期,由于机体血流重新分布使肾血流量严重不足,导致肾小球滤过率下降,恢复肾血流量可使肾功能恢复,称为功能性肾功能衰竭。如果休克持续时间较长,或不恰当地长时间大剂量使用缩血管药物,可因持续的肾缺血引起急性肾小管坏死,发生器质性肾功能衰竭。此时,即使通过治疗措施使肾血流量恢复正常,也不能使肾脏功能在短期内恢复正常。肾毒素(包括药物、血红蛋白、肌红蛋白)的作用、氧自由基损伤及肾内微血栓形成,都与急性肾小管坏死有关。

4. **心功能障碍** 心源性休克本身存在原发性心功能障碍,其他类型休克在早期通过代偿反应可维持冠状动脉血流量,心功能维持在正常或接近正常的水平。随着休克的发展,心功能可出现障碍,甚至发生急性心力衰竭。其发生机制主要与下列因素有关:① 血压进行性降低使冠状动脉灌注量减少,且心率加快、收缩力增强导致耗氧量增加,心肌缺氧严重。② 休克时常伴发酸中毒、高钾血症、低钙血症等可导致心肌收缩力减弱。③ 心肌微循环中微血栓形成影响心肌的血液供应,引起心肌变性、坏死,使心肌收缩功能障碍。④ 心肌抑制因子可抑制心肌收缩。⑤ 细菌感染时,细菌毒素可损伤心肌细胞。

5. **脑功能障碍** 休克早期,由于血液重新分布和脑循环的自身调节保证了脑的血液供应,可不出现明显脑功能障碍。随着休克的发展,血压进行性下降和脑微循环中出现微血栓,使脑血流量严重不足,脑组织缺血缺氧,加之代谢产物蓄积、细胞内外离子转运失调,导致一系列神经功能损害。患者出现神志淡漠,甚至昏迷。脑组织缺血缺氧和酸中毒可使脑血管通透性增高,引起脑水肿和颅内压升高,严重时可发生脑疝。如果脑疝压迫延髓生命中枢,可导致患者迅速死亡。

6. **胃肠功能障碍**　休克早期的血流重新分布,使胃肠道血流量大大减少而出现缺血缺氧及酸中毒,继之发生淤血、微血栓形成及出血,使肠壁水肿、黏膜糜烂,形成应激性溃疡。临床上常表现为腹痛、消化不良、呕血和便血等。感染常是导致胃肠黏膜损伤的重要因素。

二、多器官功能障碍综合征

1. **概述**　多器官功能障碍综合征(MODS)是指在严重创伤、感染和休克时,原无器官功能障碍的患者同时或在短时间内相继出现两个以上器官系统的功能障碍。以往称为多器官衰竭(multiple organ failure, MOF)或多系统器官功能衰竭(multiple system organ failure, MSOF),但因患者器官功能变化是一个由轻到重、由代偿到失代偿的逐渐发展过程,现提倡用MODS。

2. **MODS的发病经过**　从病因作用于机体,经历SIRS到MODS、再发展到MSOF通常是一个有规律的发病过程。从临床发病形式看,一般可分为两种不同的类型。

(1) 速发单相型:由严重损伤因子直接引起,该型病情发展较快,病变的进程只有一个时相,即器官功能损伤只有一个高峰,又称为原发型或一次打击型。

(2) 迟发双相型:常出现在创伤、感染、失血等原发因子的第一次打击后,经过一定时间的缓解期或经过支持疗法处理,甚至在休克复苏后,又受到致炎因子的第二次打击而发生多器官功能障碍和(或)衰竭。病程中有两个高峰,呈双相,又称为继发型或二次打击型。其发生与器官微循环灌注障碍、创伤后的高代谢状态、缺血-再灌注形成的大量氧自由基损伤有关。

第九章　弥散性血管内凝血

导学

1. 掌握　弥散性血管内凝血的概念。
2. 熟悉　弥散性血管内凝血的病因、发病机制和临床表现,影响弥散性血管内凝血发生发展的因素。
3. 了解　弥散性血管内凝血的分期、分型。

弥散性血管内凝血(disseminated intravascular coagulation, DIC)是一种以凝血功能障碍为主要特征的病理过程,是指在某些致病因子的作用下,大量促凝物质入血,机体的凝血因子和血小板被激活,使凝血酶生成增多,在微循环中形成广泛的微血栓,继而因凝血因子和血小板大量消耗,同时继发纤维蛋白溶解功能增强,患者出现出血、休克、器官功能障碍及溶血性贫血等临床表现。

第一节　弥散性血管内凝血的病因和发病机制

一、DIC 的病因

引起 DIC 的病因很多,一般与血管内皮细胞和(或)组织损伤有关。此外疾病过程中出现的内毒素血症、缺氧、酸中毒、休克等因素也可促进 DIC 的发生和发展(表 9-1)。

表 9-1　DIC 常见病因

类 型	所占比例	主 要 疾 病
感染性疾病	31%~43%	革兰阴性或阳性菌感染、病毒性肝炎、流行性出血热、病毒性心肌炎等
肿瘤性疾病	24%~34%	癌、肉瘤、转移性癌、恶性葡萄胎等
妇产科疾病	4%~12%	流产、死胎滞留、妊娠中毒症、羊水栓塞、胎盘早剥等
创伤及手术	1%~5%	严重软组织损伤、挤压综合征、大面积烧伤、大手术等

二、DIC 的发病机制

DIC 的发病机制十分复杂。凝血过程启动是 DIC 发生的始动环节。近年来的研究表明,以组

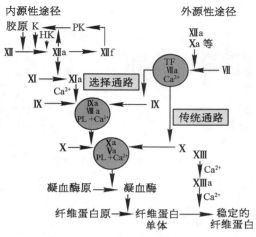

图 9-1　血液凝固的机制

HK：高分子激肽原；PL：磷脂

织因子为始动的外源性凝血系统激活，在启动凝血过程中起到比内源性凝血系统更重要的作用。以下将在正常凝血机制（图 9-1）的基础上探讨 DIC 的发病机制。

（一）组织因子释放，启动外源性凝血系统

组织因子（tissue factor, TF）即凝血因子Ⅲ。一方面，正常组织和恶性肿瘤等组织中富含有组织因子，当创伤、手术、产科意外等使组织损伤，以及癌组织大量坏死，组织因子大量释放入血；另一方面，与血液接触的血管内皮细胞、中性粒细胞、单核细胞、巨噬细胞虽在生理状态下不表达组织因子，但在损伤、感染或炎症介质的激活下，可迅速表达组织因子。

当血液中有大量的组织因子时，可与活化的凝血因子Ⅶ（Ⅶa）及 Ca^{2+} 结合形成复合物，经过传统通路使凝血因子Ⅹ活化，或经过选择通路使凝血因子Ⅸ活化，经内源性凝血途径使Ⅹ因子活化。Ⅹa可进一步使凝血酶原变成凝血酶，进而使纤维蛋白原变成稳定的纤维蛋白，使血液发生凝固。

（二）凝血因子Ⅻ激活，启动内源性凝血系统

内源性凝血系统由Ⅻ激活而启动，Ⅻ激活有接触激活和酶性激活两种方式。① 接触激活：当感染、酸中毒、缺氧等使血管内皮细胞损伤时，内皮细胞下的胶原暴露出来，胶原和内毒素、免疫复合物等带负电荷的物质与凝血因子Ⅻ接触后，Ⅻ的分子构型发生变化，Ⅻ被激活，变成有活性的Ⅻ（Ⅻa），启动内源性凝血系统。② 酶性激活：激肽释放酶（kallikrein, K）、凝血酶、纤溶酶、胰蛋白酶等可溶性蛋白酶能水解凝血因子Ⅻ，生成Ⅻf；Ⅻa和Ⅻf能使激肽释放酶原（prekallikrein, PK）转变为激肽释放酶（K），再激活Ⅻ成为有活性的Ⅻa。此外，血浆中高分子量激肽原（high molecular weight kininogen, HK）也能促使凝血因子Ⅻ激活。激肽释放酶又可激活激肽系统、补体系统和纤溶系统，促进 DIC 的发生与发展。

接触激活和酶性激活使Ⅻ活化后，再依次激活血管内的Ⅺ因子、Ⅸ因子和Ⅹ因子等，启动内源性凝血系统，使血液凝固。

（三）血小板激活、血细胞破坏参与凝血过程

血小板在 DIC 的发生发展中多为继发性作用。血管内皮细胞下暴露的胶原等物质可激活血小板，继而血小板发生黏附和聚集，引起释放反应，可释放出多种血小板因子（platelet factor, PF）、ADP、5-羟色胺、血栓素 A_2 等，进一步激活血小板，促进 DIC 形成。活化的血小板表面可出现带负电荷磷脂（PL），凝血因子可通过 Ca^{2+} 与血小板表面磷脂结合，使这些凝血因子相继激活并产生大量凝血酶。

异型输血、恶性疟疾、蚕豆病等引起急性溶血时可破坏红细胞。红细胞破坏时，一方面可释放大量 ADP，促进血小板黏附和聚集；另一方面红细胞膜磷脂可浓缩与局限凝血因子Ⅶ、Ⅸ、Ⅹ及凝血酶原，导致大量凝血酶生成。白血病经放疗、化疗致白细胞大量破坏时，或内毒素、抗原抗体复合

物激活单核细胞、中性粒细胞时,可大量释放 TF,启动外源性凝血系统。

(四)其他促凝物质入血,触发血液凝固

细菌及内毒素、抗原抗体复合物、羊水内容物、多发性骨折伴发的脂肪微滴等,进入血液后可接触激活Ⅻ因子,启动内源性凝血系统;某些恶性肿瘤细胞能分泌特有的促凝物质,激活凝血因子Ⅹ;胰蛋白酶、某些蛇毒含有的蛋白质分解酶可通过酶切作用将凝血酶原转变为凝血酶,均可触发血液凝固。

三、影响 DIC 发生发展的因素

(一)单核巨噬细胞系统功能受损

单核巨噬细胞系统具有吞噬、清除循环血液中各种促凝物质、凝血酶、组织因子以及纤维蛋白原、纤溶酶、纤维蛋白降解产物(fibrin degradation product, FDP)等物质的功能,故单核巨噬细胞系统的功能严重障碍会促进 DIC 的发生。例如,感染性休克时单核巨噬细胞系统因吞噬大量细菌、内毒素或坏死组织而使其功能处于"封闭"状态;长期大量使用糖皮质激素可抑制单核巨噬细胞系统功能,均可诱发 DIC。

(二)肝功能严重障碍

肝脏不仅能合成凝血因子,又能合成抗凝物质(如抗凝血酶Ⅲ、蛋白 C 和纤溶酶原等),还能灭活凝血因子。肝功能严重障碍时,可使凝血、抗凝、纤溶过程失调。此外,肝细胞大量坏死可释放组织因子,启动凝血过程;肝功能障碍时处理乳酸能力下降,酸中毒可损伤血管内皮细胞并促进血小板聚集。

(三)血液高凝状态

血液高凝状态是指在某些生理或病理条件下,血液凝固性增高,有利于血栓形成的一种状态。妊娠第三周开始,孕妇血液中血小板及多种凝血因子增多,抗凝血酶Ⅲ、纤溶酶原激活物等降低,来自胎盘的纤溶酶原活化素抑制物增多。妊娠 4 个月以后,孕妇血液逐渐趋向高凝状态,到分娩前夕最为明显。因此,产科意外时 DIC 的发生率较高。酸中毒一方面可损伤内皮细胞,启动凝血系统;另一方面血液 pH 降低,使肝素的抗凝活性减弱而凝血因子活性升高、血小板的聚集性增强,使血液处于高凝状态,促进 DIC 的发生发展。

(四)微循环障碍

休克等原因引起微循环严重障碍时,血流淤滞、泥化,可致红细胞聚集性增强、血小板黏附和聚集、局部被激活的凝血因子不易被清除等。微循环障碍所致的缺氧和酸中毒也可进一步促进 DIC 的发生发展。

(五)纤溶系统功能降低

妊娠后期、长期吸烟者、糖尿病患者纤溶系统功能降低,易于诱发 DIC。此外,临床上不恰当使用抗纤溶药(如 6-氨基己酸、对羧基苄胺等)可造成纤溶系统过度抑制,也会促进 DIC 形成。

第二节 弥散性血管内凝血的分期和分型

一、分期

典型的 DIC 发生发展过程可分为三期。

1. **高凝期** 凝血因子和血小板被激活、凝血酶增多,血液处于高凝状态,微循环中出现大量微血栓。临床主要表现为缺血造成的器官功能障碍。

2. **消耗性低凝期** 因微血栓形成消耗了大量凝血因子和血小板,加上继发性纤维蛋白溶解系统被激活,血液由高凝状态转入低凝状态,患者出现出血倾向,器官功能障碍加重。

3. **继发性纤溶亢进期** 凝血酶和Ⅻa等均可激活纤溶酶,水解纤维蛋白原及纤维蛋白,产生大量纤维蛋白降解产物(FDP),进一步增强纤溶和抗凝作用,患者出血表现更加严重。

二、分型

根据 DIC 发生速度可分为急性、亚急性和慢性三种。

1. **急性 DIC** 起病急,常在数小时或 1～2 日内发生,病情凶险,进展迅速,临床表现明显,尤以休克和出血为甚。此型分期不明显,常见于严重感染(特别是革兰阴性菌引起的败血症)、异型输血、严重创伤、急性移植排斥反应等。

2. **亚急性 DIC** 常在数日至数周内逐渐发病,病情较急性型者缓和。多见于恶性肿瘤转移、宫内死胎滞留等。

3. **慢性 DIC** 起病缓慢,病程可达数月以上。临床表现不明显或较轻,常表现为器官功能障碍。易与原发病混淆,诊断较困难,有些病例尸检时始被发现。常见于恶性肿瘤、胶原病和慢性溶血等。

DIC 还可根据代偿情况分为代偿型、过渡代偿型和失代偿型。

第三节 弥散性血管内凝血的临床表现

DIC 是临床危重病症,病情复杂,主要表现有出血、休克、器官功能障碍和微血管病性溶血性贫血。

一、出血

出血为 DIC 最早、最常见的临床表现,发生率达 85% 以上。早期可表现为出血倾向,如伤口或注射部位渗血不止;其后可表现为多部位、自发性出血,如皮肤瘀斑或紫癜、牙龈和鼻出血、呕血和便血、咯血、尿血等。出血原因不能用原发病解释,普通止血药疗效不佳。

DIC 发生出血的机制如下。① 凝血物质消耗性减少:DIC 时广泛微血栓形成,导致多种凝血因子和血小板大量消耗,若超过肝脏和骨髓的代偿能力,则出现凝血功能障碍造成出血。② 继发性纤溶功能亢进:是指 DIC 发展过程中继发于过度凝血而发生纤溶过度激活。ⅩⅡa 及激肽释放酶异常增多,血管内皮细胞受损或纤溶活性较高的器官(如子宫、前列腺、甲状腺和肺)受损而大量释放纤溶酶原激活物,均可继发纤溶功能亢进。③ FDP 形成:纤溶酶可水解纤维蛋白原及纤维蛋白形成 FDP。FDP 可抑制血小板黏附、聚集、释放;并具有抗凝血酶作用,促进出血。各种 FDP 片段检查在 DIC 诊断中有重要意义,主要有鱼精蛋白副凝试验(plasma protamine paracoagulation test,3P 试验)和 D-二聚体检查。④ 微血管损伤:在 DIC 发生发展过程中,各种原发和继发性因素可引起微血管损伤、通透性增强而引起出血。

二、休克

DIC 常伴有休克,急性 DIC 更易发生休克。休克晚期又常引起 DIC,两者互为因果,形成恶性循环。DIC 引起休克的机制是:① 微血管内大量微血栓形成,回心血量减少。② 心脏广泛微血栓形成影响心泵功能。③ DIC 出血使血容量减少。④ ⅩⅡa 可激活激肽系统、补体系统和纤溶系统,产生扩血管物质;FDP 的某些成分可增强组胺、激肽的扩血管作用。这些因素均引起全身微循环障碍,促进休克的发生和发展。

三、器官功能障碍

微血栓阻塞及休克所致的微循环障碍,可引起器官缺血性损伤,导致器官功能障碍甚至衰竭。肾脏是 DIC 时最易受损的器官,常有入球小动脉和毛细血管丛微血栓形成,严重时可导致双侧肾皮质坏死,急性肾功能衰竭常是 DIC 患者死亡的原因。肺微血管栓塞引起低氧血症、呼吸困难、发绀等呼吸功能不全的表现。胃肠道黏膜及黏膜下小血管微血栓形成,导致恶心、呕吐、腹泻、消化道出血等。肝脏受累时可出现黄疸及肝功能衰竭。肾上腺皮质受累引起华-佛综合征。垂体缺血坏死可致席-汉综合征。脑组织淤血、水肿、出血、颅内压升高可致神志模糊、嗜睡、昏迷、惊厥等。

四、微血管病性溶血性贫血

DIC 时出现的一种特殊类型的贫血称为微血管病性溶血性贫血(microangiopathic hemolytic anemia)。其特征是外周血涂片可见特殊的、形态各异的红细胞或碎片,称为裂体细胞(schistocyte),呈新月形、盔形、星形等(图 9-2),这些细胞脆性高,极易破裂溶解。临床表现为发热、黄疸、血红蛋白尿和少尿等溶血症状及面色苍白、全身乏力等贫血症状。其发生原因是:在凝血反应的早期,纤维蛋白丝在微血管腔内形成细网,血流中的红细胞可粘着、滞留在纤维蛋白丝上,在血流的冲击下引起红细胞破裂。纤维蛋白性微血栓形成后,血流受阻,红细胞可从内皮细胞间的裂隙被"挤压"出血管外,这种机械作用也可使红细胞发生扭曲、变形、碎裂,从而导致贫血。此外,某些 DIC 的病因(如内毒素血症、缺氧等)也可使红细胞的变形能力下降,脆性加大,易于受损。

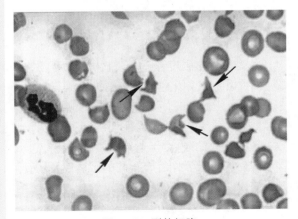

图 9-2 裂体细胞

第十章 应 激

导学

1. 掌握 应激、应激原的概念;全身适应综合征的概念;应激的分期。
2. 熟悉 应激时机体的代谢和功能变化;应激性溃疡的概念。
3. 了解 应激发生的机制。

机体对环境变化做出反应和调节是生物生存和发展必需的,是机体的一种防御反应。应激(stress)是指机体受到各种有害刺激后出现的全身性非特异性适应反应,又称应激反应(stress response)。适度的应激有利于机体增强对内外环境的适应能力,维持自稳态,而过强或持续时间过长的应激可导致机体器官功能障碍和代谢紊乱,产生身心疾病。由应激作为病因引起的疾病称为应激性疾病,如应激性溃疡。应激作为重要条件或诱因而发生的疾病称为应激相关性疾病,如原发性高血压、冠心病、溃疡性结肠炎、支气管哮喘。据报道 75%~90% 的人类疾病与应激有关。

第一节 应激原与应激的分类

一、应激原

凡是有一定强度,能引起机体应激反应的刺激均可成为应激原(stressor),大致可分为三类。① 外环境因素,如化学毒物、药物、感染、创伤、手术、寒冷、高热、噪声、射线、电击等。② 内环境因素,如疼痛、出血、贫血、休克、高热、炎症、低血糖、器官功能衰竭等。③ 心理社会因素,如工作压力、职业竞争、精神刺激、居住拥挤、丧失亲人、生活孤独、战争动乱、自然灾害、突发事件等。

值得注意的是,由于遗传素质、性格特点、机体代偿能力、生活方式和经历等方面存在差别,不同个体对同样应激原存在不同的敏感性及耐受性,因人而异。

二、应激的分类

1. **按应激原的程度分类** 可分为生理性应激和病理性应激。前者是指适度的且持续时间较短的应激,如体育竞赛、考试、饥饿、工作压力等。此种应激有利于调动机体潜能,促进物质代谢,增加人的活力,提高认知和判断能力,故称为良性应激(eustress)。后者是指强烈的且作用时间较长的应激,如休克、大面积烧伤、严重精神创伤等。此种应激可引起代谢紊乱和器官功能障碍,进而导致疾病,故称为劣性应激(distress)。

2. 按应激原的性质分类 可分为躯体性应激(physical stress)和心理性应激(psychological stress)。前者是由内外环境因素引起的躯体变化,后者是心理社会因素所致的一种伴有生理、行为和情绪改变的心理紧张状态。在和平的生活环境中,心理性应激比躯体性应激更为多见。但是一些应激原既引起躯体性应激,也可导致心理性应激,如严重创伤、长期患病及手术等既可导致躯体的损伤和疼痛,也可导致心理改变。

3. 按应激原的作用时间分类 可分为急性应激和慢性应激。前者是指机体受到突然刺激,如突发的天灾人祸、受伤等所致的应激。过强的急性应激原可诱发心源性猝死、急性心肌梗死,以及精神障碍等。后者是指机体处于长期而持久的紧张状态,如长时间高负荷的学习和工作等所致的应激。慢性应激可导致消瘦、抑郁、高血压,并可影响生长发育和器官功能。

第二节 全身适应综合征

由各种有害因素引起的,以神经内分泌变化为主要特征,具有一定适应代偿意义,并导致机体内环境紊乱与损伤的过程,称为全身适应综合征(general adaptation syndrome, GAS),此过程可分为三期。

1. 警觉期 在应激原作用后迅速出现,机体处于最佳动员状态,有利于战斗或逃避(fight or flight),是机体防御保护机制的快速动员期,持续时间短。其神经内分泌变化是以交感-肾上腺髓质兴奋为主,伴糖皮质激素(glucocorticoid, GC)增多,主要表现为血压上升,心跳、呼吸加快,心、脑、骨骼肌血流量增加。

2. 抵抗期 由于应激原持续作用,警觉期后机体进入适应或抵抗阶段。此时以交感-肾上腺髓质兴奋为主的警觉反应逐渐减弱,肾上腺皮质开始肥大,GC分泌持续增多。主要表现为代谢率增高,而炎症与免疫反应减弱。机体增强了适应抵抗能力,但同时又消耗防御储备能力,导致对其他应激原的抵抗力下降。

3. 衰竭期 强烈有害刺激的持续作用使机体耗竭抵抗能力,可再度出现警觉期的症状。虽然GC持续升高,但其受体的数量和亲和力下降,此时机体可产生严重的内环境失衡,出现休克、器官功能障碍、应激相关疾病甚至死亡。

上述三个阶段并不一定都依次出现,多数应激只引起第一、第二期的变化,只有少数严重的应激反应才进入衰竭期。

第三节 应激的发生机制

应激的发生机制十分复杂,就目前认识水平而言,主要涉及神经内分泌反应、急性期反应和细胞应激反应。神经内分泌反应可由躯体应激和心理应激引起,急性期反应、细胞应激反应主要见于躯体应激。

一、神经内分泌反应

(一)蓝斑-交感-肾上腺髓质系统兴奋

1. 组成　该系统的中枢整合部位在脑桥蓝斑及相关的去甲肾上腺素能神经元,外周参与效应的是交感神经-肾上腺髓质系统,共同组成蓝斑-交感-肾上腺髓质轴(locus coeruleus-sympathetic-adrenomedullary axis, LCSA)。

2. 效应

(1)蓝斑:位于脑桥的蓝斑是中枢神经系统对应激最敏感的脑区,应激后这些脑区即刻释放去甲肾上腺素。其上行投射到大脑边缘系统,是应激时情绪、认知及行为变化的结构基础;下行至脊髓侧角,调节交感神经系统和肾上腺髓质系统的功能。蓝斑与应激时的警觉、兴奋、紧张、焦虑的情绪反应密切相关。

(2)去甲肾上腺素能神经元:能调控交感-肾上腺髓质的应激反应;启动下丘脑-垂体-肾上腺皮质轴的应激反应。

(3)交感-肾上腺髓质:参与调控机体对应激的急性反应。交感神经兴奋主要释放去甲肾上腺素,肾上腺髓质兴奋主要释放肾上腺素,应激时表现为儿茶酚胺(去甲肾上腺素和肾上腺素)浓度迅速升高。

3. 意义

(1)防御意义:儿茶酚胺浓度迅速升高可引起:① 心率加快、心肌收缩力增强,导致心排血量增加,血压升高。② 收缩皮肤、内脏血管,冠状动脉、骨骼肌血管扩张,脑血管口径无明显变化,血液重新分布以保证重要生命器官的血液供应。③ 扩张支气管改善肺通气,使氧气供应满足应激时机体的需求。④ 促进糖原分解(血糖升高)与脂肪动员(游离脂肪酸增加),使组织得到更多的能量。⑤ 抑制胰岛素分泌,促进促肾上腺皮质激素、糖皮质激素、生长激素和甲状腺素等的分泌,且各激素间的协同作用加强。上述作用使机体在应激时紧急动员,处于唤起状态,有利于应付各种变化的环境。

(2)不利影响:① 引起紧张、焦虑、抑郁、愤怒等情绪反应及行为改变。② 心肌耗氧量增加,导致心肌缺血。③ 外周小血管长期收缩可致血压升高。④ 皮肤与腹腔脏器缺血可引起胃肠道黏膜糜烂、出血、溃疡等。⑤ 血小板数目增多及黏附聚集性增强,促进血栓形成。

(二)下丘脑-垂体-肾上腺皮质激素系统兴奋

1. 组成　该系统的中枢位点在下丘脑的室旁核和腺垂体,外周参与效应的是肾上腺皮质,共同组成下丘脑-垂体-肾上腺皮质轴(hypothalamic-pituitary-adrenal axis, HPA)。

2. 效应

(1) 下丘脑-垂体：下丘脑的室旁核上行投射到大脑边缘系统，下行主要通过激素调控腺垂体和肾上腺皮质，将神经信号转换为激素信号。应激原作用于机体后，主要位于室旁核的促肾上腺皮质激素释放激素(corticotrophin releasing hormone, CRH)神经元合成并释放 CRH。该激素通过垂体门脉系统到达腺垂体，再刺激垂体合成、释放促肾上腺皮质激素(adrenocorticotrophin, ACTH)。因此，CRH 和 ACTH 是下丘脑-垂体-肾上腺皮质轴兴奋释放的中枢介质。

在应激时，CRH 的另一个功能是调控情绪行为反应，而杏仁复合体是应激时情绪反应的关键脑区。适量的 CRH 可使机体兴奋或有欣快感，促进机体的适应反应；大量的 CRH 使机体出现焦虑、抑郁、食欲与性欲减退，引起机体的适应障碍。此外，CRH 还可促进蓝斑中去甲肾上腺素能神经元的活性，激活蓝斑-交感-肾上腺髓质系统。

(2) 肾上腺皮质：垂体合成释放的 ACTH 作用于肾上腺皮质，使其合成并释放 GC。

3. 意义　GC 分泌增加是应激最重要的反应之一，具有防御代偿功能，但 GC 持续增高可对机体产生诸多不利影响。

(1) 防御意义：① 促进蛋白质分解和糖原异生，使血糖增高保证能量供应。② 通过 GC 允许作用，使儿茶酚胺发挥对循环系统的调节作用，且脂肪动员和糖原分解增强等代谢效应也必须要有 GC 的存在。③ 通过稳定溶酶体膜，防止溶酶体外漏，减轻组织损伤。④ 通过抑制炎症介质和细胞因子的生成，发挥强大的抗炎作用。因此，应激时 GC 增加对机体抵抗有害刺激起着广泛的极为重要的作用。

(2) 不利影响：① 引起物质代谢障碍，导致血糖增高、血脂增高、胰岛素抵抗。② 抑制免疫系统，使机体抵抗力降低，易发生感染。③ 慢性应激时抑制生长激素作用，导致生长发育迟缓。④ 抑制甲状腺轴和性腺轴，导致内分泌紊乱和性功能减退。⑤ 行为改变如抑郁、异食癖、自杀倾向。

(三) 其他激素

1. 胰高血糖素和胰岛素　交感神经兴奋通过 β 受体刺激胰岛 α 细胞，使胰高血糖素分泌增加，通过 α 受体抑制胰岛 β 细胞，使胰岛素分泌减少，其结果是出现高血糖，满足机体在应激时增加的能量需求。

2. β-内啡肽　应激原可使腺垂体合成 β-内啡肽增多，在应激调控中的主要作用有以下方面。① 抑制 ACTH 和 GC 分泌，避免垂体-肾上腺皮质轴过度兴奋。② 抑制交感-肾上腺髓质系统活性，能舒张血管、降低血压、减慢心率、降低心排血量，避免心率过快和血压过高。③ 使应激时痛阈增高，减少机体不良应激反应，称为应激镇痛。

3. 抗利尿激素和醛固酮　运动、紧张、创伤等应激原可使抗利尿激素分泌增加，促进水的重吸收。也可使交感-肾上腺髓质兴奋，激活肾素-血管紧张素-醛固酮系统，使醛固酮水平增高，促进钠、水重吸收。这些变化有利于应激时血容量恒定。

4. 生长激素　急性应激时生长激素增加；慢性应激时生长激素受抑，使生长发育迟缓。生理应激时生长激素增加；心理应激时生长激素受抑，亦使生长发育迟缓。

二、急性期反应

感染、大手术、创伤等应激原可诱导机体产生快速反应，如体温升高、血糖升高、分解代谢增强、负氮平衡及血浆中某些蛋白质浓度迅速升高,这种反应称为急性期反应(acute phase response, APR)。这些蛋白质称为急性期反应蛋白(acute phase protein, APP),属于分泌型蛋白质。

急性期反应蛋白主要由肝细胞合成,少数由单核巨噬细胞、成纤维细胞等合成,其种类很多,功能广泛,主要类型如下。

1. 抑制蛋白酶 ① 种类:如 α_1-蛋白酶抑制剂、α_1-抗糜蛋白酶、α_2-巨球蛋白等。② 功能:具有抑制蛋白酶的作用,如感染、创伤时体内蛋白水解酶增多,抑制蛋白酶可避免蛋白酶对组织的过度损伤。

2. 凝血与抗凝血蛋白 ① 种类:如凝血酶原、纤维蛋白原、纤溶酶原等。② 功能:具有促进凝血与纤溶的作用;纤维蛋白在炎症区组织间隙有利于阻止病原微生物及毒性产物的扩散。

3. 运输蛋白 ① 种类:如血浆铜蓝蛋白、血红素结合蛋白、结合珠蛋白等。② 功能:一是运输作用,如血红素结合蛋白可与血红素结合;铜蓝蛋白可与铜结合,避免过多的游离血红素和 Cu^{2+} 对机体的危害,并调节它们在体内的生理功能和代谢过程。二是清除自由基作用,如铜蓝蛋白可活化超氧化物歧化酶,有清除氧自由基、减少组织损伤的作用。

4. 补体 ① 种类:如 C-1s、C2、C3、C4、C5 等。② 功能:补体成分增多可提高机体的抗感染能力。

5. 其他 ① 种类:如 C 反应蛋白(C-reactive protein, CRP)、纤维连接蛋白、血清淀粉样 A 蛋白等。② 功能:具有抗感染和抗损伤作用,如 C 反应蛋白可以促进吞噬细胞的功能、激活补体经典途径、抑制血小板磷脂酶使其炎症介质释放减少、与细菌细胞壁结合起抗体样调理作用等。此外,C 反应蛋白的升高与炎症、组织损伤的程度呈正相关,故临床上常作为炎症和疾病活动的指标。但也有某些不利影响,如代谢紊乱、贫血、生长迟缓等。

三、细胞应激反应

在应激原刺激下,细胞产生一系列的适应性变化,导致基因表达的改变,以增强细胞抗损伤和生存能力,这种反应称为细胞应激(cell stress)。

(一)热休克反应

热休克反应(heat shock response, HSR)是最早发现的细胞应激反应,指生物体在热刺激或其他应激原作用下所表现出的以基因表达改变和热休克蛋白生成增多为特征的反应。

热应激或其他应激时新合成或合成增多的一组蛋白质称为热休克蛋白(heat shock protein, HSP),又称应激蛋白(stress protein, SP)。HSP 属于非分泌型蛋白质,广泛存在于生物体中,是一个大家族,其中与应激关系最为密切的是 HSP70 家族。HSP 的主要生物学功能是帮助蛋白质的折叠(folding)、移位(translocation)、复性(renaturation)和降解(degradation)。由于 HSP 本身不是蛋白质代谢的底物或产物,仅参与蛋白质代谢的过程,故称为"分子伴侣"(molecular chaperone)。

(二)其他类型的细胞应激

除热应激外,细胞应激还包括氧化应激、内质网应激、基因毒应激、渗透性应激、冷应激等。值得注意的是,一些应激原,如氧自由基既可导致氧化应激,又能引发基因毒应激,因此往往一种应激原常可导致两种或多种细胞应激反应。

第四节 | 应激时机体的代谢和功能变化

一、代谢变化

应激时代谢变化特点是分解增加,合成减少,代谢率明显升高,其原因是由于儿茶酚胺、糖皮质激素、胰高血糖素及某些炎症介质(如肿瘤坏死因子、白介素-1)大量释放及胰岛素分泌减少或胰岛素抵抗等引起的。① 糖代谢:应激时糖原分解及糖异生明显增强,使血糖升高,甚至超过肾糖阈出现糖尿,分别称为应激性高血糖及应激性糖尿。② 脂肪代谢:应激时机体脂肪分解增加,使血液中游离脂肪酸及酮体增加,同时机体对脂肪酸的利用也增加。③ 蛋白质代谢:应激时蛋白质分解代谢增强,血浆中氨基酸水平升高,尿氮排出增多,出现负氮平衡。应激时的高代谢率有利于机体在"紧急情况"能获得足够的能量,但如果持续时间过长,则导致消瘦、贫血、机体抵抗力下降、创面延迟愈合。

二、功能变化

1. 中枢神经系统 昏迷患者和丧失意识的动物对应激原(包括躯体损伤的刺激)均不出现应激反应,说明中枢神经系统尤其是皮质高级部位是应激反应的整合与调控中心,在应激反应中起重要作用。该系统在应激时出现活跃的神经传导、神经递质和神经内分泌的变化。

应激时,蓝斑区去甲肾上腺素能神经元激活、反应性增高,蓝斑投射区(下丘脑、海马等)去甲肾上腺素水平增高,机体出现紧张和专注程度增高,过度反应时出现恐惧、焦虑、愤怒等情绪反应。下丘脑的室旁核通过分泌的 CRH 与蓝斑系统、边缘系统均具有广泛联系。下丘脑-垂体-肾上腺皮质轴的适度兴奋有助于维持良好的情绪和认知学习能力,但兴奋过度或不足均引起中枢神经系统功能障碍,出现厌食、抑郁,甚至有自杀倾向。

2. 免疫系统 急性应激时免疫反应增强,可见外周血中性粒细胞数目增多,吞噬活性增强,补体和 C 反应蛋白等非特异性抗感染的急性期蛋白升高。但持续强烈的应激反应可使机体免疫功能抑制。

3. 心血管系统 心血管系统在应激时的反应主要是由交感-肾上腺髓质系统介导,其基本变化是心率加快、血压升高、心收缩力增强、心排血量增加、冠状动脉血流量增加。精神应激在某些情况下可引起冠状动脉痉挛,血小板聚集和血液黏滞度升高,尤其是在已有冠状动脉病变的基础上,会导致心肌缺血更为严重。交感-肾上腺髓质的强烈兴奋,使心室纤颤的阈值降低,在冠状动脉和心肌已有损害的基础上,强烈的精神应激有时可诱发心室纤颤等心律失常,发生猝死。

4. 消化系统 应激时由于交感-肾上腺髓质的强烈兴奋,使胃肠血管收缩、血流量减少、胃肠黏膜缺血、胃黏液蛋白分泌减少,出现胃黏膜糜烂、溃疡、出血。应激性溃疡(stress ulcer)是指在严重疾病或创伤(包括大手术)及其他应激情况下出现的胃及十二指肠黏膜糜烂、浅溃疡、出血、穿孔等急性损伤,是一种典型的应激性疾病。慢性应激时消化系统的典型变化是食欲降低,严重时诱发神经性厌食症,也有部分患者应激时进食增加并成为肥胖症的诱因。在某些个体,心理应激可诱发肠平滑肌痉挛、收缩,并有腹痛、腹泻、便意或便秘,甚至诱发溃疡性结肠炎。

5. **血液系统** 应激时由于急性期反应蛋白增加等因素使血液凝固性和纤维蛋白溶解活性增强,全血和血浆黏度升高,红细胞沉降率增快,外周血白细胞增多和核左移,血小板增多且黏附力增强。这些变化有利于应激时抗感染、抗损伤、抗出血,但也可使严重病例易于发生弥散性血管内凝血。慢性应激常因单核巨噬细胞对红细胞破坏加速而发生贫血。

6. **泌尿生殖系统** 应激时由于醛固酮及抗利尿激素的分泌增加,使水、钠排出减少,适度时有利于循环血量的维持;过度时使水、钠潴留,对机体不利。交感-肾上腺髓质系统兴奋和肾素-血管紧张素系统激活导致肾入球动脉收缩、肾小球滤过率降低,发生泌尿功能障碍,导致内环境紊乱。

应激尤其是精神心理应激时(如女性在惊吓恐惧、丧失亲人、工作压力过度等),下丘脑分泌的促性腺激素释放激素(GnRH)和垂体的黄体生成素(LH)减少或分泌规律被扰乱,可发生女性月经紊乱或闭经、哺乳期妇女泌乳停止或乳汁减少等。

各　　论

第十一章 心血管系统疾病

导学

1. 掌握 动脉粥样硬化的概念、基本病变及继发性病变;冠状动脉粥样硬化和冠状动脉粥样硬化性心脏病的概念、病理类型及心肌梗死的并发症;高血压病的概念、缓进型高血压病的病程分期及病理变化;风湿病的概念、基本病变及风湿性心脏病的病理变化;心力衰竭的概念及发病机制。

2. 熟悉 主要动脉粥样硬化;急进型高血压病的病理变化;慢性心瓣膜病的概念;二尖瓣狭窄和关闭不全、主动脉瓣狭窄和关闭不全的病理变化;心力衰竭的病因、诱因与分类及其代偿反应。

3. 了解 动脉粥样硬化、高血压病、风湿病的病因和发病机制;感染性心内膜炎的概念及病理变化;心力衰竭时机体主要功能代谢变化。

心血管系统疾病是严重威胁人类健康与生命的一组疾病,在我国和世界许多国家和地区的发病率和病死率统计中,心血管系统疾病均占第一位。本章主要介绍常见的心血管系统疾病,包括动脉粥样硬化及其引起的冠心病、高血压病、风湿病、感染性心内膜炎等,以及由这些疾病引起的心力衰竭。

第一节 动脉粥样硬化

动脉粥样硬化(atherosclerosis, AS)主要累及大、中型动脉,病变特征是内膜脂质沉积,灶性纤维性增厚及其深部组织坏死、崩解并形成粥样斑块,从而导致动脉管壁变硬、管腔狭窄,并引起一系列继发性改变。临床上常出现心、脑等重要脏器缺血引起的症状。

动脉硬化(arteriosclerosis)泛指动脉壁增厚变硬并失去弹性的一类疾病。包括:① 动脉粥样硬化;② 细动脉硬化(arteriolosclerosis),常见于高血压病;③ 动脉中层钙化(medial calcification),常见于老年人下肢中型动脉中膜变性、坏死和钙化。

动脉粥样硬化多见于中老年人,但以40~49岁的病变进展较快,并有向年轻化延伸及在我国发病率、病死率均呈上升的趋势。

一、病因和发病机制

(一) 危险因素

动脉粥样硬化的确切病因尚未清楚,目前认为重要的危险因素如下。

1. **血脂异常** 动脉粥样硬化与脂质代谢障碍密切相关。高脂血症(血浆总胆固醇、三酰甘油异常升高)是 AS 主要的危险因素。血浆中的脂质以脂蛋白形式存在,其中低密度脂蛋白(low density lipoprotein, LDL)与动脉粥样硬化和冠心病(coronary heart disease, CHD)的发生呈正相关,特别是 LDL 亚型中的小颗粒致密低密度脂蛋白(sLDL)的水平被认为是判断 CHD 的最佳指标。载脂蛋白(apoprotein, apo)apoB-48、apoB-100 的升高可促使 LDL 在血管壁滞留,促进动脉粥样硬化的发生。高密度脂蛋白(high density lipoprotein, HDL)具有很强的抗 AS 和 CHD 发病的作用。LDL、极低密度脂蛋白(very low density lipoprotein, VLDL)、三酰甘油(triglyceride, TG)和 ApoB 异常增高与 HDL 的降低是高危险性的血脂蛋白综合征,对 AS 发生发展具有极为重要的意义。

2. **高血压** 由于血压升高时血流对血管壁的机械冲击作用较强,使血管壁应力增高,可引起内皮细胞损伤,通透性增高,脂蛋白易于进入内膜;同时,可使血管中膜致密化,LDL 移出受阻,故而沉积于内膜,形成病变。

3. **吸烟** 可使血内一氧化碳浓度升高,造成内皮细胞损伤并释放生长因子,诱导中膜平滑肌细胞(smooth muscle cell, SMC)向内膜移行增生。吸烟亦可使血液黏滞度增高,LDL 易于氧化,特别是冠心病患者吸烟,易引起猝死和心律不齐,因而被认为是主要的、独立的心肌梗死危险因素。

4. **糖尿病和高胰岛素血症** 糖尿病可造成血脂升高和 HDL 降低,继发高脂血症,易形成氧化 LDL(oxidized LDL, ox-LDL);血中胰岛素水平升高,可促进 SMC 增生和降低血中 HDL 的水平,从而加快了动脉粥样硬化的发病。

5. **其他** ① 遗传因素:近年来冠心病的家族性集聚现象越来越受到重视,现已确定约 200 种基因对脂质代谢有影响。② 年龄因素:流行病学表明动脉粥样硬化的检出率和病变程度均随年龄增加而增加,这与动脉壁的年龄性变化有关。③ 内分泌因素:雌激素和甲状腺素可降低血胆固醇水平,其在体内水平的降低可促进 AS 的发生。

(二) 发病机制

AS 的发病机制尚未完全清楚,学说颇多,如脂源性学说、损伤应答学说、慢性炎症学说、血栓镶嵌学说、单克隆学说、内膜细胞群和新内膜形成学说等,目前认为 AS 是由动脉内皮细胞损伤启动的动脉壁慢性炎症反应。AS 形成过程主要涉及以下几个方面(图 11-1、图 11-2)。

1. **内皮细胞损伤作用** 内皮细胞损伤是 AS 的起始病变。内皮细胞损伤或功能障碍,可使其通透性增加,血中的脂质易于沉积在内膜;还可使单核细胞、血小板黏附增加,并产生多种生长因子,促进 AS 斑块中平滑肌细胞的增生及分泌基质等。

2. **脂质的作用** 高脂血症是 AS 发病的始动环节和病变基础。血脂升高除可直接引起内皮细胞通透性增加和功能障碍外,LDL 可被内皮细胞和巨噬细胞氧化修饰成为 ox-LDL。ox-LDL 则可与单核巨噬细胞的清道夫受体结合并被吞入而形成泡沫细胞;趋化血中单核细胞向病灶集聚;刺激内皮细胞和单核巨噬细胞释放多种细胞因子;对内皮细胞和 SMC 产生毒性作用造成这些细胞的崩解死亡。

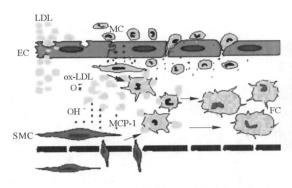

图 11-1 动脉粥样硬化发生模式图

EC：内皮细胞；MC：单核细胞；FC：泡沫细胞；
MCP-1：单核细胞趋化蛋白-1

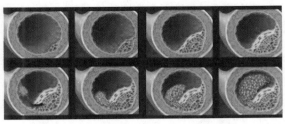

图 11-2 动脉粥样硬化发生模式图

上排示动脉粥样硬化病变进展，下排示动脉粥样硬化
继发性病变

3. 炎症作用 炎症机制贯穿 AS 形成的全过程，其中单核巨噬细胞起着关键的作用。AS 早期，单核细胞通过内皮细胞表达的黏附分子，并在趋化因子的作用下迁入内膜，转化成巨噬细胞，继而吞入脂质(特别是 ox-LDL)转变为泡沫细胞(单核细胞源性泡沫细胞)，成为脂斑、脂纹的主要成分。在 AS 的进展期，巨噬细胞产生多种炎症介质，促进白细胞的黏附和趋化；产生活性氧促进 LDL 的氧化修饰；促进 SMC 的增生；与趋化到病灶的 T 淋巴细胞相互作用，从而使病变继续发展。

4. 中膜平滑肌细胞的作用 中膜 SMC 迁入内膜并增生是参与 AS 病变进展的主要环节。病变局部及 SMC 自身产生的多种炎症介质和细胞因子，均具有刺激 SMC 增生和游走的作用，同时发生表型转变，由收缩型转变为合成型，可形成肌源性泡沫细胞；能合成胶原蛋白等多种细胞外基质，使病变硬化，最终在 ox-LDL 的毒性作用下形成粥糜状坏死物。

二、病理变化

AS 主要发生在大、中型动脉，最常见于腹主动脉特别是后壁，其余依次为冠状动脉、降主动脉、颈动脉、脑底 Willis 动脉环等，多以动脉分支开口、弯曲的凸面为好发部位。AS 的典型基本病变大致分为以下三期(图 11-3)。

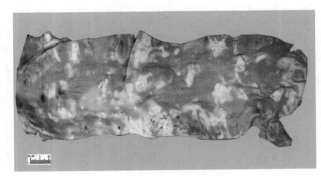

图 11-3 主动脉粥样硬化

(一) 基本病变

1. 脂纹脂斑期 是 AS 的早期病变。肉眼观：可见黄色的斑点或条纹平坦或微隆起于动脉内膜表面。光镜下：可见内皮下有脂质沉积，大量泡沫细胞及少量炎症细胞聚集。泡沫细胞呈圆形、体积大，细胞质中有大量脂质空泡(图11-4)。泡沫细胞来源于单核巨噬细胞或中膜 SMC。脂纹最早可出现于儿童期，是一种可逆的病变，并非都发展为纤维斑块。

2. 纤维斑块期 由脂纹脂斑发展而来。肉眼观：内膜面散在分布的不规则隆起的灰黄色或灰白色蜡滴样斑块。光镜下：在脂纹脂斑病灶表面有大量胶原纤维增生，并可发生玻璃样变性，形成纤维帽。纤维帽下可见大量的脂质沉积和数量不等的泡沫细胞、SMC、细胞外基质和炎症细胞。

3. **粥样斑块期** 病变继续加重,纤维斑块的深层组织发生坏死、崩解,并与病灶内的脂质混合形成粥糜状物质,故称粥样斑块,又称粥样瘤(atheroma),是动脉粥样硬化的典型病变。光镜下:纤维帽深部有大量无定型坏死物,其中可见胆固醇结晶(针状裂隙),底部和周边为肉芽组织、少量的泡沫细胞及炎症细胞(图 11-5),中膜平滑肌可萎缩。

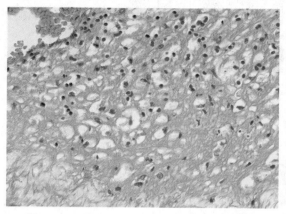 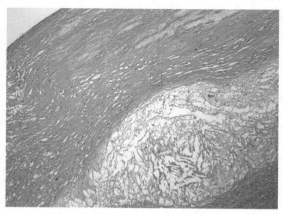

图 11-4 动脉粥样硬化(脂纹脂斑期,镜下)
内皮细胞下见大量泡沫细胞

图 11-5 动脉粥样硬化(粥样斑块期,镜下)
左上方为斑块表面增生的纤维组织,深层为粥样坏死物

(二) 继发性病变

1. **斑块内出血** 斑块内新生毛细血管破裂可使斑块突然肿大,使病变血管狭窄甚至闭塞。

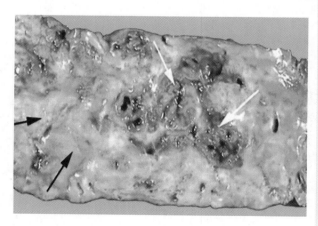

图 11-6 动脉粥样硬化及继发性变化
黑色箭头示纤维斑块,白色箭头示粥样斑块并发溃疡

2. **溃疡形成** 纤维帽破裂,粥样物质逸入血流,表面可形成粥瘤性溃疡(图 11-6),入血的粥样物质可形成胆固醇栓子,引起栓塞。

3. **血栓形成** 粥瘤性溃疡的表面易形成附壁血栓,加重血管腔阻塞,脱落后可导致栓塞。

4. **钙化** 粥样斑块内易发生钙盐沉着而钙化,使管壁变硬、变脆。

5. **动脉瘤形成** 斑块底部的中膜 SMC 发生不同程度的萎缩和弹性下降,在血管内压力的作用下,动脉壁局部膨出,形成动脉瘤(aneurysm),其破裂可造成大出血。血流也可经粥瘤的溃疡或斑块内出血,将中膜与内膜撕裂形成动脉夹层瘤。

(三) 主要动脉病变

1. **冠状动脉粥样硬化** 是对人体构成最大威胁的动脉粥样硬化(见本章第二节)。

2. **主动脉粥样硬化** 多见于主动脉后壁及分支开口处,病变严重程度依次为腹主动脉、胸主动脉、主动脉弓、升主动脉。一般无明显症状,但继发性病变可导致严重后果,特别是腹主动脉病变易发生动脉瘤,其破裂可引起致死性出血。

3. 颈动脉及脑动脉粥样硬化　病变常累及颈内动脉、基底动脉、大脑中动脉和 Willis 环,病变发生一般较冠状动脉晚。病变部位管壁变硬,管腔狭窄。脑实质因长期供血不足可发生萎缩,引起智力和记忆力减退,严重者出现痴呆;合并血栓形成而闭塞者可出现脑梗死;动脉瘤破裂可致脑出血并引起相应的临床表现。

4. 肾动脉粥样硬化　好发于肾动脉开口处及主干近侧端,常因病变造成的管腔狭窄而引起顽固性肾血管性高血压,或因动脉阻塞而致肾梗死,梗死灶机化后形成较大瘢痕,多个瘢痕可使肾脏变形、缩小,称动脉粥样硬化性固缩肾或较大瘢痕肾。

5. 四肢动脉粥样硬化　病变以下肢动脉为重,如造成较大动脉的管腔狭窄,活动时可因缺血缺氧而出现疼痛,休息后好转,即间歇性跛行(intermittent claudication);当动脉管腔闭塞又无有效的侧支循环形成时,可致缺血部位发生干性坏疽。

第二节　冠状动脉粥样硬化及冠状动脉粥样硬化性心脏病

一、冠状动脉粥样硬化

冠状动脉粥样硬化(coronary atherosclerosis)最多见于左冠状动脉前降支,其次依次为右主干、左旋支或左主干、后降支,严重者可有多支同时受累。病变一般为节段性分布,斑块性病变多发生于心壁侧,横切面呈新月形,使管腔呈偏心性狭窄(图 11 - 7)。按管腔的狭窄程度可分为 4 级:Ⅰ 级 ≤ 25%,Ⅱ 级 26% ~ 50%,Ⅲ 级 51% ~ 75%,Ⅳ 级 > 76%。有些冠状动脉粥样硬化的斑块虽然造成的管腔狭窄并不严重,但因纤维帽薄,容易发生破裂、出血、血栓形成和痉挛等继发性变化,称为不稳定斑块。这种不稳定斑块的早期发现和判断对预防急性心肌梗死具有重要意义。

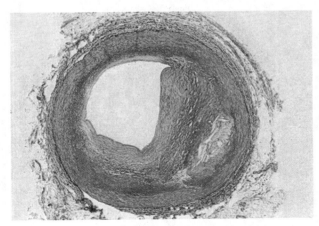

图 11 - 7　冠状动脉粥样硬化(镜下)

二、冠状动脉粥样硬化性心脏病

因冠状动脉狭窄致心肌缺血引起的心脏病称为冠状动脉性心脏病(coronary heart disease, CHD),简称冠心病,属于缺血性心脏病,其中的绝大多数由冠状动脉粥样硬化引起,因此也视为冠状动脉粥样硬化性心脏病。冠心病导致心肌缺血缺氧的原因可概括为两个方面:冠状动脉供血不足和心肌需氧量增加,包括冠状动脉粥样硬化造成的管腔严重狭窄及其继发性病变;劳累、精神、情绪等多种因素造成的冠状动脉痉挛或心肌耗氧量剧增,均可引起相应的临床表现或综合征。冠心病分为三种类型。

(一)心绞痛

由于冠状动脉供血不足或心肌耗氧量骤增,导致心肌急性、短暂性缺血缺氧所引起的临床综合征,称为心绞痛(angina pectoris)。典型表现为阵发性胸骨后部的压榨性或紧缩性疼痛,并可向心前区及左上肢放射。一般持续数分钟,可因休息或服用硝酸酯类药物而缓解、消失。心绞痛常因情绪激动、寒冷刺激、过度劳累等因素的作用而诱发。临床上根据其发作的时间、频率,以及冠状动脉受累分支的程度、多少等,将其分为稳定性、变异性和不稳定性三种类型,其中不稳定性心绞痛被认为是心肌梗死的前兆。

(二)心肌纤维化

心肌纤维化(myocardial fibrosis)是由于冠状动脉狭窄引起心肌长期、慢性缺血缺氧所导致的心肌细胞萎缩或肥大、间质纤维组织增生,又称心肌硬化或慢性缺血性心脏病,临床可表现为心律失常或心力衰竭。

(三)心肌梗死

心肌梗死(myocardial infarction, MI)是由于冠状动脉持续性供血中断,引起一定范围的心肌急性缺血性坏死。多见于中老年人,是冠心病最为严重和常见的类型。临床上有剧烈而持久的胸骨后疼痛,休息或用硝酸酯制剂不能缓解。部分患者发病前有附加诱因。

1. **类型** 根据梗死的部位、分布特点可分为以下类型。

(1)心内膜下心肌梗死:是指梗死仅限于心室壁内侧 1/3 的心肌,可波及肉柱及乳头肌。严重者可使整个左心室内膜下心肌形成环状梗死。通常是由于冠状动脉三大分支严重、弥漫的狭窄,附加休克、心动过速等诱因,导致末梢动脉供血最差的部位出现梗死。

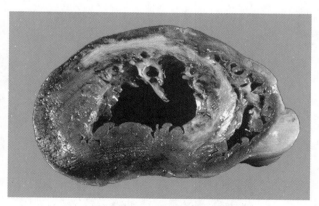

图 11-8 左心室透壁性心肌梗死
坏死组织呈灰白色

(2)透壁性心肌梗死:为典型的心肌梗死类型,常累及心室壁全层(图11-8)。心肌梗死几乎都发生在左心室,梗死部位与闭塞的冠状动脉分支供血区域一致。最多见于左冠状动脉前降支的供血区,即左室前壁、心尖部、室间隔前 2/3 区域,约占全部心肌梗死的 50%;其次是右冠状动脉供血区,即左室后壁、室间隔后 1/3、右心室,并可累及窦房结,占 25%~30%;再次为左旋支供血区,为左室侧壁、膈面,占 15%~20%。

2. **病理变化** 心肌梗死的形态学改变是动态演变过程:一般在 6 小时后肉眼方可辨认,坏死灶呈苍白色(图 11-8);8~9 小时后呈淡黄色,光镜下呈凝固性坏死(图 11-9);3~4 日后梗死灶边缘出现充血、出血带,光镜下有较多的中性粒细胞浸润;第 7 日后边缘开始出现肉芽组织;2~8 周梗死灶可机化形成瘢痕。

3. **生化改变** 心肌缺血 30 分钟内心肌细胞的糖原消失;心肌细胞坏死后,细胞内的天冬氨酸转氨酶[谷氨酸-草酰乙酸转氨酶(GOT)]、丙氨酸转氨酶[谷氨酸-丙酮酸转氨酶(GPT)]、肌酸磷酸激酶(CPK)及乳酸脱氢酶(LDH)透过细胞膜释放入血,引起相应的酶浓度升高,24 小时后达最高值,其中 CPK 对临床诊断的参考意义较大。此外,心肌坏死标志物肌钙蛋白升高,具有较高的临床诊断价值。

4. 并发症

(1) 心力衰竭:心肌梗死可致心肌收缩力丧失而引起心力衰竭,是最常见的死亡原因,约占心肌梗死的 60%。

(2) 心源性休克:当梗死面积大于左心室的 40% 时,可因心排血量骤减而引起心源性休克。

(3) 心律失常:梗死累及传导组织可引起心律失常,严重时可致死。

(4) 室壁瘤形成:梗死灶机化形成瘢痕而失去弹性,在心腔内压力的作用下向

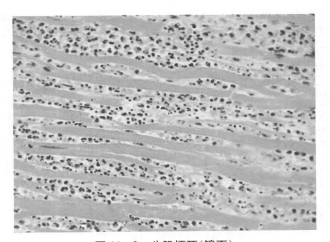

图 11-9　心肌梗死(镜下)
坏死的心肌细胞间有大量炎细胞浸润

外膨出形成室壁瘤,易继发血栓形成或心功能不全。

(5) 附壁血栓形成:因心肌梗死造成的心内膜受损及室壁瘤等病变,容易诱发附壁血栓形成,其脱落可引起栓塞。

(6) 心脏破裂:在心肌梗死后 2 周内均可发生,于 4~7 日时最为多见。其主要是由于梗死灶内中性粒细胞和单核细胞释放的大量蛋白水解酶的酶性溶解作用,加之心脏收缩,心腔内压增加对梗死灶的冲击而破裂,常导致心包填塞引起猝死。

(7) 急性心包炎:透壁性心肌梗死累及心外膜时,易引起急性浆液纤维素性心包炎。

(8) 乳头肌功能失调:多见于左室后壁心肌梗死的二尖瓣后乳头肌,可造成腱索与乳头肌分离,结果可导致二尖瓣脱垂、关闭不全,直至心力衰竭。

三、冠状动脉性猝死

猝死是指自然发生的、出乎意料的突然死亡。冠状动脉性猝死(sudden coronary death)多见于 40~50 岁患者,男性多于女性。患者常由于某种诱因(如饮酒、劳累、吸烟及运动)出现突然昏倒、四肢抽搐、小便失禁,或突然发生呼吸困难、口吐白沫、迅速昏迷。可立即死亡或于发病 1 小时至数小时内死亡,有的则在夜间睡眠中死亡。患者常有中至重度的冠状动脉粥样硬化性狭窄,或有继发病变(血栓形成或斑块内出血)。由于心肌急性缺血,造成局部电生理紊乱,引起心室纤颤等致死性心律失常。诊断冠状动脉性猝死必须具备两个条件:① 法医学检查排除自杀与他杀。② 病理解剖学检查,除冠状动脉和相应心肌病变外,无其他致死性疾病。

第三节　高 血 压 病

高血压病(hypertension)是一种原因未明的以体循环动脉血压升高为主要表现的全身性、独

立性疾病,又称为原发性高血压。成年人高血压被定为:收缩压≥ 140 mmHg 和(或)舒张压≥90 mmHg。高血压分为原发性和继发性两大类:继发性高血压(占 5%～10%)是继发于其他疾病(如肾动脉狭窄、肾炎、肾上腺和垂体肿瘤等),血压升高只是某一疾病的一个体征或症状,又称为症状性高血压。原发性高血压通称高血压病,最多见(占 90%～95%),是本节叙述的内容。

高血压病是我国最常见的心血管疾病之一,其发病率目前仍呈上升趋势。多见于30～40 岁以上的中老年人,男、女发病无明显差异。

高血压病基本病变是全身细小动脉硬化,晚期常引起心、脑、肾等重要脏器的病变。

一、病因和发病机制

(一)病因

本病病因尚未完全清楚,可能与下列因素有关。

1. 遗传因素　本病常有明显的家族聚集性,约有75%高血压病患者具有家族病史。研究证明本病的发生受多种基因变异、突变或遗传缺陷的影响,并在多种后天因素(环境因素)作用下使血压调节机制失调而致病。

2. 环境因素　① 精神-神经因素:长期或反复处于紧张状态或从事相应职业的人,高血压病发病率较高。一般认为,交感神经兴奋性增强是导致高血压病的主要神经因素。② 饮食因素:日均摄盐量高的人群,高血压病发病率较摄盐量低的人群明显升高。③ 其他因素:年龄增长、肥胖、吸烟、缺乏体力劳动等均是促进血压升高的因素。

(二)发病机制

高血压病的发病机制尚未完全阐明,各种能引起血容量、外周阻力、心率及心收缩力增加的因素,都可使动脉血压升高。现将主要学说概括如下。

1. 功能性血管收缩　凡能使外周血管收缩物质(肾素、儿茶酚胺、内皮素等)增多的因素,均可导致外周阻力增高而引起高血压。

2. 结构性血管肥厚　长期过度的血管收缩使 SMC 肥大增生、基质沉积,导致血管壁增厚、管腔缩小,引起血压持续性升高。

3. 钠水潴留　因钠摄入过多或遗传缺陷(如肾素-血管紧张素系统基因多种缺陷或上皮钠通道蛋白单基因突变等)所引起的钠水潴留,均可导致血容量的增加,心排血量增多而引发高血压。

二、类型和病理变化

(一)缓进型高血压病

缓进型高血压病又称为良性高血压病,约占原发性高血压的 95% 以上,多见于中老年人,病程长,进展慢,可达 10～20 年以上。按其发展过程可分为三期。

1. 功能紊乱期(早期)　基本病变为全身细小动脉的间歇性痉挛,无血管的器质性病变。临床表现血压在 140/90 mmHg 左右波动,可无明显症状或有头痛、头晕、失眠、易怒等症状。经适当休息或治疗,血压可恢复正常,一般不需服用降压药。

2. 动脉病变期(中期)　长期反复的细小动脉痉挛可导致动脉硬化和血压持续升高。

（1）细动脉硬化：主要表现为细动脉壁玻璃样变性，是高血压病具有诊断意义的特征性病变。其发生主要是由于血管持续痉挛及血压升高，使管壁缺氧，内皮细胞和基膜受损，内膜通透性增加，血浆蛋白渗入沉积并凝固；加之细胞外基质增多，使细动脉壁发生玻璃样变性，以致细动脉壁增厚、变硬，管腔缩小甚至闭塞（图2-12）。

（2）小动脉硬化：主要累及肌型小动脉，表现为内膜胶原纤维及弹力纤维增生，内弹力板分裂；中膜有不同程度的平滑肌细胞增生、肥大，并伴有胶原纤维及弹力纤维增生，最终管壁增厚，管腔狭窄。

此期临床表现为血压进一步持续升高并维持在较高水平，头痛、头昏、失眠、乏力等症状更加明显，需服用降压药。

3. 内脏病变期（后期）　由于全身细小动脉进一步硬化而常致心、脑、肾等重要器官的器质性病变。

（1）心脏病变：长期的血压升高，使左心室压力性负荷增加而发生代偿性肥大。主要表现为心脏重量增加（可达400 g以上），左心室壁增厚（可达1.5～2 cm），乳头肌和肉柱增粗变圆（图2-5），但心腔不扩张，称为向心性肥大（concentric hypertrophy）。如病变继续发展，肥大的心肌细胞因供血相对不足而发生失代偿，逐渐出现左心室扩张，称离心性肥大（eccentric hypertrophy），肉眼观呈靴形心（图11-10）。心肌上述病变称为高血压性心脏病，严重者可发生心力衰竭。

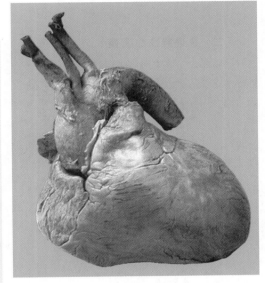

图11-10　高血压性心脏病（靴形心）

（2）肾脏病变：主要表现为原发性细颗粒固缩肾，或称高血压性固缩肾，由入球动脉和叶间动脉硬化所致。肉眼观：双肾体积缩小，重量减轻，质地变硬，表面呈均匀弥漫的细颗粒状。切面肾皮质变薄，皮髓质分界不清。光镜下：肾实质内细小动脉硬化明显，入球动脉玻璃样变，小叶间动脉内膜纤维性增厚，管腔狭窄。部分肾单位因缺血而使肾小球体积缩小、纤维化或玻璃样变，相应的肾小管萎缩、消失，间质纤维组织增生和淋巴细胞浸润。残存肾小球因功能代偿而肥大，相应的肾小管也代偿扩张，严重时可出现慢性肾功能衰竭。

（3）脑病变：由于脑细小动脉痉挛和硬化，可引起脑实质的病变，其主要表现如下：① 脑出血：是高血压病最严重的并发症，往往危及生命。脑出血最常见的部位是基底节、内囊，其次为大脑白质、脑干等处，一般多为大出血（图11-11）。其原因是脑内细小动脉硬化，缺乏弹性，管壁变脆；内囊区豆纹动脉从大脑中动脉直角分

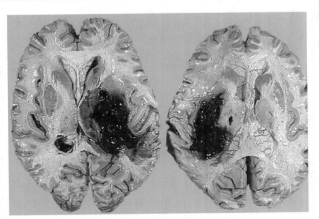

图11-11　高血压病脑出血（内囊区出血）

出且较细,当血压突然升高时血管易破裂。临床表现常因出血部位不同、出血量的多少而异,一般为突然发生昏迷、呼吸加深、脉搏加快、各种神经反射消失、肢体瘫痪等,严重者可致死亡。小的出血可被吸收,或被胶质瘢痕修复;中等量出血可被胶质瘢痕包裹形成血肿或液化为囊肿。② 脑水肿:脑实质内细小动脉的病变或痉挛,使局部缺血,毛细血管通透性增加,可发生脑水肿和颅内压升高。临床上可有头痛、呕吐、头晕、眼花等以中枢神经系统障碍为主要表现的症状,称为高血压脑病。如病情进一步加重,血压急剧升高,临床上出现意识障碍、视力模糊、剧烈头痛和癫痫等症状,病情危重,则称为高血压危象;如不及时救治,可引起死亡。③ 脑软化:脑细小动脉的病变严重或伴持续痉挛时,可导致脑微梗死,而出现液化性坏死,形成疏松的筛网状病灶,通常为多发性而较小的病灶,最终可由胶质瘢痕修复。

(二)急进型高血压病

急进型高血压病又称为恶性高血压病,仅占高血压病的 5% 左右,多见于青壮年,多数发病时即是恶性高血压病,少数继发于缓进型高血压。临床特点为起病急,病情严重,进展快,预后差。患者血压显著升高,尤以舒张压升高明显,常高于 130 mmHg。

急进型高血压病的特征性病变是:① 坏死性细动脉炎,主要累及肾入球动脉,动脉内膜和中膜发生纤维素样坏死。② 增生性小动脉硬化,主要累及肾叶间动脉,突出改变是内膜显著增厚,内弹力膜分裂,胶原及弹力纤维增生,平滑肌细胞增生肥大,使血管壁呈同心圆层状增厚,状如洋葱切面,管腔狭窄。上述病变也可发生于脑和视网膜。患者一般较早出现蛋白尿、血尿、管型尿,多在 1 年内发展为尿毒症,也可因脑出血或心力衰竭致死。

第四节 | 风 湿 病

风湿病(rheumatism)是一种与 A 族乙型溶血性链球菌感染有关的超敏反应性炎症性疾病,主要累及全身结缔组织,属结缔组织病或胶原病的范畴。其特征性病变是形成风湿性肉芽肿,病变常侵犯心脏、关节、浆膜、皮肤、脑及动脉等,其中以心脏病变最为严重。临床上除有上述病变脏器的症状和体征外,常伴有发热、白细胞增多、血沉加快、血中抗链球菌溶血素"O"抗体滴度增高等表现,故急性期称为风湿热。风湿病常反复发作,造成心瓣膜病变,可引起严重后果。

一、病因和发病机制

风湿病是与咽喉部 A 族乙型溶血性链球菌感染有关的超敏反应性炎症,寒冷、潮湿、病毒感染等均可能参与诱发本病。风湿病的确切发病机制尚未清楚,目前较多倾向于抗原抗体交叉反应学说,即链球菌细胞壁的 C 抗原(糖蛋白)或 M 抗原(蛋白质)所诱生的相应抗体可分别与结缔组织(如心瓣膜及关节)的糖蛋白、心肌和血管平滑肌的某些成分发生交叉免疫反应,而遗传易感性可能对于这种超敏反应起调节作用。研究证实,多数风湿病患者体内存在自身抗体,可引起心脏、血管等部位的自身免疫反应而致相应病变。

二、基本病理变化

风湿病的基本病理变化发展过程一般分为三期。

(一) 变质渗出期

变质渗出期是风湿病的早期病变,表现为非特异性炎,主要是心脏、浆膜、关节、皮肤、脑、肺等部位的结缔组织发生黏液样变性和纤维素样坏死;同时有充血,浆液、纤维素渗出及少量以淋巴细胞为主的炎症细胞浸润。此期持续 1 个月左右。

(二) 增生期(肉芽肿期)

增生期可见在纤维素样坏死灶周围出现巨噬细胞增生、聚集,吞噬纤维素样坏死物,转变为风湿细胞或称阿少夫细胞(Aschoff cell)。风湿细胞的形态特点是体积大,圆形,胞质丰富;核大、圆形或椭圆形,核膜清晰,染色质集中于中央,核的横切面状如枭眼,纵切则状似毛虫。由风湿细胞、纤维素样坏死及少量淋巴细胞和成纤维细胞形成圆形或梭形境界清楚的结节状病灶,称为风湿小体或阿少夫小体(Aschoff body),即风湿性肉芽肿(图 11-12),为本病具有诊断意义的特征性病变。在心肌间质内的风湿小体多位于小血管旁。此期持续 2～3 个月。

(三) 纤维化期(愈合期)

纤维化期主要表现为纤维素样坏死物逐渐被溶解吸收,炎症细胞逐渐减少,风湿细胞转变为成纤维细胞,使风湿小体发生纤维化,最终形成瘢痕。此期持续 2～3 个月。

风湿病的整个病变过程一般需 6 个月左右,因常反复发作,故在同一部位可有各期病变并存,导致病变部位较严重的纤维化和瘢痕形成。

三、风湿病的各器官病变

(一) 风湿性心脏病

风湿性心脏病包括急性期的风湿性心脏炎和静止期的慢性风湿性心瓣膜病。风湿性心脏炎或称风湿性全心炎,包括风湿性心内膜炎、风湿性心肌炎和风湿性心外膜炎。

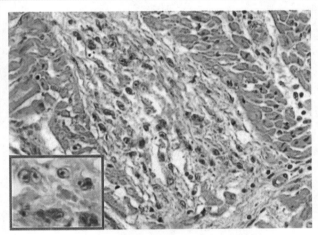

图 11-12　心肌间质内的风湿小体(镜下)
左下角为放大的风湿细胞

1. **风湿性心内膜炎**(rheumatic endocarditis)　主要累及心瓣膜及其邻近的内膜和腱索,病变以二尖瓣最为多见,其次为二尖瓣和主动脉瓣联合受累,再次为主动脉瓣。早期瓣膜肿胀,间质有黏液样变性和纤维素样坏死,并有浆液渗出和炎症细胞浸润。迎血流面的内皮细胞受到瓣膜开关的摩擦、碰撞及血流的冲击,易变性脱落,暴露内皮下胶原,激活凝血系统,诱导血小板沉积、凝集形成粟粒大小灰白色、半透明呈疣状的白色血栓。常沿着闭锁缘呈串珠状排列,与瓣膜粘连紧密不易脱落,称为疣状赘生物(verrucous vegetation)(图 11-13)。病变后期,赘生物机化,使瓣膜纤维化及瘢痕形成;类似病变反复发生终致瓣膜增厚、变硬、卷曲、缩短,瓣叶间粘连,腱索增粗、缩短而

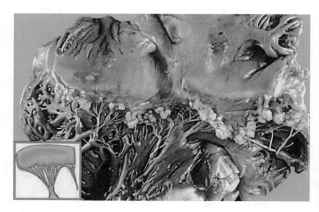

图 11－13　风湿性心内膜炎

二尖瓣闭锁缘上串珠状疣状赘生物，与瓣膜粘连紧密，为白色血栓，左下角为模式图

形成慢性心瓣膜病。

2. 风湿性心肌炎（rheumatic myocarditis）
特征性病变是心肌间质小血管附近形成风湿小体，多见于室间隔、左室后壁及左室乳头肌等处（图11－12）。反复发作后，间质内有小瘢痕形成。儿童患者常表现心肌间质水肿和较多淋巴细胞浸润为主的渗出性病变。风湿性心肌炎常影响心脏的收缩力，临床表现为第一心音低钝、心率加快，严重者可发生急性心力衰竭或传导阻滞。

3. 风湿性心外膜炎　也称风湿性心包炎（rheumatic pericarditis），常同时伴有风湿性心内膜炎和风湿性心肌炎，主要累及脏层心包膜，以渗出性病变为主。如渗出以浆液为主时，形成心包积液，谓之湿性心包炎；当渗出以纤维蛋白为主时，可形成绒毛心，为干性心包炎。若后期心包表面纤维蛋白未能完全溶解吸收，可发生机化粘连，形成缩窄性心包炎。

（二）风湿性关节炎

多数风湿病患者可出现风湿性关节炎（rheumatic arthritis），病变主要累及膝、肩、肘、腕、髋等大关节，亦可累及小关节。临床上常以大关节的游走性、多发性、对称性疼痛为其特征，此伏彼起，相继发生。局部常有红、肿、热、痛、活动障碍等典型炎症表现，关节腔内有浆液和少量纤维素渗出。由于病变不侵犯关节软骨，消退后渗出物被吸收，一般不遗留关节变形等后遗症。

（三）皮肤病变

1. 环形红斑（erythema annulare）　多见于儿童，好发于四肢和躯干的皮肤。为淡红色环状红晕，微隆起。光镜下：真皮浅层血管充血、血管周围水肿及炎症细胞浸润。病变常在1～2日内消退。

2. 皮下结节（subcutaneous nodules）　好发于大关节附近的伸侧面皮下，直径0.5～2 cm，质较硬，活动，无痛，圆形或椭圆形。光镜下：结节中央为大片纤维素样坏死，外周有风湿细胞呈栅状排列，伴有淋巴细胞浸润，为不典型的风湿小体。皮下结节的出现常提示存在着风湿性心脏病。

（四）风湿性动脉炎

风湿性动脉炎（rheumatic arteritis）常累及中、小动脉，如冠状动脉、肾动脉、肠系膜动脉、脑动脉、肺动脉及其分支等，主要为血管壁发生纤维素样坏死和淋巴细胞、单核细胞浸润，可有风湿小体形成，病变后期因血管壁纤维化而增厚，管腔狭窄甚至闭塞。

（五）风湿性脑病

风湿性脑病多见于5～12岁的儿童，女孩多见。病变主要为脑的风湿性动脉炎和皮质下脑炎，后者表现为皮质下神经细胞变性及胶质细胞增生，形成胶质结节。如累及基底节、黑质等部位时，患者可出现面肌及肢体不自主运动，称为小舞蹈症（chorea minor）。

四、慢性心瓣膜病

慢性心瓣膜病是指心瓣膜因各种损伤或先天性发育异常造成的器质性病变,常表现为瓣膜口狭窄和(或)关闭不全。绝大多数为风湿性心内膜炎和感染性心内膜炎的结局。

(一) 二尖瓣狭窄

二尖瓣狭窄(mitral stenosis)绝大多数由风湿性心内膜炎引起。正常成人二尖瓣口面积约为5 cm²,可通过两个手指。狭窄时依面积缩小的程度分为:轻度1.5~2.0 cm²,中度1.0~1.5 cm²,重度小于1.0 cm²。依瓣膜病变分为:早期瓣膜轻度增厚,呈隔膜型;后期瓣膜严重增厚、变硬、瓣叶间粘连,瓣膜口缩小呈鱼口状或漏斗状。若伴腱索及乳头肌明显粘连短缩,常合并瓣膜口关闭不全。

血流动力学和心脏的变化:早期,在心脏舒张时,因二尖瓣狭窄使左心房血液流入左心室受阻,左心房内血容量增多而发生代偿性扩张肥大,此时由于血液迅速通过狭窄瓣口引起瓣膜震动和漩涡形成,产生心尖区舒张期隆隆样杂音。当左心房失代偿后,左心房的血液不能完全排入左心室,造成左心房淤血,肺静脉回流受阻,引起肺淤血、肺水肿,临床上可出现呼吸困难、发绀、咳嗽和咳带血的泡沫状痰等左心房衰竭的表现。由于持久的肺循环压力增高,造成肺动脉高压,增加了右心室的负荷,导致右心室代偿性肥大;当其失代偿后,可致右心室扩张,三尖瓣相对关闭不全,最终引起右心房及体循环静脉淤血,临床出现颈静脉怒张、肝淤血肿大、下肢水肿、浆膜腔积液等右心衰竭的表现。当狭窄严重时,左心室可轻度缩小,X线显示为"梨形心"。

(二) 二尖瓣关闭不全

二尖瓣关闭不全(mitral insufficiency)的病因与二尖瓣狭窄相同。血流动力学和心脏的变化表现为:在心脏收缩期,由于二尖瓣关闭不全,左心室部分血液反流入左心房,并引起瓣膜震动和漩涡形成,产生心尖区收缩期吹风样杂音。左心房既接受肺静脉的血液又接受左心室反流的血液,使其血容量增加,压力升高,引起代偿性扩张肥大。在舒张期,左心房的大量血液流入左心室,使左心室容量负荷增加,引起代偿性扩张肥大。当左心房、左心室失代偿后,引起左心衰竭,继而出现肺淤血、肺动脉高压、右心室代偿性肥大,最终出现右心衰竭和全身静脉淤血。临床表现与二尖瓣狭窄相同。因四个心腔均肥大扩张,X线显示呈"球形心"。通常二尖瓣关闭不全多与狭窄合并存在。

(三) 主动脉瓣狭窄

主动脉瓣狭窄(aortic stenosis)主要由风湿性主动脉瓣炎引起,少数由先天发育异常或动脉粥样硬化以及其他主动脉瓣病变引起的瓣膜钙化所致。血流动力学和心脏的变化为:心脏收缩期,因主动脉瓣狭窄使左心室血液排出受阻,因压力负荷升高而发生代偿性肥大;此时血液在迅速通过狭窄的主动脉瓣口时产生震动与漩涡,主动脉瓣区听诊可闻及收缩期杂音。久之左心室失代偿后相继出现左心衰竭、肺淤血、肺动脉高压及右心衰竭。临床上可先后出现心绞痛、脉压减小,X线显示左心室明显突出,呈"靴形心"。

(四) 主动脉瓣关闭不全

主动脉瓣关闭不全(aortic insuffciency)的病因除与主动脉瓣狭窄相同外,还可见于梅毒性主动脉炎、亚急性感染性心内膜炎、类风湿主动脉炎等。在心脏舒张时,主动脉部分血液经未完全关闭的瓣膜口反流回左心室,主动脉瓣区听诊可闻及叹息样舒张期杂音,左心室因容积性负荷增加而发生代偿性肥大,久之同样依次发生左心衰竭、肺淤血、肺动脉高压、右心衰竭。临床上可出现脉压增大及周围血管征(如水冲脉、股动脉枪击音等)。

第五节 感染性心内膜炎

感染性心内膜炎(infective endocarditis)是由病原微生物经血行途径直接侵袭心内膜特别是心瓣膜而引起的炎症性疾病。多由细菌引起,故传统上又称细菌性心内膜炎,通常分为急性和亚急性两类。

一、急性感染性心内膜炎

(一)病因

急性感染性心内膜炎(acute infective endocarditis)通常是由致病力强的化脓菌(如金黄色葡萄球菌、溶血性链球菌、肺炎球菌等)引起的脓毒血症侵犯心内膜而致的并发症,可产生严重的后果。

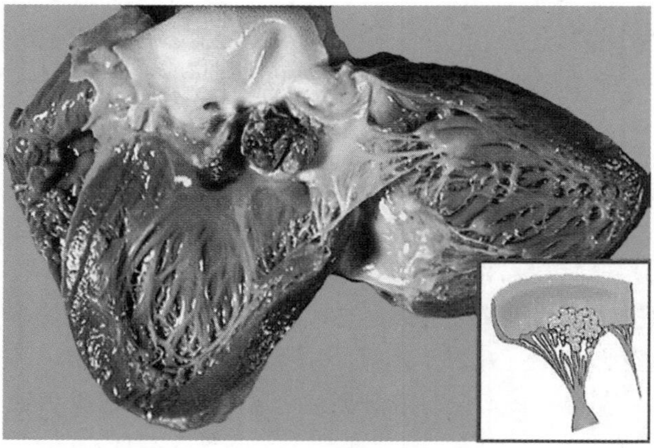

图 11 - 14 感染性心内膜炎
心瓣膜处可见巨大不规则、红褐色赘生物,右下角为模式图

(二)病理变化

病变多发生于正常无病变的心内膜,主要累及二尖瓣和主动脉瓣,引起急性化脓性炎,可造成瓣膜溃烂、穿孔或破裂。在破溃的瓣膜表面,易形成巨大、松脆、污秽含菌的赘生物,这种赘生物易破碎,形成含菌的栓子,造成远处器官血管的含菌性栓塞,引起感染性梗死和继发脓肿形成(图11-14)。本病起病急、发展快、病程短,半数以上患者数日或数周内死亡。

二、亚急性感染性心内膜炎

(一)病因

亚急性感染性心内膜炎(subacute infective endocarditis)也称为亚急性细菌性心内膜炎,是由致病力相对较弱的病原微生物引起,最常见者是由草绿色链球菌所致。常侵犯有病变的心瓣膜,如风湿性心瓣膜病或先天性心脏病。

(二)病理变化及临床联系

心内膜的病变常发生在原有风湿性心瓣膜病变的基础上,形成单个或多个大小不一的菜花状或息肉状的赘生物,其颜色灰黄污秽,质松脆易碎、易脱落,比急性感染性心内膜炎的赘生物略小。

光镜下,赘生物由纤维素、血小板、中性粒细胞、坏死组织及菌团组成。赘生物脱落可形成瓣膜溃疡、穿孔或腱索断裂,临床上可听到相应强弱多变的杂音。由于细菌毒素及免疫复合物的作用可造成小血管壁受损或血管炎,因此皮肤、黏膜及眼底可见出血点;皮下的小动脉炎则使指、趾等处出现红紫色、微隆起、有压痛的小结,称 Osler 小结。碎裂、脱落的赘生物可造成小血管栓塞,导致梗死。栓塞如发生在肾脏,则引起灶性肾梗死,也可因免疫复合物的作用而发生弥漫性毛细血管内增生性肾小球肾炎。由于毒力较弱的细菌和毒素的持续作用,临床上可出现长期低热、脾肿大、白细胞增多、贫血、血细菌培养阳性等迁延性败血症的表现。

第六节　心　力　衰　竭

心力衰竭(heart failure)是指由于心脏收缩和(或)舒张功能障碍,使心排血量绝对或相对减少,不能满足机体代谢需要的病理过程。心功能不全包括代偿直至失代偿阶段的全过程,心力衰竭是心功能不全的失代偿阶段。心力衰竭各种临床表现的病理生理基础是心排血量不足所致的缺血及静脉回流障碍所致的淤血。

一、心力衰竭的病因、诱因和分类

(一) 心力衰竭的病因

凡能影响心脏泵血和充盈的因素,均是心力衰竭的病因。

1. 原发性心肌损害　是引起心力衰竭的重要病因。

(1) 心肌病变:严重的心肌炎、心肌病、心肌梗死、心肌纤维化、病毒感染、硒缺乏、锑和阿霉素中毒等均可造成心肌细胞变性、坏死,导致心肌收缩和舒张功能降低。

(2) 心肌能量代谢障碍:心肌缺血、缺氧或三羧酸循环障碍,使 ATP 生成或利用障碍,导致心脏泵血功能下降,见于严重贫血、低血压、冠状动脉粥样硬化、维生素 B_1 严重缺乏等疾患。

2. 心脏负荷过重

(1) 压力负荷过重:也称后负荷过重,是指心脏收缩时所承受的负荷增加,使收缩期心腔压力增高。高血压病、主动脉瓣狭窄可引起左心室压力负荷过重;肺动脉高压、阻塞性肺疾病、肺动脉瓣狭窄可引起右心室压力负荷过重。

(2) 容量负荷过重:也称前负荷过重,是指心脏舒张末期心室容积增加,使心室壁张力过高。主动脉瓣或二尖瓣关闭不全可引起左心室容量负荷过重;肺动脉瓣或三尖瓣关闭不全可引起右心室容量负荷过重。

(二) 心力衰竭的诱因

在病因存在的情况下,有60%～90%的心力衰竭患者可由下列诱因促使其发病。

1. 感染　感染时,可因发热使心率加快,导致心肌耗氧量增加、心室舒张期缩短、心肌供氧不足;可因致病微生物及其毒素直接损害心肌;可因肺部感染加重右心室后负荷等。

2. 心律失常　快速型心律失常时,因心率加快使心肌耗氧量增加、心室充盈减少、舒张期缩短而冠脉血流不足;因心房和心室活动不协调使心室射血功能降低、心排血量减少等。

3. 其他　高钾血症和低钾血症可影响心肌的兴奋性、传导性、自律性和收缩性,容易造成心律失常,诱发心力衰竭。酸中毒时,H^+ 竞争性抑制 Ca^{2+} 与肌钙蛋白结合、抑制肌球蛋白 ATP 酶的活性,均可使心肌收缩性减弱。过量过快输液、妊娠期血容量增加,使心脏负荷加重。情绪激动、过度劳累、严重贫血、创伤或手术、洋地黄中毒、甲状腺功能亢进症等也可诱发心力衰竭。

(三) 心力衰竭的分类

1. 按心力衰竭的发生部位分类

(1) 左心衰竭:是心力衰竭最常见的类型。心肌病、风湿性心脏病、高血压性心脏病、冠心病等导致左心受累、左心室负荷过重,使左心室射血功能障碍、心排血量减少,并出现肺循环淤血、水肿、呼吸困难。

(2) 右心衰竭:肺栓塞、肺动脉高压、阻塞性肺疾病、先天性心脏病如法洛四联症等导致右心受累、右心室负荷过重,使右心室不能把体循环回流的血液充分排出到肺循环,出现体循环淤血和静脉压力增高,从而产生下肢甚至全身性水肿。

(3) 全心衰竭:严重贫血、大面积心肌缺血、风湿性心肌炎等导致左、右心同时受累,使全心功能衰竭。亦可因一侧心力衰竭发展波及另一侧,而发生全心衰竭:如长期左心衰竭,由于肺静脉压升高引起循环阻力增加,使右心室后负荷过重而发生右心衰竭。

2. 按心力衰竭的发生速度分类

(1) 急性心力衰竭:起病急骤、发展迅速,心排血量骤然下降,机体来不及代偿,见于急性大面积心肌梗死、严重心肌炎、慢性心力衰竭急性发作等。临床上可发生心源性休克、急性肺水肿、昏迷等。

(2) 慢性心力衰竭:发病缓慢,机体可通过调节充分发挥代偿作用,出现心肌肥大、心腔扩张、血容量增加等代偿反应,常由高血压病、心瓣膜病、肺动脉高压等心血管疾病逐渐加重所致。临床上有心排血量减少、静脉淤血与水肿等表现,称为充血性心力衰竭(congestive heart failure)。

3. 按心力衰竭时心排血量高低分类

(1) 低排血量性心力衰竭:是指发生心力衰竭时心排血量低于正常平均水平,最为多见。见于心肌炎、心瓣膜病、高血压性心脏病、冠心病等。

(2) 高排血量性心力衰竭:是指发生心力衰竭时心排血量绝对值接近或高于正常人平均水平,此类患者心力衰竭前的心排血量相对较高。见于代谢增强或某些心脏前负荷增高的疾病,如严重贫血、甲亢、维生素 B_1 缺乏以及动-静脉瘘等。

二、心力衰竭的发病机制

正常心肌舒缩的分子基础如下。

1. 收缩蛋白　心肌收缩的基本单位是肌节,肌节由粗肌丝和细肌丝组成。① 肌球蛋白(myosin)组成粗肌丝,一端膨大形成横桥,其头部呈球形,具有 ATP 酶活性,可分解 ATP 供肌丝滑动。② 肌动蛋白(actin)是细肌丝的主要成分,呈双螺旋结构,其上有特殊的"作用位点",可与肌球蛋白的横桥形成可逆结合。

2. 调节蛋白　是细肌丝的组成成分。① 原肌球蛋白(tropomyosin):呈杆状,心肌舒张时嵌于肌动蛋白双螺旋沟内,并与肌钙蛋白复合体相连。当其与肌动蛋白上的"作用位点"结合发生空间构型改变时，可使心肌发生收缩。② 肌钙蛋白(troponin)：由原肌球蛋白亚单位(TnT)、钙结合亚单位(TnC)和抑制亚单位(TnI)组成，在 Ca^{2+} 参与下调节心肌的舒缩活动。

3. 兴奋-收缩耦联　当心肌细胞兴奋时，细胞膜除极化激活细胞膜上的 L 型钙通道开放，Ca^{2+} 从细胞外进入细胞内，进一步激活肌质网储存 Ca^{2+} 释放，使胞质内 Ca^{2+} 浓度迅速升高。此时 Ca^{2+} 与肌钙蛋白结合，形成 Ca^{2+}-肌钙蛋白-原肌球蛋白复合体，引起原肌球蛋白空间构型的改变，暴露出肌动蛋白的"作用位点"，使肌球蛋白横桥能够与肌动蛋白的"作用位点"相结合，激活肌球蛋白头部的 ATP 酶，水解 ATP 并释放能量，引发粗肌丝带动细肌丝向肌节中央滑行，导致肌节缩短，心肌收缩。

4. 心肌的舒张　当心肌细胞复极化时，大部分 Ca^{2+} 由肌质网摄取和储存，少量由细胞膜钠-钙交换蛋白和细胞膜 Ca^{2+}-ATP 转运至细胞外，使胞质内 Ca^{2+} 浓度迅速降低，则 Ca^{2+} 与肌钙蛋白解离，细肌丝滑回原位，心肌舒张。

心力衰竭发病机制比较复杂，迄今尚未完全阐明，目前认为心力衰竭的基本发病机制是心脏收缩与舒张异常。

(一) 心肌收缩功能减弱

心肌收缩功能是决定心排血量的关键因素，心肌收缩功能减弱是引起心力衰竭最重要的机制。决定心肌收缩的基本因素是心肌收缩相关蛋白、能量代谢、兴奋-收缩耦联，其中任何一个因素发生改变时，都可导致心力衰竭。

1. 收缩相关蛋白破坏

(1) 心肌细胞数量减少：心肌细胞受损继而死亡后，心肌收缩相关蛋白随即被分解、破坏，使心肌收缩功能减弱。心肌细胞的死亡包括坏死和凋亡两种方式。

1) 心肌细胞坏死：当心肌细胞受到感染、缺血缺氧、中毒等严重损伤时可发生坏死。坏死细胞因溶酶体酶的作用而发生自溶，使收缩相关蛋白破坏，心肌收缩功能因此减弱。如急性心肌梗死面积达 23% 以上，即可发生心力衰竭。

2) 心肌细胞凋亡：当心肌细胞受到氧化应激、缺血缺氧、钙稳态失衡、负荷过重、线粒体功能异常或某些细胞因子作用后，心肌细胞可发生凋亡。细胞凋亡引起心肌细胞数量减少，使收缩蛋白减少，从而发生心力衰竭。

(2) 心肌结构改变：分子水平上，参与细胞代谢和离子转运的蛋白质减少、酶活性降低。亚细胞水平上，线粒体相对减少；肌原纤维排列紊乱，心肌收缩力减弱。细胞水平上，不同部位的心肌肥大、坏死和凋亡共存，心肌细胞和非心肌细胞的肥大与萎缩、增殖与死亡共存。在器官水平上，心腔扩大而室壁变薄，心脏由正常的椭圆形变成球形，使乳头肌不能锚定房室瓣，造成功能性瓣膜反流，进一步加重并参与心室重塑的进展。以上不均一性变化是造成心脏收缩性降低的结构基础。

2. 心肌能量代谢紊乱　心肌收缩是需要 ATP 参与的主动耗能过程，缺乏 ATP 或 ATP 酶活性降低均可使心肌收缩性减弱。因此，凡是能干扰心肌能量生成、贮存和利用的因素，都能导致心肌收缩功能减弱。

(1) 能量生成障碍：心肌有氧代谢障碍使 ATP 生成不足直接影响心肌收缩性。见于休克、严重贫血、缺血性心脏病等引起的心肌缺血缺氧，以及维生素 B_1 缺乏引起的乙酰辅酶 A 生成减少等。

(2) 能量转化储存障碍：心肌能量主要是以磷酸肌酸(CP)的形式储存。在磷酸肌酸激酶(CK)的催化下，生成的 ATP 将高能磷酸键转给肌酸，生成 CP。随着心肌肥大的发展，CK 同工酶之间发生转化导致其活性降低，CP 生成不足，能量储存减少。

(3) 能量利用障碍：当心肌细胞肌球蛋白头部 ATP 酶活性降低时，不能正常利用 ATP，使心肌收缩性减弱。见于长期心脏负荷过重引起的心肌过度肥大。

3. 心肌兴奋-收缩耦联障碍　Ca^{2+} 在心肌兴奋的电信号转化至收缩的机械活动中发挥极为重要的作用。任何影响 Ca^{2+} 转移、分布的因素，都会导致心肌兴奋-收缩耦联异常，进而影响心肌收缩功能。

(1) 肌质网转运 Ca^{2+} 的功能障碍：当心肌缺血缺氧时，ATP 供应不足，使肌质网摄取和贮存的 Ca^{2+} 不足，导致肌质网释放 Ca^{2+} 到细胞质内减少；肌质网上的 Ca^{2+} 释放通道(Ry-受体)及其 mRNA 减少、细胞内酸中毒均可使 Ca^{2+} 与肌质网中钙储存蛋白结合紧密而不易释放，导致肌质网释放 Ca^{2+} 减少。以上均可引起心肌兴奋-收缩耦联障碍。

(2) 细胞外 Ca^{2+} 内流受阻：心肌细胞内的 Ca^{2+} 尚有另一部分来自细胞外，细胞外 Ca^{2+} 内流通过钙通道和 Na^+-Ca^{2+} 交换体两种途径。① 钙通道包括膜电压依赖性钙通道和受体操纵性钙通道。膜电压依赖性钙通道受到膜电位的调节而开启：当心肌细胞膜去极化时，通道开放，细胞外 Ca^{2+} 顺浓度差流入胞内；当细胞膜复极化时，通道关闭，细胞外 Ca^{2+} 内流停止。心力衰竭时伴发的酸中毒，使跨膜电位降低，去极化变慢，以致膜电压依赖性钙通道难以开放。受体操纵性钙通道被去甲肾上腺素和心肌细胞膜上 β-受体所调控：当去甲肾上腺素与 β-受体结合时，激活腺苷酸环化酶，使 ATP 转化为 cAMP，激活细胞膜上的受体依赖性钙通道，使通道开放，Ca^{2+} 进入细胞内；当多种病因使去甲肾上腺素减少、细胞膜上 β-受体密度减少和腺苷酸环化酶活性降低时，Ca^{2+} 内流受阻。② Na^+-Ca^{2+} 交换体是一种酶蛋白，当细胞膜内的电位为正时，Na^+ 向细胞外、Ca^{2+} 向细胞内转运；膜内电位为负时，Ca^{2+} 向细胞内转运减少。上述原因凡可使心肌细胞外 Ca^{2+} 内流减少、使细胞质内 Ca^{2+} 浓度降低，均可导致心肌兴奋-收缩耦联障碍。

(3) 肌钙蛋白与 Ca^{2+} 结合障碍：当心肌缺血缺氧，细胞内发生酸中毒时，由于 H^+ 与肌钙蛋白的亲和力高于 Ca^{2+}，故 H^+ 可竞争性地抑制 Ca^{2+} 与肌钙蛋白结合，从而影响兴奋-收缩耦联过程。

(二) 心肌舒张功能异常

心脏通过舒张过程实现心室血液充盈，以保证足够的心排血量。约 30% 的心力衰竭是由心肌舒张功能异常所致。

1. 钙离子复位延缓　心肌收缩后，产生舒张的首要因素是胞质内 Ca^{2+} 迅速降至"舒张阈值"(10^{-7} mol/L) 以下，这时 Ca^{2+} 才能与肌钙蛋白脱离，使肌钙蛋白恢复原来的构型。当心肌缺血缺氧时，ATP 供应不足和肌质网钙泵活性降低，均可使肌质网摄取 Ca^{2+} 减少，胞质内 Ca^{2+} 不能迅速降至与肌钙蛋白脱离的水平，导致心脏舒张异常。

2. 肌球-肌动蛋白复合体解离障碍　肌球-肌动蛋白复合体解离是需要 ATP 供能的主动过程，当心肌缺血缺氧等导致 ATP 缺乏时，肌球-肌动蛋白复合体不能分离，心肌处于持续收缩状态，发生心室舒张异常。

3. 心室舒张势能减少　心室收缩末期可产生促使心室复位的舒张势能。心室收缩力越强，舒张势能越大。因此，心肌收缩功能减弱可导致心室舒张势能减少。此外，舒张期冠状动脉充盈不足也影响心室的舒张过程。

4. 心室顺应性降低　心室顺应性是指心室在单位压力变化下所引起的容积改变(dv/dp),其倒数 dp/dv 即为心室僵硬度。心肌肥大、心肌炎、心肌纤维化时,室壁僵硬度增加、心室顺应性降低,影响心室的舒张和充盈。

(三) 心脏各部舒缩活动不协调

心房和心室有规律协调的舒缩活动是保证心排血量正常的重要前提。若心房和心室各部位或左右心室的舒张和收缩活动在时间和空间上不协调、不同步(图 11 - 15),可严重影响心排血量,导致心力衰竭。见于心肌梗死、心肌炎等病变诱发的各类心律失常。

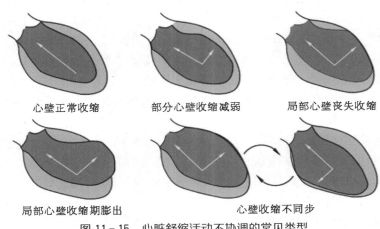

心壁正常收缩　　　　部分心壁收缩减弱　　　　局部心壁丧失收缩

局部心壁收缩期膨出　　　　　　心壁收缩不同步

图 11 - 15　心脏舒缩活动不协调的常见类型

三、心力衰竭时机体的代偿反应

心肌舒缩功能障碍或心脏负荷过重时,机体首先引起神经-体液机制激活,其中最为重要的是交感-肾上腺髓质系统和肾素-血管紧张素-醛固酮系统的激活,从而使心脏本身及心外组织器官发生一系列代偿性活动。当不能满足机体在安静状态的需要时,出现失代偿。

(一) 心脏代偿反应

1. 心率加快　心率加快是一种快速代偿反应。一定程度的心率加快可使每分钟心排血量增加,对维持血压、保证心脑血液供应有代偿作用。但心率过快(成人心率> 180 次/分)对机体不利,因为心率过快可使心肌耗氧量增加、舒张期缩短而影响冠状动脉血液灌流和心室充盈,导致心排血量下降,心肌缺血、缺氧而加重心肌损害。

2. 心脏扩张　根据 Frank-Starling 定律,在一定范围内心肌收缩力和心排血量与心肌纤维的初长成正比。当肌节长度在 $1.7\sim2.2\ \mu m$ 时,随肌节长度增加,收缩力逐渐加大,心排血量也加大。即在此范围内,静脉回心血量增加,心室舒张末期容积增大,心室前负荷加大。心室容量加大并伴有收缩力增强的心腔扩张,称为心脏紧张源性扩张,具有代偿作用。如果肌节长度超过 $2.2\ \mu m$,心肌拉长不再伴有心肌收缩力增强的心腔扩张,则称为心脏肌源性扩张,此时不但不具有代偿作用,而且增加心肌耗氧量。如果肌节长度超过 $3.6\ \mu m$,则心肌收缩性丧失。

3. 心肌收缩性增强　心功能受损的急性期,交感-肾上腺髓质系统兴奋,儿茶酚胺分泌增多,

激活 β-肾上腺素受体,导致心肌胞质 Ca^{2+} 升高,使心肌收缩性增强。这是动用心排血出量储备的最基本机制,也是最经济的代偿方式。当呈慢性经过时,心肌 β-肾上腺素受体减敏,使心肌收缩性增强的效果显著减弱。

4. 心室重塑 心室重塑(ventricular remodeling)是心室在长期容量和压力负荷增加时,通过改变心室的结构、代谢和功能而发生的慢性代偿适应性反应。心脏由心肌细胞、非心肌细胞及细胞外基质组成,心室重塑时,上述成分均会发生明显改变。

(1)心肌细胞重塑:心肌细胞重塑包括心肌肥大和心肌细胞表型的改变。

1)心肌肥大(myocardial hypertrophy):是指心肌细胞体积增大,心脏重量增加。心肌肥大可分为向心性肥大和离心性肥大两种。心肌肌节并联性增生,不伴有心腔扩大的心肌肥大称向心性肥大(concentric hypertrophy),多在后负荷过重的基础上发生。心肌肌节串联性增生,伴有心腔扩大的心肌肥大称离心性肥大(eccentric hypertrophy),多在前负荷过重的基础上发生。心肌肥大,心肌收缩力增加,具有明显的代偿作用。但是肥大心肌的毛细血管总数相对不足,氧的弥散间距增大,使心肌细胞处于相对缺血缺氧状态,因此,单位重量肥大心肌的收缩力低于单位重量正常心肌的收缩力。一旦心脏负荷和心肌损害进一步加重,心肌收缩力就会很快下降,从而出现一系列失代偿的表现。

2)心肌细胞表型的改变:是指由于合成蛋白质的种类变化所致的心肌细胞"质"的改变。在引起心肌肥大的机械信号和化学信号的刺激下,可使心肌细胞处于静止状态的胎儿期基因被激活,合成胎儿型蛋白质增加;或某些功能基因的表达受到抑制,发生同工型蛋白之间的转换,引起细胞表型的改变。表型改变的心肌细胞与正常心肌细胞有较大差异,更易发生衰竭。

(2)非心肌细胞及细胞外基质的变化:非心肌细胞主要包括成纤维细胞、血管平滑肌细胞、内皮细胞等细胞成分。细胞外基质是存在于细胞间隙、肌束之间及血管周围的结构糖蛋白、蛋白多糖及糖胺聚糖的总称,其中最重要的是 I 和 III 型胶原。许多促使心肌肥大的因素,如去甲肾上腺素、血管紧张素 II、醛固酮等都会促进非心肌细胞的活化和增殖,分泌大量不同类型的胶原及细胞外基质,同时又合成降解胶原的酶,通过对胶原的合成与降解的调控,改变胶原网络的生化组成和空间结构,发生心肌间质的增生与重塑。一般而言,重塑早期 III 型胶原增多较明显,有利于肥大心肌肌束重新排列及心室的结构性扩张。重塑后期以 I 型胶原增加为主,有利于心肌的抗张强度,防止室壁变薄和心腔扩大。但是,过度或不当的非心肌细胞增生和基质重塑,可降低室壁的顺应性、影响冠脉供血供及心肌细胞间的信息传递和舒缩的协调性等,促进心肌的损伤。

(二)心外代偿反应

1. 血容量增加 心排血量减少时,引起肾血流量减少,使肾小球滤过率下降。同时由于肾素-血管紧张素-醛固酮系统激活和抗利尿激素的作用,使肾小管重吸收钠、水增加。上述作用使尿排出减少,血容量增加,从而使心排血量增加、组织灌流改善,起到代偿作用。但若血容量增加过多,则会加重心脏前负荷、出现水肿,失去代偿作用。

2. 血流重分布 心排血量减少可引起交感-肾上腺髓质系统兴奋,使血流重新分布,心脑血管扩张而皮肤和内脏血管收缩,以保证心脑重要器官的血液供应,具有代偿意义。但若腹腔脏器长时间缺血缺氧可造成脏器功能紊乱;外周血管长时间收缩可使心脏后负荷增加,均失去代偿作用。

3. 红细胞增多 心排血量减少使肾血流量减少,刺激肾脏合成促红细胞生成素增加,使骨髓造血功能增强,生成的红细胞增多,提高血液携带氧的能力,有代偿作用。但红细胞过多可使血液黏稠度增大,增加心脏后负荷,对机体不利。

4. 组织用氧能力增强　心功能不全时细胞内线粒体数量增加、表面积增大、生物氧化酶活性增强,使组织用氧能力增强。

四、心力衰竭时机体主要功能代谢变化

心力衰竭时因心排血量减少和静脉回流障碍可引起机体的功能代谢变化,发生一系列相应的临床表现。

(一)心排血量减少引起缺血

心力衰竭最根本的血流动力学变化是心排血量绝对或相对减少,从而使机体发生功能代谢变化,并出现一系列外周血液灌注不足的症状与体征。

1. 皮肤苍白或发绀　因交感神经兴奋使皮肤血管收缩、心排血量不足使皮肤血流减少,导致患者皮肤苍白,严重时出现发绀。

2. 失眠、嗜睡、疲乏　心力衰竭时脑血流减少,患者出现头痛、失眠等症状,严重时发生嗜睡,甚至昏迷。此外,心力衰竭时肌肉血液供应减少,能量代谢水平降低,肌肉活动所需的能量不足,使患者感到疲乏无力。

3. 尿量减少　心力衰竭时因心排血量下降和交感神经兴奋,使肾动脉收缩,肾血液灌流减少,肾小球滤过率下降。同时因醛固酮和抗利尿激素的作用,肾小管重吸收钠、水的功能增强,导致尿量减少。

4. 心源性休克　急性或严重心力衰竭时,由于心排血量急剧减少,机体来不及发挥代偿,可出现动脉血压急剧下降,组织灌流量显著减少,从而发生心源性休克。

(二)静脉回流障碍引起淤血

心力衰竭时因静脉回流障碍导致肺循环淤血和体循环淤血,并表现出相应的症状和体征。

1. 肺循环淤血　由左心衰竭所致,主要表现如下。

(1)呼吸困难:由于肺静脉回流障碍,发生肺淤血和肺水肿而影响呼吸功能。根据严重程度和临床表现,可有三种情况。

1)劳力性呼吸困难(dyspnea on exertion):指患者在体力活动时发生呼吸困难,休息后减轻或消失。发生机制是:① 体力活动时机体需氧增加,但衰竭的左心不能提供与之相适应的心排血量,因此机体缺氧加剧、CO_2 潴留,刺激呼吸中枢产生"气急"症状。② 体力活动时心率加快,舒张期缩短,一方面使冠脉灌注不足,加剧心肌缺氧;另一方面,左心室充盈时间缩短、充盈量减少,从而使肺静脉回流减少、加重肺淤血。③ 体力活动时,回心血量增多,肺淤血加重。

2)端坐呼吸:心力衰竭患者因平卧可加重呼吸困难而被迫采取坐位或半卧位以减轻呼吸困难的状态称为端坐呼吸(orthopnea)。发生机制是:① 端坐时因重力作用,下肢血液回流减少,可减轻肺淤血。② 端坐时膈肌位置下移增加胸腔容积和胸腔负压,可改善肺通气。③ 端坐时减少下肢水肿液吸收,可减轻肺淤血。

3)夜间阵发性呼吸困难:患者在熟睡后因胸闷气憋而惊醒,被迫端坐咳喘后缓解,称为夜间阵发性呼吸困难(paroxysmal nocturnal dyspnea),严重者伴有哮鸣音,咳粉红色泡沫样痰,称为心源性哮喘(cardiac asthma)。发生机制是:① 患者平卧比端坐体位时膈肌上移,使胸腔容积减小,不利于通气。同时平卧时下肢血液回流入静脉增多,加重肺淤血。② 入睡后迷走神经相对兴奋,

使支气管收缩,气道阻力增大。③ 睡眠时中枢神经系统相对抑制、神经反射敏感性相对降低,当缺氧严重时才能刺激呼吸中枢,使患者突感呼吸困难而惊醒。

（2）肺水肿：是急性左心衰竭最严重的表现,患者咳嗽、呼吸困难、咳粉红色泡沫痰、双肺可闻及湿啰音。发病机制是：肺淤血使肺毛细血管内压升高,肺毛细血管壁通透性增加,导致液体渗出到肺泡和肺间质,发生肺水肿。见于大面积急性左心室心肌梗死和严重心律紊乱患者。

2. 体循环淤血　由右心衰竭和全心衰竭所致,主要表现如下。

（1）全身静脉淤血、静脉压升高：由于上、下腔静脉回流障碍和血容量过多,体循环静脉血液淤积。临床表现为颈静脉怒张、肝颈静脉反流征阳性等。

（2）全身水肿：钠水潴留和毛细血管内压升高导致全身水肿,称为心源性水肿。临床主要表现为皮下水肿,以下肢和踝部等身体下垂部位水肿较明显,也可发生胸腔积液或腹水。

（3）肝肿大压痛、肝功能异常：因静脉回流障碍使肝静脉压升高,引起肝淤血和肿大。肝脏肿大使肝包膜紧张而发生肝区疼痛。长时间肝淤血,可导致槟榔肝、淤血性肝硬化和肝功能异常。约有 95％的右心衰竭患者伴有肝肿大。

第十二章 呼吸系统疾病

导学

1. 掌握 大叶性肺炎、小叶性肺炎、肺结核病的概念和病理变化；呼吸衰竭的概念。

2. 熟悉 大叶性肺炎、小叶性肺炎、肺结核病的发病机制和临床病理联系；慢性阻塞性肺疾病（慢性支气管炎、肺气肿）和肺源性心脏病；呼吸衰竭的原因和发病机制。

3. 了解 间质性肺炎的概念和病理变化；肺外器官结核病；呼吸衰竭时机体的功能和代谢变化。

呼吸系统与外界相通,随空气进入呼吸道的病原微生物及有害物质可导致呼吸系统感染性疾病,是呼吸系统最常见的一类疾病,也是本章叙述的重点。此外,本章还介绍慢性阻塞性肺疾病、肺源性心脏病、呼吸衰竭等。

第一节 慢性阻塞性肺疾病

慢性阻塞性肺疾病(chronic obstructive pulmonary disease, COPD)是一组以肺实质和小气道受损,导致慢性气道阻塞、呼吸阻力增加、肺功能不全为共同特征的疾病的总称,主要包括慢性支气管炎、肺气肿、支气管哮喘和支气管扩张症等疾病。

一、慢性支气管炎

慢性支气管炎(chronic bronchitis)是发生于支气管黏膜及其周围组织的慢性非特异性炎症。临床上以反复发作的咳嗽、咳痰或伴有喘息症状为特征,呈慢性过程(通常症状每年持续约3个月,连续2年以上即可诊断)。病情持续进展常并发肺气肿、支气管扩张和肺源性心脏病。本病是一种严重危害人类健康的常见病,45~65岁人群中发病率达15%~20%,尤以老年人多见。

（一）病因和发病机制

慢性支气管炎往往是多种因素长期综合作用所致。

1. 感染 凡能引起上呼吸道感染的病毒、支原体和细菌,均是引起本病发生、发展的重要因素。

2. 吸烟　吸烟与慢性支气管炎的发生密切相关,患病率与吸烟量成正比。烟雾中的有害成分能使支气管黏膜受损,小支气管痉挛,这些均可使气道阻力增加并有利于细菌滞留于支气管。

3. 大气污染　大气中的刺激性烟雾、有害气体和粉尘等与慢性支气管炎的发生有因果关系。

4. 过敏因素　喘息型慢性支气管炎往往有过敏史。Ⅰ型超敏反应可引起支气管收缩或痉挛、组织损伤和炎症反应而导致本病。

5. 其他　机体内在的因素参与本病的发生,如自主神经功能失调、机体免疫力下降、营养缺乏、遗传等因素都与慢性支气管炎的发生有关

(二) 病理变化

各级支气管均可受累,常起始于较大支气管,随病程进展,病变可累及较小支气管和细支气管,受累支气管越多病情越重。主要的病变有:① 支气管黏膜上皮纤毛粘连、倒伏甚至脱失,上皮细胞变性、坏死、脱落及杯状细胞增生,可伴有鳞状上皮化生(图12-1)。② 黏液腺早期肥大、增生、分泌亢进,黏液栓可引起支气管阻塞。晚期则由于炎症的破坏而萎缩、减少。③ 管壁充血水肿,炎症细胞浸润。④ 管壁平滑肌束断裂、萎缩。喘息型患者平滑肌束可增生、肥大、管腔变窄。软骨可发生变性、萎缩、钙化或骨化。慢性支气管炎反复发作,使受累的细支气管不断增多,终使管壁纤维性增厚,管腔狭窄,并逐级向纵深发展蔓延,引起细支气管周围炎,是导致慢性阻塞性肺气肿的病变基础。

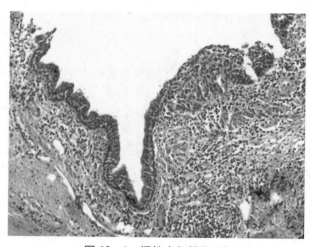

图 12-1　慢性支气管炎(镜下)
支气管黏膜发生鳞状上皮化生,炎症细胞浸润,纤维组织增生

(三) 临床病理联系

患者因支气管黏膜的炎症、黏液分泌物增多而出现咳嗽、咳痰症状,痰一般呈白色黏液泡沫状。在急性发作期,咳嗽加重,并出现黏液脓性或脓性痰。由于支气管痉挛或支气管狭窄及黏液、渗出物阻塞而引起喘息。听诊时,两肺可闻及哮鸣音及干、湿性啰音。病变导致小气道狭窄或阻塞时,出现阻塞性通气障碍,表现为以呼气困难为主的呼吸困难。久之,肺充气过度,肺内残气量增加而并发肺气肿。病变广泛严重者,可引起换气功能障碍而导致呼吸功能不全。

二、肺气肿

肺气肿(pulmonary emphysema)是指呼吸性细支气管、肺泡管、肺泡囊和肺泡因过度充气呈持久性扩张,并伴有肺泡间隔破坏,以致肺组织弹性减弱、容积增大的一种病理状态,是支气管和肺疾病时常见的并发症。慢性细支气管炎反复发生的炎症病变使小气道管壁破坏与肺泡间隔断裂是肺气肿发生的关键环节。另外,肺气肿还与吸烟、空气污染及尘肺等因素关系密切,α_1-抗胰蛋白酶缺乏症也可引起肺气肿的发生。

（一）类型及病理变化

1. 类型　肺气肿有多种病理类型，通常按受累部位可将肺气肿分为肺泡性肺气肿和间质性肺气肿两大类。肺泡性肺气肿是指病变主要发生在肺泡内，常合并小气道的阻塞性通气障碍，故也称阻塞性肺气肿。根据发生的部位和范围的不同，又可将其分为最为常见的小叶中央型肺气肿，均匀累及全部肺泡的全小叶型肺气肿，累及胸膜下肺组织的小叶周边部的小叶周围型肺气肿（图12-2）。间质性肺气肿是由于肺内压急骤升高，肺泡壁或细支气管壁破裂，空气进入肺间质所致。

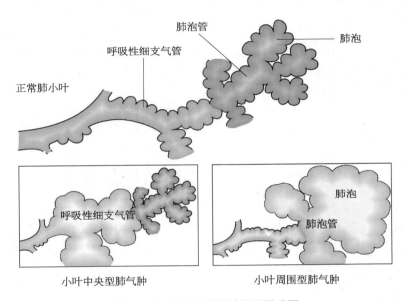

图 12-2　肺泡性肺气肿类型模式图

2. 病理变化　肉眼观：肺的体积膨大，边缘钝圆，色灰白，肺组织柔软而缺少弹性，指压后遗留压迹。切面可见扩大的肺泡囊腔。光镜下：肺泡扩张，间隔变窄或断裂，相邻肺泡互相融合形成较大囊腔。肺泡壁受压，其内的毛细血管床减少，肺小动脉内膜增生、肥厚。细、小支气管可见慢性炎症改变（图12-3）。

（二）临床病理联系

由于阻塞性通气障碍导致呼气性呼吸困难、发绀、气促等缺氧症状。严重的肺气肿患者胸廓前后径变大，肋间隙增宽，形成桶状胸。肺泡间隔毛细血管床减少和受压，使肺循环阻力增加最终导致肺源性心脏病。肺边缘的肺大泡如发生破裂可引起自发性气胸。

三、支气管扩张症

支气管扩张症（bronchiectasis）是指以肺内支气管管腔持续性扩张伴管壁纤维

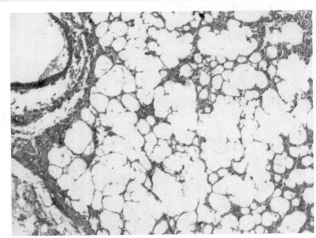

图 12-3　慢性肺气肿（镜下）
肺泡扩张融合，支气管黏膜上皮脱落

性增厚为特征的慢性呼吸道疾病。扩张的支气管因分泌物潴留,继发化脓性炎症,临床表现为慢性咳嗽、咳大量脓痰及反复咯血等症状。

支气管扩张症的重要原因是支气管和肺组织的感染,如慢性支气管炎、小叶性肺炎,造成支气管壁支撑组织破坏及管腔阻塞。少数与支气管发育缺陷及遗传等因素有关。

1. **病理变化**　肉眼观:肺切面可见明显扩张的支气管管腔,呈管状或囊状,可持续延伸或阶段性扩张,腔内含黏液脓性分泌物,常继发腐败菌感染而带恶臭。光镜下:支气管黏膜上皮鳞化、增生肥厚、管壁全层呈炎性破坏,由慢性炎性肉芽组织替代。邻近肺组织常发生纤维化及炎症细胞浸润。

2. **临床病理联系**　患者因支气管受炎症和潴留的大量脓性分泌物刺激而咳嗽、咳脓痰,支气管壁血管遭到破坏可咯血。少数可合并肺脓肿、肺坏疽、脓胸、脓气胸,重者可引发脓毒败血症而表现为全身中毒症状,晚期可发生肺动脉高压及肺源性心脏病。

第二节　慢性肺源性心脏病

慢性肺源性心脏病(chronic cor pulmonale)简称肺心病,是因慢性肺疾病、肺血管疾病或胸廓运动障碍性疾病引起肺循环阻力增加,肺动脉压升高而导致右心室肥厚、扩张,并可发生右心衰竭的心脏病。肺心病的常见病因是慢性支气管炎和肺气肿。

(一)病理变化

1. **肺部病变**　除原有的慢性阻塞性肺疾病病变外,主要病变是肺小动脉硬化、无肌型细动脉肌化、肺小动脉炎、小动脉血栓形成和机化。肺泡壁毛细血管数量显著减少。

2. **心脏病变**　心脏重量增加,右心室肥厚,心尖钝圆。肺动脉圆锥明显膨隆,肥厚的右心室内乳头肌和肉柱显著增粗,室上嵴增厚。右心室肥大的病理形态诊断标准是肺动脉瓣下2 cm处右心室壁肌肉厚度≥5 mm(正常为3~4 mm)。光镜下可见右心室心肌细胞肥大,核增大、深染。亦可见缺氧引起的心肌纤维萎缩、间质胶原纤维增生等。

(二)临床病理联系

肺心病发展缓慢,其临床表现除原有的肺疾病的症状和体征外,逐渐出现呼吸功能不全和右心衰竭的症状及体征。病情严重时,可导致肺性脑病、酸碱失衡等并发症。

第三节　肺　炎

肺炎(pneumonia)通常是指肺的急性渗出性炎症,为呼吸系统的常见病、多发病。肺炎可由不同的致病因子引起,根据病因不同可将肺炎分为感染性肺炎、理化性肺炎和超敏反应性肺炎。根据炎症发生的部位、累及范围不同，分为肺泡性肺炎、间质性肺炎、大叶性肺炎、小叶性肺炎、节段性肺炎等(图 12-4)。按病变性质，可分为浆液性、纤维蛋白性、化脓性、出血性、干酪性及肉芽肿性肺炎等。感染性肺炎最为常见，根据病原体不同，又可分为细菌性肺炎、病毒性肺炎和支原体肺炎等，其中细菌性肺炎约占肺炎发病的 80%。

一、细菌性肺炎

(一) 大叶性肺炎

大叶性肺炎(lobar pneumonia)主要由肺炎链球菌引起，累及大部或整个肺大叶，以肺泡内弥漫性纤维蛋白渗出为主的急性炎症。多见于青壮年，临床表现为起病急、寒战、高热、胸痛、咳嗽、咳铁锈色痰和呼吸困难，并有肺实变体征及白细胞增高等。经过 5~10 日，体温下降，症状消退。

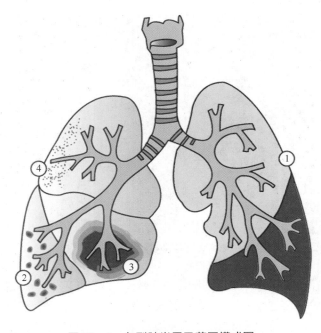

图 12-4　各型肺炎累及范围模式图
① 大叶性肺炎；② 小叶性肺炎；③ 融合性肺炎；④ 间质性肺炎

1. 病因及发病机制　大叶性肺炎 90% 以上是由肺炎链球菌引起，常以 1、2、3、7 型为多见，其中以 3 型毒性最强。此外，肺炎杆菌、金黄色葡萄球菌、溶血性链球菌和流感嗜血杆菌等均可引起大叶性肺炎，但较少见。当机体在受寒、醉酒、感冒、麻醉、过度疲劳或患有慢性病、免疫功能下降等诱因作用下，可使机体抵抗力降低，呼吸道的防御功能减弱，易使细菌侵入肺泡并繁殖引起肺炎。在发病过程中，超敏反应可能起重要作用。通常表现为肺泡间隔毛细血管扩张，通透性增高，浆液和纤维蛋白大量渗出，细菌和炎性渗出物迅速向邻近肺组织蔓延，从而波及一个肺段或整个肺大叶。

2. 病理变化及临床病理联系　病变一般发生在单侧肺，多见于肺下叶。典型的病变发展过程大致可分为四期。

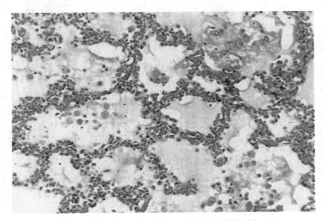

图 12-5A　大叶性肺炎充血水肿期(镜下)

(1) 充血水肿：为发病第 1~2 日的变化。肉眼观：病变肺叶肿大，呈暗红色，挤压切面可见淡红色浆液溢出。光镜下：肺泡间隔毛细血管扩张充血，肺泡腔内可见较多的浆液性渗出物，混有少量红细胞、中性粒细胞和巨噬细胞 (图 12-5A)。细菌在渗出物中大量繁殖生长，并在肺内迅速播散，波及整个肺段或大叶，直达胸膜。渗出液中常可检出肺炎链球菌。患者表现寒战、高热、咳嗽等症状，外周血白细胞计数增高。X 线检查显示片状分布、边缘模糊的阴影。听诊可闻及捻发音或湿啰音。

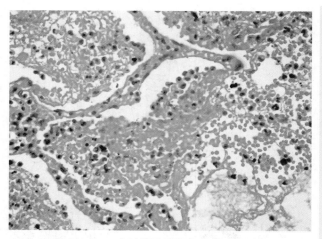

图 12 - 5B　大叶性肺炎红色肝样变期（镜下）

（2）红色肝样变期：为发病后第 3～4 日的变化。肉眼观：病变肺叶肿大，切面灰红，质地变实似肝。光镜下：肺泡间隔毛细血管仍扩张充血，肺泡腔充满大量红细胞、一定量的纤维蛋白、中性粒细胞和少量巨噬细胞（图 12 - 5B）。其中的纤维蛋白连接成网并常穿过肺泡间孔与相邻肺泡中的纤维蛋白网相接，有利于限制细菌扩散和增强吞噬细胞吞噬病原菌的能力。本期渗出物中仍能检出大量肺炎链球菌。临床表现除前期症状外，因肺泡腔内的红细胞被巨噬细胞吞噬、崩解后形成含铁血黄素混入痰中，可出现铁锈色痰；病变累及胸膜时，可引起纤维素性胸膜炎导致胸痛；病变范围较广者，因通气换气障碍可出现发绀等缺氧症状。X 线检查显示大片致密阴影。听诊可闻及支气管呼吸音。

（3）灰色肝样变期：发病后第 5～6 日进入此期。肉眼观：病变肺叶仍肿大，但因充血消退，逐渐变为灰白色，质实如肝（图 12 - 6）。光镜下：肺泡腔内纤维蛋白性渗出物增多，并有大量中性粒细胞，肺泡间隔毛细血管受压呈缺血状态。相邻肺泡中纤维蛋白经肺泡间孔互相连接的情况更为多见（图 12 - 5C）。渗出物中肺炎链球菌已不易检出。此期临床症状开始减轻，缺氧症状改善，患者咳出的痰液由铁锈色逐渐变成黏液脓性痰。X 线检查及听诊表现同红色肝样变期。

（4）溶解消散期：发病后 1 周左右，病变进入此期，持续 1～3 周。此期中机体抗菌防御功能加强，病原菌被吞噬消灭。渗出物中的纤维蛋白被中性粒细胞释放的蛋白质溶解酶溶解，溶解物由

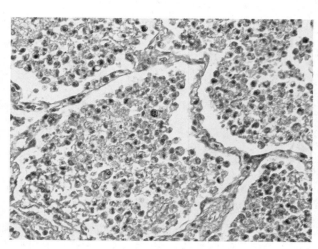

图 12 - 5C　大叶性肺炎灰色肝样变期（镜下）

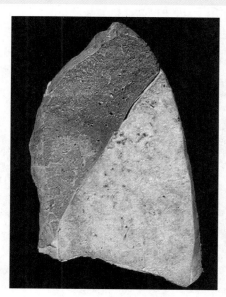

图 12 - 6　大叶性肺炎
右肺下叶灰色肝样变期

气道咳出,也可经淋巴管吸收。肉眼观:病变肺质地变软,实变病灶逐渐消失,最终肺组织可完全恢复正常。临床上表现为体温下降,X线检查可见病变区阴影逐渐消失。

3. 结局及并发症　绝大多数病例经及时治疗,可以痊愈,如延误诊断或治疗不及时,则可产生下列并发症。

(1)中毒性休克:严重的肺炎可引起全身中毒症状和微循环衰竭,称休克型或中毒性肺炎,是大叶性肺炎的严重并发症,多见于疾病早期,病死率高。

(2)肺脓肿及脓胸:见于伴有金黄色葡萄球菌的混合感染,现已少见。

(3)败血症或脓毒败血症:见于严重感染时,细菌侵入血流并繁殖所致。

(4)肺肉质变:主要见于某些患者中性粒细胞渗出过少,其释放的蛋白酶不足以及时溶解肺泡腔内的纤维蛋白等渗出物,则由肉芽组织予以机化(图12-7)。肉眼观:病变部位肺组织变成褐色肉样组织,称肺肉质变(pulmonary carnification)。

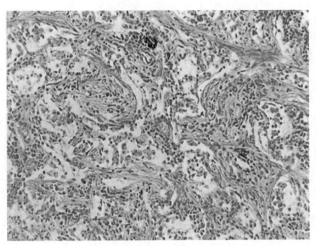

图 12-7　大叶性肺炎肺肉质变(镜下)
肺泡内渗出物被机化

(二)小叶性肺炎

小叶性肺炎(lobular pneumonia)是以细支气管为中心,以肺小叶为单位的急性化脓性炎症,故又称支气管肺炎(bronchopneumonia)。本病多见于小儿、老人以及体弱多病者,冬春季节发病率高。临床上有发热、咳嗽、咳痰等症状,肺部听诊可闻及散在的湿性啰音。

1. 病因及发病机制　小叶性肺炎的发病常与致病力较弱的菌群有关,多见于混合细菌感染。病原菌绝大多数经气道侵入肺组织,由于这些细菌多系正常人上呼吸道的常驻菌(如葡萄球菌、链球菌等),故小叶性肺炎的发生常有种种诱因。凡能引起上呼吸道黏液分泌增多、机体抵抗力特别是呼吸道生理性防御功能降低的情况,均可诱发本病。如患有某些急性传染病、醉酒、全身麻醉、恶病质、昏迷、大手术、长期卧床或慢性心衰者,细菌容易侵入肺内繁殖。病变起始于细支气管,并向周围末梢肺组织蔓延,引起小叶性肺炎。因此,小叶性肺炎常是某些疾病的并发症。

2. 病理变化　小叶性肺炎的病变特征是在肺组织内散在、多发的以细支气管为中心,肺小叶为单位的化脓性炎症病灶。肉眼观:两肺表面和切面上散在分布灰黄色实性病灶,尤以下肺叶和背侧多见。病灶大小不等,直径多在0.5～1 cm,形状不规则,病灶中央常见细支气管断面。严重者病灶互相融合甚至累及全肺叶,形成融合性支气管肺炎(confluent bronchopneumonia),一般不累及胸膜。光镜下:病变的细支气管黏膜充血、水肿,纤毛柱状上皮变性、坏死、脱落,管腔内充满脓性渗出物。其周围的肺泡腔内出现较多中性粒细胞,并形成脓性渗出物(图12-8)。病灶周围肺组织充血,水肿。病灶间未受累的肺组织可伴有不同程度的代偿性肺气肿或肺不张,部分肺组织结构可保持基本正常。

3. 临床病理联系　小叶性肺炎的临床表现取决于病因、肺组织损伤程度及范围、原发病变。

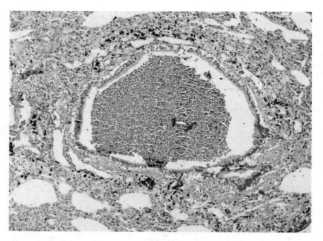

图 12-8　小叶性肺炎（镜下）
细支气管管腔及周围肺泡内有大量中性粒细胞渗出

临床上，早期表现为发热、咳嗽和咳黏液脓性痰。因病灶一般较小且散在分布，故除融合性支气管肺炎外，肺实变的体征一般不明显。由于病变区细支气管和肺泡内含有渗出物，听诊可闻及散在湿啰音。X线检查可见散在小灶状致密阴影。

4. **结局及并发症**　本病多数经及时治疗，病灶可吸收、消散而痊愈。但幼儿、老人，特别是营养不良、麻疹、百日咳及其他疾病并发小叶性肺炎者，预后较差，常易发生心功能不全、呼吸功能不全、肺脓肿及脓胸、支气管扩张症、脓毒败血症等并发症。

二、病毒性肺炎

病毒性肺炎（viral pneumonia）常是因上呼吸道病毒感染向下蔓延所致。引起肺炎的病毒种类较多，常见的是流感病毒，其次是呼吸道合胞病毒、腺病毒等，有时为多种病毒混合感染。本病多见于儿童。病变特点及其临床症状的严重程度因病毒类型和患者状态而异，除因病毒血症而引起的发热、全身中毒症状外，还常表现为频繁难治的咳嗽、气促，甚至发绀等症状。

病理变化表现为间质性肺炎。肉眼观：病变常不明显，主要表现为肺组织轻度增大。光镜下：通常表现为肺泡间隔明显增宽，肺间质内血管充血、水肿以及淋巴细胞、单核细胞浸润（图 12-9）。肺泡腔内一般无渗出物或仅有少量浆液。病变较重者，除上述病变外，支气管、细支气管上皮的灶性坏死较常见；肺泡腔内可出现含少量纤维蛋白、红细胞及巨噬细胞的炎性渗出物，有些病毒感染引起的渗出非常明显，可形成贴附于肺泡内表面的透明膜。支气管和肺泡上皮细胞也可增生，甚至形成多核巨细胞，故有巨细胞性肺炎之称。在增生的上皮细胞和多核巨细胞内可见病毒包涵体。

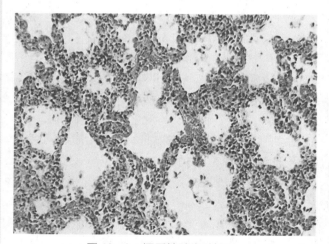

图 12-9　间质性肺炎（镜下）
肺间质炎症细胞浸润，肺泡间隔增宽

有些病毒混合感染，特别是继发细菌感染的病毒性肺炎，病变更为严重，肺炎病灶可呈小叶性、节段性甚至大叶性分布。支气管和肺组织明显坏死、出血，并可混杂化脓性病变，从而掩盖了病毒性肺炎的病变特征。

三、严重急性呼吸综合征

严重急性呼吸综合征（severe acute respiratory syndrome, SARS）是由 SARS 冠状病毒（SARSassociated coronavirus，SARS-CoV)引起的急性呼吸道传染病，具有传染性强、病情重、进展快、危害大等流行病特点。SARS 的发病机制可能与病毒损伤呼吸系统和免疫器官有关。临床症状以高热为主，伴有头痛、肌肉和关节酸痛、咳嗽、少痰等。白细胞数量常减少。X 线检查肺部有不同程度斑块状阴影。本病及时治疗多数能痊愈，病死率约 5％。

病理变化：根据 SARS 死亡病例尸检显示，该病以肺和免疫器官病变最为突出。弥漫性肺泡损伤(diffuse alveolar damage，DAD)是肺内的基本病变，表现为渗出性、增生性和纤维化三种病变的混杂。渗出性病变是早期改变，肺泡腔内大量蛋白性液体、纤维蛋白、炎症细胞渗出，可见红细胞漏出；随后透明膜形成。中期改变为Ⅱ型肺泡上皮增生、脱屑、巨细胞形成，出现脱屑性肺泡炎(desquamative alveolitis)。部分上皮内可见病毒包涵体。晚期病变是在透明膜和纤维蛋白渗出的基础上，成纤维细胞增生，胶原纤维沉积，肺泡内和肺泡间隔逐渐发生纤维化。免疫器官病变主要表现在脾和淋巴结的淋巴组织萎缩，T 和 B 细胞大量减少。此外，心、肝、肾等实质性器官也有不同程度的变性、坏死和出血。

四、支原体肺炎

支原体肺炎(mycoplasmal pneumonia)是由肺炎支原体引起的一种间质性肺炎，主要经呼吸道感染，秋、冬季节发病较多，儿童和青少年发病率较高。起病较急，多有发热、头痛、咽痛、剧烈咳嗽、气促及胸痛，咳痰常不明显。听诊可闻及干、湿啰音。X 线检查显示肺纹理增强，可见网状或斑块状阴影。白细胞计数轻度升高，淋巴细胞和单核细胞增多，痰、鼻分泌物及咽拭可培养出肺炎支原体。大多数支原体肺炎预后较好，自然病程约为 2 周，患者可完全痊愈。病死率为 0.1％～1％。

病理变化：肺炎支原体感染可引起整个呼吸道的炎症。肺部病变常仅累及一叶肺组织，以下叶多见。肉眼观：病灶呈节段性或局灶性分布，暗红色，切面可有少量红色泡沫状液体溢出。气管或支气管腔内可见黏液性渗出物。光镜下：病变区域肺间质改变基本同病毒性肺炎。肺泡腔内无渗出物或仅有少量混有单核细胞的浆液性渗出液。重症病例，上皮细胞可坏死脱落。伴有细菌感染时，可有中性粒细胞浸润。

第四节 结 核 病

一、概述

结核病(tuberculosis)是由结核杆菌引起的慢性感染性肉芽肿性疾病，可发生于全身各器官，但以肺结核最为常见。典型病变为结核结节形成并伴有不同程度的干酪样坏死。临床上常表现有低热、盗汗、食欲不振、消瘦乏力和血沉加快等结核中毒症状。

2015 年 WHO 全球结核病报告指出，在全球范围内，结核的发病率及死亡率虽然自 1990 年以来下降 47％，但仍然是一个严重的公共卫生问题。据统计，2014 年全世界结核病死亡 150 万人，新增病例 960 万人，其中我国就有 93 万例，位居全球第 3 位，因此结核病防控形势十分严峻，需长期不懈的努力。

（一）病因和发病机制

结核病的病原菌是结核分枝杆菌，简称结核杆菌（Tubercle bacillus），分为人型、牛型、鸟型和鼠型，对人致病的主要是人型，牛型次之，主要经呼吸道传染，也可经消化道传染，极少数经皮肤伤口传染。结核杆菌不产生内毒素、外毒素，其致病性主要是由菌体和细菌壁内脂质、蛋白质和多糖类成分所决定。

1. **脂质** 占60%，其中具有毒性作用的是糖脂中的衍生物索状因子（cord factor），能破坏线粒体膜，影响细胞呼吸，抑制白细胞游走，可诱发慢性肉芽肿形成。另一种是糖脂中的蜡质 D（wax-D），与菌体蛋白一起，可引起强烈的迟发型超敏反应。磷脂（phosphatide）能刺激单核细胞的增生，并能使巨噬细胞转化为上皮样细胞形成结核结节。

2. **蛋白质** 具有抗原性，可激发机体发生自身免疫反应，并与蜡质 D 结合引起机体的超敏反应。

3. **多糖类** 可抑制激活的巨噬细胞活性，并促进巨噬细胞分泌 TNF-α 和 IL-10，前者可引起机体发热、消瘦、体重减轻和组织坏死，后者可抑制 T 细胞增生和细胞免疫。

（二）基本病理变化

1. **以渗出为主的病变** 出现于结核病的早期或机体抵抗力低下、菌量多、毒力强或超敏反应较强时，主要表现为浆液性或浆液纤维素性炎。病变早期局部有中性粒细胞浸润，但很快被巨噬细胞所取代，在渗出液和巨噬细胞中可查见结核杆菌。此型病变好发于肺、浆膜、滑膜和脑膜等处。以渗出为主的病变是不稳定的病变，渗出物可完全吸收不留痕迹，也可因机体的免疫状态不同而转变为以增生或变质为主的病变。

2. **以增生为主的病变** 当细菌量少、毒力较低或人体免疫力较强时，则发生以增生为主的病变，形成具有诊断价值的结核结节。

结核结节（tubercle）是在细胞免疫的基础上形成的，由上皮样细胞（epithelioid cell）、朗汉斯巨细胞（Langhans giant cell）及外周聚集的淋巴细胞和外周少量增生的成纤维细胞构成的境界清楚的结节状病灶，又称结核性肉芽肿（tuberculous granuloma）。典型的结核结节中央常有干酪样坏死（图 12-10A）。吞噬有结核杆菌的巨噬细胞体积增大，逐渐转变为梭形或多角形、胞质丰富、呈淡伊红色、细胞界限不清的上皮样细胞。上皮样细胞的活性增加，有利于吞噬和杀灭结核杆菌。多个上皮样细胞互相融合或一个上皮样细胞胞核分裂、胞质不分裂而成朗汉斯巨细胞。朗汉斯巨细胞为一种多核巨细胞，直径可达 300 μm，胞质丰富，核的数目由十几个到几十个不等，排列在胞质周围呈花环状、马蹄形或密集在胞体一端（图 12-10B）。结核结节中的上皮样细胞可转化为成纤维细胞，最终形成纤维瘢痕。单个结核结节直径约 0.1 mm，肉眼和 X 线检查不易看见，三四个结节融合成较大结节时才能见到。这种融合结节境界分明，约粟粒大小，呈灰白半透明状。有干酪样坏死时略显微黄，可微隆起于器官表面。

3. **以变质为主的病变** 在结核杆菌数量多、毒力强，机体抵抗力低或超敏反应强烈时，上述以渗出为主或以增生为主的病变均可继发干酪样坏死（caseous necrosis）。干酪样坏死呈淡黄色、均匀细腻，质地较实，状似奶酪或豆腐渣，故名。光镜下：为红染无结构的颗粒状物。干酪样坏死物中大多含有一定量的结核杆菌，成为结核病恶化进展的原因。

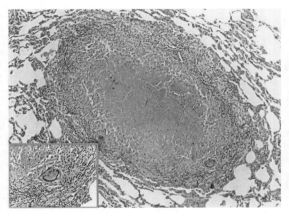

图 12 - 10A　结核结节（镜下）

结节中央为干酪样坏死，周围为朗汉斯巨细胞、上皮样细胞和淋巴细胞，左下局部放大

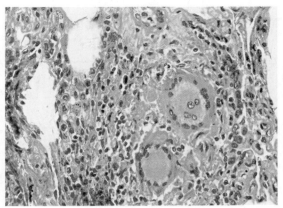

图 12 - 10B　结核结节（镜下）

高倍镜下上皮样细胞和朗汉斯巨细胞更为清晰，外围有淋巴细胞

（三）发展和结局

结核病的发展和结局取决于机体抵抗力和结核杆菌致病力之间的关系。在机体抵抗力增强时，结核杆菌被抑制、杀灭，病变转向愈合；反之，则转向恶化（表 12 - 1）。

表 12 - 1　结核病基本病变与机体免疫状态的相互关系

病　变	机体状态		结核杆菌		病 理 特 征
	免疫力	超敏反应	菌量	毒力	
渗出为主	低	较强	多	强	浆液性或浆液纤维素性炎
增生为主	较强	较弱	少	较低	结核结节
坏死为主	低	强	多	强	干酪样坏死

1. 转向愈合

（1）吸收、消散：为渗出性病变的主要愈合方式，渗出物经淋巴道吸收而使病灶缩小或消散。X 线检查可见边缘模糊、呈云絮状的阴影逐渐缩小或被分割成小片，逐渐完全消失，临床上称为吸收好转期。较小的干酪样坏死灶及增生性病灶，经积极治疗也有吸收消散的可能。

（2）纤维化、纤维包裹及钙化：增生性病变和小的干酪样坏死灶，可逐渐纤维化，最后形成瘢痕，此时病灶内一般已无细菌存活，为完全痊愈。较大的干酪样坏死灶难以全部纤维化，则由其周边纤维组织增生将坏死物包裹，继而坏死物逐渐干燥浓缩，并有钙盐沉着。在纤维包裹及钙化的干酪样坏死灶内常有结核杆菌残留，病变处于相对静止状态，即为临床痊愈，但当机体抵抗力降低时仍可复发进展。X 线检查可见纤维化病灶呈边缘清楚、密度较高的条索状阴影；钙化灶为密度更高、边缘清晰的阴影，临床称为硬结钙化期。

2. 转向恶化

（1）浸润进展：病情恶化时，病灶周围出现渗出性病变，并继发干酪样坏死，范围不断扩大。X 线检查可见原病灶周围出现絮状阴影，边缘模糊，临床称为浸润进展期。

（2）溶解播散：当病情恶化时,干酪样坏死物可发生液化,形成的半流体物质可经体内的自然管道排出,致局部形成空洞。液化的干酪样坏死物中含有大量结核杆菌,可通过自然管道播散到其他部位,形成新的结核病灶。X线检查可见病灶阴影密度深浅不一,出现透亮区及大小不等的新播散病灶阴影。临床称为溶解播散期。此外,结核杆菌还可沿血道、淋巴道播散至全身各处,引起全身粟粒性结核病及淋巴结结核。

二、肺结核病

肺结核病(pulmonary tuberculosis)是最常见的结核病,约占全身结核病的 90% 以上。肺结核病由于初次感染和再次感染结核菌时机体反应性的不同,而致肺部病变的发生发展各有不同的特点,从而可分为原发性和继发性肺结核病两大类型。

（一）原发性肺结核病

原发性肺结核(primary pulmonary tuberculosis)是指第一次感染结核杆菌所引起的肺结核病,多发生于儿童,又称儿童型肺结核病,但也偶见于未感染过结核杆菌的青少年或成人。免疫功能严重受抑制的成年人由于丧失对结核杆菌的免疫力,可多次发生原发性肺结核病。

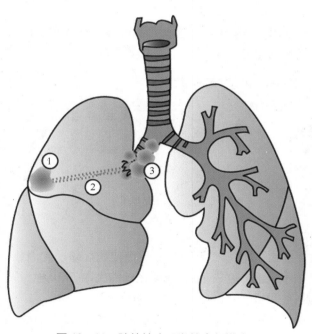

图 12-11　肺结核病原发综合征模式图
① 肺内原发病灶;② 结核性淋巴管炎;③ 肺门淋巴结结核

1. **病变特点**　病理特征是原发综合征(primary complex)。结核杆菌被吸入肺泡后,最先引起的病变称为原发病灶。原发病灶以右肺多见,通常只有一个。常位于通气较好的上叶下部或下叶上部近胸膜处,形成直径 1～1.5 cm 的灰黄色炎性实变灶,中央有干酪样坏死。因初次感染结核杆菌,机体缺乏特异性免疫力,原发病灶的结核杆菌很快侵入淋巴管,循淋巴液引流到局部肺门淋巴结,引起相应结核性淋巴管炎和淋巴结炎,表现为淋巴结肿大和干酪样坏死。肺内原发病灶、结核性淋巴管炎和肺门淋巴结结核合称为原发综合征,又称 Ghon 综合征(图 12-11),X 线检查呈哑铃状阴影。临床上症状和体征多不明显。

2. **结局**　原发综合征形成后,虽然在最初几周内可有结核杆菌播散到全身其他器官,但随着机体细胞免疫的建立,约 95% 的患者不再发展而自然痊愈。小的病灶可吸收消散、纤维化、纤维包裹和钙化。有时肺门淋巴结病变继续发展,形成支气管淋巴结结核病,经适当治疗后,这些病灶仍可通过纤维包裹和钙化而痊愈。少数营养不良或同时患有其他传染病的患儿,由于机体抵抗力下降,病变恶化,肺内原发病灶及肺门淋巴结病变继续扩大,并可通过淋巴道和血道播散。肺门淋巴结病变恶化后,结核杆菌经淋巴管到达气管分叉处、气管旁、纵隔、锁骨上下及颈淋巴结引起病变。如有大量结核杆菌入血,则可引起血源性结核病。原发性肺结核病形成空洞和支气管播散者较少见。

（二）继发性肺结核病

继发性肺结核病（secondary pulmonary tuberculosis）是指再次感染结核杆菌所引起的肺结核病，多见于成人，又称成人型肺结核病。结核杆菌来源如下：① 外源性再感染：结核杆菌由外界再次侵入机体。② 内源性再感染：结核杆菌由原发性肺结核病血源播散而致，当机体抵抗力下降时，潜伏病灶可在多年后发展为继发性肺结核病。

1. 病变特点　① 病变多始发于肺尖部，与人体直立时该部动脉压低、血循环较差，随血流带去的巨噬细胞较少；且通气不畅，以致局部组织抵抗力较低，结核菌易在该处繁殖有关。② 由于超敏反应，病变发生迅速而且剧烈，易发生干酪样坏死；同时由于机体具有一定的免疫力，在坏死灶周围常有以增生为主的病变，形成结核结节。肺门淋巴结一般无明显病变，全身血源播散引起的结核病亦少见。如病变恶化，细菌主要通过支气管和组织间隙在肺内蔓延播散。③ 一般病程较长，病情复杂，随着机体免疫反应和超敏反应的消长，临床经过常呈波浪状起伏，时好时坏，新旧病变交织存在，临床类型多样。

2. 临床类型和病理变化

（1）局灶型肺结核（focal pulmonary tuberculosis）：是继发性肺结核病的最早期病变，属非活动性肺结核病。病变多位于肺尖下 2～4 cm 处，为 0.5～1 cm 大小，境界清楚，单个或多个结节状病灶，右肺多见。病变多以增生为主，中央为干酪样坏死，周围有纤维组织包裹。临床上患者常无明显自觉症状，多在体检时发现。X 线检查显示肺尖部有单个或多个边界清楚的阴影。如患者免疫力较强，病灶常发生纤维化、钙化而痊愈。如免疫力降低，可发展为浸润型肺结核。

（2）浸润型肺结核（infiltrative pulmonary tuberculosis）：是临床上最常见的活动性肺结核病，多由局灶型肺结核发展而来。病变常位于肺尖部或锁骨下肺组织，故又称锁骨下浸润。病变以渗出为主，中央有干酪样坏死，周围有病灶周围炎。患者常有低热、乏力、盗汗、咳嗽和咯血等症状，痰中可检出病菌，X 线检查显示锁骨下边缘模糊的云絮状阴影。如及早发现，合理治疗，渗出性病变可吸收（吸收好转期）；增生、坏死性病变可通过纤维化、钙化而愈合（硬结钙化期）。如病变继续恶化，干酪样坏死灶扩大（浸润进展期），坏死物液化后经支气管排出，局部形成急性空洞，洞壁坏死层内含有大量结核杆菌；如经支气管播散，可引起干酪样肺炎（溶解播散期）。急性空洞一般易愈合。经适当治疗后，洞壁肉芽组织增生，洞腔可逐渐缩小、闭合，最终形成瘢痕；也可通过空洞塌陷，形成条索状瘢痕而愈合。如果空洞靠近胸膜可穿破胸膜，造成自发性气胸；大量液化坏死物入胸腔，可发生结核性脓气胸。如果急性空洞经久不愈，则可发展为慢性纤维空洞型肺结核。

（3）慢性纤维空洞型肺结核（chronic fibrocavitary pulmonary tuberculosis）：为继发性肺结核的晚期表现，该型病变有以下特点：① 肺内有一个

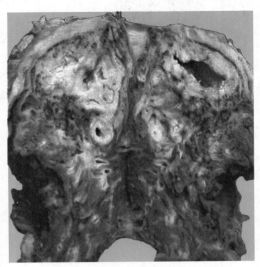

图 12-12　慢性纤维空洞型肺结核
肺上叶有一个厚壁空洞

或多个厚壁空洞。多位于肺上叶,大小不一,形状不规则,壁厚可达1 cm以上(图12-12)。光镜下空洞壁可分三层:内层为干酪样坏死,中层为结核性肉芽组织,外层为纤维结缔组织。② 同侧或对侧肺组织,特别是肺下叶可见由支气管播散引起的多个新旧不一、大小不等、病变类型不同的病灶,越往下越新近。③ 后期肺组织严重破坏,广泛纤维化、胸膜增厚并与胸壁粘连,使肺体积缩小、变形,终致肺硬化,严重影响肺功能。病变空洞与支气管相通,成为结核病的传染源,故此型又有开放性肺结核之称。如干酪样坏死侵蚀较大血管,可引起大咯血,患者可因吸入大量血液而窒息死亡。空洞突破胸膜可引起气胸或脓气胸。经常排出含菌痰液可引起喉结核,咽下含菌痰液可引起肠结核。后期由于肺硬化引起肺动脉高压而致肺源性心脏病。

(4) 干酪样肺炎(caseous pneumonia):可由浸润型肺结核恶化进展而来,也可由急、慢性空洞内的结核杆菌经支气管播散所致。光镜下:肺泡腔内有大量浆液纤维素性渗出物,内含巨噬细胞等炎症细胞,且见广泛的干酪样坏死。根据病灶范围分为小叶性和大叶性干酪样肺炎。临床上起病急剧,病情危重,中毒症状明显,病死率高,故有"百日痨"或"奔马痨"之称。

(5) 结核球:又称结核瘤(tuberculoma),是指有纤维包裹的孤立的境界分明的球形干酪样坏死灶,直径2~5 cm(图12-13)。多为单个,常位于肺上叶。结核球可来自:① 浸润型肺结核的干酪样坏死灶被纤维包裹;② 结核空洞引流支气管阻塞,空洞由干酪样坏死物填充;③ 多个干酪样坏死病灶融合并被纤维包裹。结核球为相对静止的病变,临床多无症状。但由于其纤维包膜的存在,抗结核药不易渗透而发挥作用,且有恶化进展的可能。X线检查有时需与肺癌鉴别,临床上常采取手术切除。

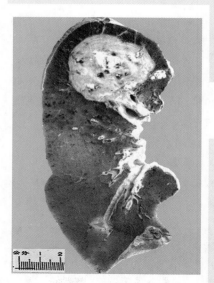

图 12-13　结核球
肺上叶见单个、孤立的结节状病灶

(6) 结核性胸膜炎:可见于原发性和继发性肺结核病,根据病变性质可分干性和湿性两种,以湿性为常见。① 湿性结核性胸膜炎:又称渗出性结核性胸膜炎,多见于青年人。由结核菌播散至胸膜引起,病变主要为浆液纤维素性炎,可引起草黄色或血性胸腔积液。一般经适当治疗可吸收,如渗出物中纤维蛋白较多,则可因机化而使胸膜增厚粘连。② 干性结核性胸膜炎:又称增生性结核性胸膜炎,是由肺膜下结核病灶直接蔓延到胸膜所致。常发生于肺尖,病变多为局限性,以增生性改变为主,一般通过纤维化而愈合。

三、血源性结核病

原发性和继发性肺结核病恶化进展时,结核杆菌可通过血道播散引起血源性结核病。此外,肺外结核病也可引起血源性结核病。常见有以下类型。

1. **急性全身粟粒性结核病**　结核杆菌大量侵入肺静脉分支,经左心至体循环,播散到全身各器官,可引起急性全身性粟粒性结核病。肉眼观:各器官内均匀密布大小一致、灰白色、圆形、境界清楚的小结节。光镜下:主要为增生性病变,偶尔出现渗出、坏死性病变。X线检查可发现两肺有散在分布、密度均匀、粟粒大小的点状阴影。临床上病情危重,有高热、肝脾肿大、衰竭、烦躁不安等症状。少数病例可因结核性脑膜炎而死亡。如能及时治疗仍可治愈。

2. **慢性全身性粟粒性结核病**　如急性期不能及时控制而病程迁延3周以上,或结核杆菌在较长时期内少量多次不规则进入血液,则形成全身性慢性粟粒性结核病。此时,病变的性质和病灶大小均不一致,同时可见不同程度的增生、坏死及渗出等新旧病变并存,病程长,成人多见。

3. 急性肺粟粒性结核病 由于肺门、纵隔、支气管旁的淋巴结干酪样坏死破入邻近大静脉,或因含有结核杆菌的淋巴液由胸导管回流经静脉入右心,沿肺动脉播散于两肺,引起两肺急性粟粒性结核病。急性肺粟粒性结核病也可是急性全身性粟粒性结核病的一部分。肉眼可见肺表面和切面密布灰黄或灰白色粟粒大小结节(图 12-14)。临床起病急骤,有较严重的结核中毒症状。

4. 慢性肺粟粒性结核病 多见于成人。患者原发灶已痊愈,由肺外某器官的结核病灶内的结核杆菌间歇入血而致病。病程较长,病变新旧、大小不一,小的如粟粒,大者直径可达数厘米以上,病变以增生性改变为主。

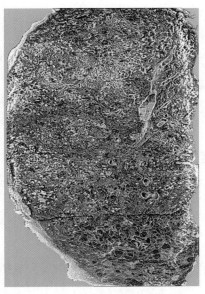

图 12-14 肺急性粟粒性结核病
肺部见散在分布、粟粒大小的点状病灶

不同类型肺结核病的相互关系及发展转归见图 12-15。

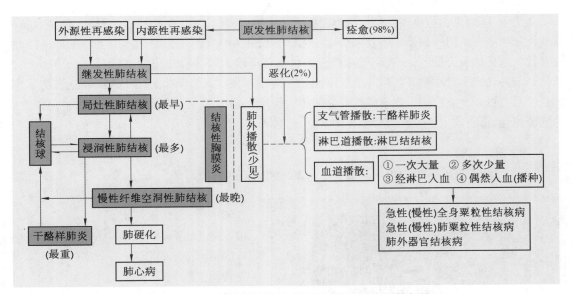

图 12-15 不同类型肺结核病的相互关系及发展转归图

四、肺外器官结核病

肺外器官结核病除淋巴结结核由淋巴道播散、消化道结核由咽下含菌食物或痰液、皮肤结核可通过损伤皮肤直接感染所致外,其他各器官结核病多为原发性肺结核病的结核杆菌经血道播散到肺外器官,潜伏若干年后,再次繁殖产生的病变。肺外器官结核病的基本病理变化与肺结核病相同,多数只限于一个器官,呈慢性经过。

（一）肠结核病

肠结核病包括原发性和继发性两种类型。绝大多数肠结核继发于活动性空洞型肺结核病,因咽下含结核杆菌的痰液感染肠道所致。少数因饮用含牛型结核杆菌的牛奶引起,常见于小儿,可形成肠结核的原发综合征(由肠原发性结核性病灶、结核性淋巴管炎和肠系膜淋巴结结核组成)。肠结核的病变可发生于任何肠段,以回盲部多见(约占 85%),按病变不同分两型:① 溃疡型:多见,结核杆菌首先侵入肠壁淋巴组织,形成结核结节,继而发生干酪样坏死,病变处黏膜破溃形成与肠管长轴垂直的表浅半环状溃疡,这是由于病变沿环形分布的肠壁淋巴管向周围扩展所致,溃疡愈合常致肠腔狭窄。临床上有腹痛、腹泻与便秘交替、营养不良和结核中毒症状。② 增生型:少见,病变特点是肠壁内有结核肉芽肿及大量纤维组织增生,肠壁高度增厚、变硬、肠腔狭窄。黏膜有浅表性溃疡及息肉形成。临床上常有慢性不全性肠梗阻,右下腹可触及包块,需与肿瘤相鉴别。

（二）结核性腹膜炎

多见于青少年。常继发于溃疡型肠结核、肠系膜淋巴结结核或输卵管结核。可分干、湿两型,通常所见多为混合型。湿型的特征是腹腔内有大量草黄色浆液性腹水,亦可为血性。干型因大量纤维蛋白渗出,机化而致腹腔器官广泛粘连。

（三）结核性脑膜炎

多见于儿童,常由原发性肺结核病血道播散所致。成人较少见,主要由肺结核病、骨关节结核病或泌尿生殖系统结核病播散所致。病理变化以脑底最为明显。肉眼观:在脑桥、脚间池、视神经交叉及大脑外侧裂等处的蛛网膜下腔内,有多量灰黄色混浊胶冻样渗出物,偶见散在粟粒大小的结核结节。光镜下:蛛网膜下腔内炎性渗出物主要由浆液、纤维蛋白、巨噬细胞、淋巴细胞组成。病变严重者可累及脑皮质引起脑膜脑炎。部分病程迁延的病例,因蛛网膜下腔渗出物机化而造成蛛网膜粘连,第四脑室正中孔与外侧孔堵塞,引起脑积水。

（四）肾结核病

常见于男性青壮年,多为单侧。主要由原发性肺结核病血道播散而来,病变开始于肾皮、髓质交界处或乳头体内。结核结节和干酪样坏死形成后,病灶逐渐扩大破坏肾乳头并溃破入肾盂,形成结核性空洞。随着病变在肾内扩大蔓延,可形成多个结核空洞,甚至使肾脏仅剩一空壳(图 12-16)。液化的干酪样坏死物中的结核杆菌随尿液下行,可相继感染输尿管、膀胱,致输尿管狭窄、阻塞,引起肾盂积水和积脓;膀胱溃疡形成,继而膀胱壁因纤维化而使膀胱容积缩小。临床上可有血尿、脓尿及尿频、尿急、尿痛等膀胱刺激症状。

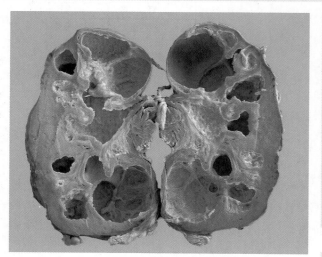

图 12-16　空洞型肾结核病

（五）生殖系统结核病

男性生殖系统结核病主要见于附睾,

其余部位也可受累。病变附睾肿大变硬,可与阴囊壁相连,溃破后形成长期不愈的窦道。女性生殖系统结核病以输卵管结核多见,其次是子宫内膜结核病,多由血道播散所致;也可来源于邻近器官结核病的直接蔓延。输卵管结核病变可使管腔阻塞。生殖系统结核病可引起不孕症。

(六)骨与关节结核病

1. 骨结核病 多见于脊椎骨及长骨骨骺等处,以第十胸椎至第二腰椎多见,分两型。① 干酪样坏死型:多见,病变以干酪样坏死、骨质破坏为主,多形成死骨,可累及周围软组织发生干酪样坏死和结核性脓肿。由于脓肿局部无红、肿、热、痛,故有"冷脓肿"之称;病变穿透皮肤可形成经久不愈的窦道。② 增生型:较少见,无明显的干酪样坏死及死骨形成。在病变骨组织中可见多个结核结节,骨小梁逐渐被侵蚀、吸收而消失。脊椎骨病变可因椎体坏死软化而塌陷,引起脊柱后凸畸形,重者可压迫脊髓,引起下肢截瘫。

2. 关节结核病 以髋、膝、踝、肘等关节处多见,常继发于骨结核病,由骨骺或干骺端处干酪样坏死累及关节软骨及滑膜所引起。病变处软骨破坏,滑膜有结核肉芽肿形成和纤维蛋白渗出。炎症波及周围软组织可使关节明显肿胀。当干酪样坏死穿破软组织及皮肤时,可形成经久不愈的窦道。病变愈合时,由于大量纤维组织增生,充填关节腔,致使关节强直。

(七)淋巴结结核病

淋巴结结核病多见于儿童和青年,颈部淋巴结结核病最为多见(又称瘰疬),其次可见支气管和肠系膜等处淋巴结结核病。淋巴结成群受累,逐渐肿大,有结核结节和干酪样坏死。当炎症累及淋巴结周围组织时,则淋巴结彼此粘连,形成较大包块。

第五节 呼吸衰竭

呼吸衰竭(respiratory failure)是指由于外呼吸功能严重障碍,导致动脉血氧分压(PaO_2)低于 60 mmHg,伴有或不伴有动脉血二氧化碳分压($PaCO_2$)高于 50 mmHg 的病理过程。呼吸功能不全是指外呼吸功能障碍的全过程,呼吸衰竭是外呼吸功能障碍的严重阶段。

呼吸衰竭有几种不同的分类方法:按血液气体变化特点,可分为低氧血症型和高碳酸血症型,前者只有 PaO_2 降低,又称 I 型呼吸衰竭;后者既有 PaO_2 降低,又有 $PaCO_2$ 升高,又称 II 型呼吸衰竭。按发病机制,可分为通气障碍性和换气障碍性呼吸衰竭。按原发病部位,可分为中枢性和外周性呼吸衰竭。按起病缓急,可分为急性和慢性呼吸衰竭。

一、呼吸衰竭的原因和发病机制

(一)肺通气功能障碍

正常成人静息时肺泡通气量约为每分钟 4 L。当肺通气功能障碍使肺泡通气不足时,可引起呼吸衰竭。

1. 限制性通气不足(restrictive hypoventilation) 是指吸气时肺泡的扩张受限制所引起的肺泡通气不足。其原因和机制是:

（1）呼吸肌活动障碍：下列原因均可使呼吸肌收缩能力降低、呼吸动力减弱,引起肺泡扩张受限制,导致限制性通气不足。① 中枢或周围神经的器质性病变,如脑血管意外、脑外伤、脑炎、脊髓灰质炎、多发性神经炎等,对呼吸肌的支配减弱。② 使用过量的安眠药、镇静药和麻醉药使呼吸中枢抑制。③ 呼吸肌收缩功能降低,如低钾血症、重症肌无力、酸中毒、缺氧等使呼吸肌收缩无力。

（2）胸廓顺应性降低：胸廓顺应性用以表示胸廓的可扩张性。严重的胸壁外伤、胸廓畸形、胸膜纤维化、胸腔积液及气胸等均可限制胸廓扩张、降低胸廓顺应性,导致肺泡通气不足。

（3）肺顺应性降低：如严重肺纤维化和肺泡表面活性物质减少,使肺泡扩张的弹性阻力增大可使肺顺应性降低,导致肺泡通气不足。

2. 阻塞性通气不足(obstructive hypoventilation)　是指由于气道狭窄或阻塞所引起的通气障碍。影响气道阻力的因素有气道内径、气道长度与形态、气流速度与形式等,其中气道内径缩小是最主要的影响因素。导致气道狭窄或阻塞的常见原因有：① 气道腔内被黏液、渗出物或异物阻塞。② 气管壁痉挛、肿胀、纤维化或受压迫等。气道阻塞可分为中央性阻塞和外周性阻塞两种。

（1）中央性气道阻塞：指声门至气管分叉处的气道阻塞。由于阻塞部位不同导致吸气和呼气时的症状特征不同(图 12-17)。① 阻塞部位在胸外,如声带麻痹或喉头痉挛、水肿、炎症等,由于吸气时气流经病灶引起压力降低,使气道内压显著低于大气压,导致气道狭窄加重;而呼气时因气道内压大于大气压,使阻塞减轻,故表现为吸气性呼吸困难。② 阻塞部位在胸内,由于吸气时胸膜腔内压降低使气道内压大于胸膜腔内压,使阻塞减轻;呼气时胸膜腔内压升高压迫气道,使气道狭窄加重,则患者表现为呼气性呼吸困难。

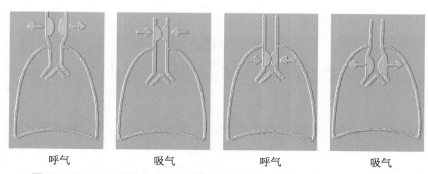

呼气　　　　　　　吸气　　　　　　　呼气　　　　　　　吸气

图 12-17　不同部位的中央气道阻塞所致呼气与吸气时气道阻力的变化

（2）外周性气道阻塞：指内径<2 mm 的小支气管、细支气管阻塞,又称小气道阻塞。常见原因有支气管哮喘、慢性支气管炎、阻塞性肺疾病等造成小气道炎性充血、水肿、分泌物增加、支气管平滑肌痉挛,使管壁增厚、管腔狭窄或阻塞,患者主要表现为呼气性呼吸困难。

限制性和阻塞性通气不足均导致总肺泡通气量不足,流经肺毛细血管的血液经过这些肺泡时不能充分得到氧气并排出 CO_2,使肺泡气 PaO_2 降低和 $PaCO_2$ 升高,导致高碳酸血症型呼吸衰竭。

（二）肺换气功能障碍

1. 弥散障碍(diffusion impairment)　是指由于肺泡膜面积减少或肺泡膜异常增厚所引起的气体交换障碍。

（1）肺泡膜面积减少：正常成人肺泡膜总面积约为 80 m^2。静息时参与换气的面积为 35～

40 m²。由于储备量大,只有当肺泡膜面积减少一半以上时才可能发生换气障碍。肺泡膜面积减少见于肺叶切除、肺不张、肺气肿或肺实变等。

(2) 肺泡膜厚度增加:肺泡膜厚度仅 0.2～0.6 μm,由毛细血管内皮细胞、基膜、毛细血管与肺泡上皮间的胶原和弹力纤维交织成的网状间隙、肺泡上皮及其表面的液体层和表面活性物质层等组成。当肺泡膜增厚时,引起气体弥散的距离增宽,使弥散速度减慢、气体弥散量减少,发生弥散障碍。肺泡膜厚度增加见于肺水肿、肺纤维化、肺内透明膜形成等。

肺泡膜面积减少和肺泡膜厚度增加在静息情况下一般不会发生血气异常。因为血液流经肺泡毛细血管的时间有 0.75 秒,正常气体弥散时间仅需 0.25 秒。只有在体力负荷增加时,心排血量增加、肺血流加快、血液与肺泡接触时间过短,才可能发生血气异常。

弥散障碍的血气变化特点是 PaO_2 降低,$PaCO_2$ 不增高,属于低氧血症型呼吸衰竭。其原因是 CO_2 在水中的溶解度比 O_2 大 20 倍,故弥散速度比 O_2 快,即使有一定的弥散膜病变,血液中的 CO_2 仍能很快地弥散入肺泡。

2. 肺泡通气与血流比例失调　正常成人在静息状态下,每分钟肺泡通气量($\dot{V}$)约为 4 L,每分钟肺血流量($\dot{Q}$)约为 5 L,$\dot{V}/\dot{Q}$ 等于 0.8。如果发生严重的肺泡通气和血流比例失调(ventilation-perfusion imbalance),$\dot{V}/\dot{Q}>0.8$ 或 <0.8,即肺泡通气多于血流,或肺泡血流多于通气,均会导致肺换气功能障碍,引起呼吸衰竭(图 12-18)。

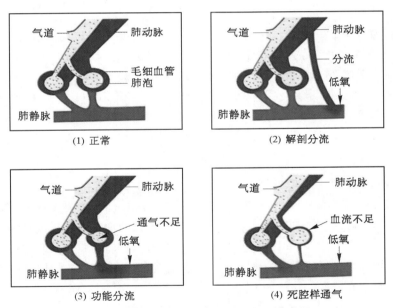

图 12-18　肺泡通气-血流比例失调模式图

(1) 部分肺泡通气不足:当某些病变部位的肺泡通气明显减少而血流并不相应减少时,$\dot{V}/\dot{Q}$ 显著降低,导致流经该处的静脉血未经充分氧合便掺入动脉血内。这种情况类似动-静脉短路,故称为静脉血掺杂(venous admixture),又称功能性分流(functional shunt)。正常成人一般因肺内通气分布不均匀形成的功能性分流约占肺血流量的 3%,但在某些严重病变时,功能性分流可达肺血流量的 30%～50%,从而严重影响换气功能而导致呼吸衰竭。见于肺实变、肺不张、肺纤维化、慢性阻塞性肺疾病等。

(2) 部分肺泡血流不足:当某些病变部位的肺泡血流量明显减少而通气并不相应减少时,

$\dot{V}/\dot{Q}$显著增高,肺泡通气不能充分被利用、失去换气功能或不能充分换气,这种情况称为死腔样通气(dead space like ventilation)。正常人的生理死腔约占潮气量的30%,疾病时功能性死腔可显著增多,死腔可占潮气量的60%~70%,从而导致呼吸衰竭。见于肺血管收缩、肺动脉炎、弥散性血管内凝血、肺毛细血管床减少、肺动脉分支栓塞等。

(3) 解剖分流增加:解剖分流是指静脉血未经气体交换,直接经过一定的解剖管道掺入动脉血。正常机体有极少量解剖分流(anatomic shunt),仅占心排血量的2%~3%,不影响机体的正常功能。当病理情况下,如先天性肺动-静脉瘘、肺内动-静脉短路开放、支气管扩张症时伴有支气管血管扩张等,使解剖分流增加,大量未经氧合的静脉血直接掺入到动脉血中,称为真性静脉血掺杂,也称真性分流(true shunt)。解剖分流增加可使PaO_2降低、$PaCO_2$升高,导致呼吸衰竭。

在呼吸衰竭的临床病例中,单纯通气不足、弥散障碍、肺泡通气/血流比例失调的发病机制较少见,多是几种机制同时或相继起作用,如慢性阻塞性肺疾病发生呼吸衰竭就有多种机制参与。

二、呼吸衰竭时机体的功能代谢变化

呼吸功能不全时发生低氧血症和高碳酸血症,引起机体各系统的代谢和功能的改变。经过机体的代偿调节,可以改善组织供氧,维持酸碱平衡,改变组织器官的功能和代谢状态,使机体保持新的动态平衡。当呼吸衰竭或机体的代偿不足时,则出现严重的功能代谢障碍。

(一)酸碱平衡紊乱

1. 代谢性酸中毒 低氧血症型和高碳酸血症型呼吸衰竭都因PaO_2降低,使组织细胞缺氧。严重缺氧时无氧代谢增强,乳酸等酸性代谢产物生成增多,引起代谢性酸中毒。

2. 呼吸性酸中毒 高碳酸血症型呼吸衰竭时,因CO_2潴留、$PaCO_2$升高,引起血液中碳酸增加而导致呼吸性酸中毒。

3. 呼吸性碱中毒 低氧血症型呼吸衰竭时,因缺氧发生代偿引起肺通气过度,使CO_2呼出过多,可引起血液中碳酸减少而导致呼吸性碱中毒。

(二)呼吸系统变化

1. 低氧血症对呼吸的影响 当PaO_2降低到30~60 mmHg时,可刺激外周颈动脉体和主动脉体化学感受器,反射性地兴奋呼吸中枢,使呼吸加深加快,以增加肺泡通气量和氧的摄入,起到代偿作用。但当缺氧十分严重、PaO_2降低到30 mmHg以下时,则直接抑制呼吸中枢,而且这种抑制作用大于上述反射性兴奋呼吸中枢的作用,最终结果是使呼吸抑制。单纯性低氧血症型呼吸衰竭在吸氧治疗时可给予高流量、高浓度氧吸入(50%),以便使缺氧尽快得到改善。

2. 高碳酸血症对呼吸的影响 当$PaCO_2$升高但不超过80 mmHg时,可直接作用于中枢化学感受器,使呼吸中枢兴奋,引起呼吸加深加快,以增加肺泡通气量并将CO_2从体内排出,起到代偿作用。但当$PaCO_2$高于80 mmHg时,反而抑制呼吸中枢,引起中枢CO_2麻醉。此时呼吸运动主要靠动脉血低氧分压对血管化学感受器的刺激才能维持。因此,高碳酸血症型呼吸衰竭在吸氧治疗时应该给予低流量、低浓度氧吸入(30%),以免因缺氧迅速纠正反而引起呼吸抑制,使病情恶化。

3. 原发病的影响 导致呼吸衰竭的原发性呼吸系统疾病本身,也可引起呼吸的改变。如阻塞性通气不足时,因气流受阻可表现为深而慢的呼吸;位于胸外的中央气道阻塞,可出现吸气性呼吸困难;位于胸内的中央气道阻塞,可出现呼气性呼吸困难;小气道阻塞也可发生呼气性呼吸困难。中枢性呼吸衰竭时呼吸浅而慢,可出现间歇呼吸、潮式呼吸、抽泣样呼吸、叹气样呼吸等呼吸节律紊乱,甚至呼吸停止。

(三) 循环系统变化

1. **对心脏和血管的影响**　一定程度的 PaO_2 降低和 $PaCO_2$ 升高,可兴奋心血管运动中枢,使心率加快、心肌收缩力增强,并因呼吸运动增强使静脉回流增加,而导致心排血量增加,具有代偿作用。严重缺氧和 CO_2 潴留可直接抑制心血管运动中枢和心脏活动,扩张血管,导致血压下降、心肌收缩力减弱、心律失常,甚至心搏骤停。此外,呼吸衰竭时腺苷等局部代谢产物能直接扩张脑血管与冠脉血管,使心脑血液供应增加,具有代偿作用。

2. **肺源性心脏病**　呼吸衰竭可累及心脏,引起右心肥大与右心衰竭,称为肺源性心脏病。其发病机制如下。

(1) 肺动脉高压:① PaO_2 降低和 $PaCO_2$ 升高使血液 H^+ 浓度增高引起肺小动脉收缩。② 肺小动脉长期收缩和缺氧引起肺无肌型细动脉肌化、肺血管平滑肌细胞和成纤维细胞肥大增生,导致肺血管壁增厚和硬化、管腔狭窄。③ 肺部炎症使肺小动脉壁增厚或纤维化,增加了肺循环阻力。④ 长期缺氧使红细胞代偿性增多、血液黏度增高,加重了肺血流阻力。

(2) 心肌损害:缺氧、CO_2 潴留、酸中毒、电解质紊乱等损害心肌,使心肌收缩力减弱,发生心力衰竭。

(四) 中枢神经系统变化

1. **缺氧对中枢神经系统的影响**　中枢神经系统对缺氧非常敏感。当 PaO_2 下降到60 mmHg时,表现为注意力不集中、智力和视力轻度减退等。当 PaO_2 降至 $40\sim50$ mmHg 以下时,出现明显的神经、精神症状,表现为烦躁、欣快感、定向障碍、记忆障碍、精神错乱,甚至嗜睡昏迷。当 PaO_2 低于 20 mmHg 时,迅速发生中枢神经系统和脑细胞的不可逆损害,甚至死亡。

2. **二氧化碳潴留对中枢神经系统的影响**　$PaCO_2$ 升高的危害十分明显,当 $PaCO_2$ 超过 80 mmHg 时,出现头晕头痛、言语不清、烦躁不安、精神错乱、扑翼样震颤、嗜睡、昏迷、抽搐、呼吸抑制等症状,称为 CO_2 麻醉(carbon dioxide narcosis)。

3. **肺性脑病**　肺性脑病(pulmonary encephalopathy)是指由呼吸衰竭引起的脑功能障碍。发病机制如下:① 缺氧和酸中毒均使脑血管扩张,$PaCO_2$ 升高约 10 mmHg,脑血流量约增加50%;还可使脑毛细血管壁通透性增高,发生间质性脑水肿和血管源性脑水肿。缺氧影响细胞有氧氧化,使 ATP 生成减少,影响细胞膜上的 Na^+-K^+-ATP酶的功能,使脑细胞外的 Na^+ 及水进入细胞内增多,发生脑细胞水肿。缺氧使血管内皮细胞损伤,引起脑血管内血栓形成,影响脑血液供应,使脑细胞受损害。脑水肿使颅内压增高,进一步压迫脑血管加重脑缺氧,严重时发生脑疝,导致心跳、呼吸骤停。② 脑脊液 pH 降低,使神经细胞酸中毒,一方面可增加脑谷氨酸脱羧酶活性,使 γ-氨基丁酸生成增多,导致呼吸中枢抑制;另一方面增强磷脂酶活性,使溶酶体酶释放,进一步损伤神经细胞结构和功能。

(五) 肾功能变化

呼吸衰竭可合并肾功能衰竭。其主要机制是:缺氧和高碳酸血症反射性地通过交感神经兴奋,使肾血管收缩、肾血流量严重减少,导致肾泌尿和排泄代谢废物减少,发生急性肾功能衰竭。其主要表现是：轻者尿中出现蛋白质、红细胞、白细胞及管型；重者出现少尿、氮质血症和代谢性酸中毒等。此时肾脏没有明显的器质性病变，一旦呼吸衰竭情况好转，肾功能可恢复正常。

(六) 胃肠变化

严重缺氧反射性地通过交感神经兴奋引起胃壁血管收缩、胃血液供应减少，使胃黏膜的屏障作用减弱；CO_2 潴留使胃壁细胞的碳酸酐酶活性增强、胃酸分泌增多。这些作用使胃黏膜发生糜烂、溃疡、出血与坏死。因此，呼吸衰竭晚期可伴有上消化道出血。

第十三章 | 消化系统疾病

导学

1. 掌握 消化性溃疡的病理变化及并发症;病毒性肝炎的基本病理变化及各临床病理类型的病变特点;门脉性肝硬化的原因、病理变化及临床病理联系;肝功能衰竭和肝性脑病的概念。

2. 熟悉 慢性浅表性胃炎和慢性萎缩性胃炎的病理变化;各型病毒性肝炎的临床病理联系;肝性脑病的发病机制和诱发因素。

3. 了解 慢性胃炎、消化性溃疡和病毒性肝炎的发病机制;肝硬化的分类、发病机制;肝功能衰竭的分类、病因和对机体的影响。

消化系统由消化管(口腔、食管、胃、肠及肛门)和消化腺(涎腺、肝、胰及消化管的黏膜腺体)组成,有消化、吸收、排泄、解毒及内分泌等功能。消化道直接与外界相通,易受多种病原微生物和毒物入侵,故消化系统疾病较常见。胃炎、溃疡病、病毒性肝炎、肝硬化是临床常见疾病,食管癌、胃癌、肝癌及大肠癌是我国常见的恶性肿瘤。本章主要介绍消化系统最常见疾病。

第一节 | 胃 炎

一、急性胃炎

急性胃炎常有明确的病因,如暴饮暴食可引起急性刺激性胃炎,药物或酗酒可引起急性出血性胃炎,腐蚀性化学物可引起腐蚀性胃炎,细菌感染可引起急性感染性胃炎等。大多数急性胃炎能在1周内修复愈合,如反复发作则可迁延成为慢性胃炎。急性胃炎的病理变化随原因及其作用时间有不同,主要有胃黏膜充血、水肿、中性粒细胞浸润、不同程度的出血、糜烂,严重者广泛坏死乃至穿孔。

二、慢性胃炎

慢性胃炎是指胃黏膜发生的慢性非特异性炎症,是一种常见病、多发病,临床上患者常出现上腹部不适和疼痛、腹胀、嗳气等症状,其中萎缩性胃炎患者还可伴胃酸减少或缺乏、消化不良、贫血等症状。大多数患者经治疗或合理饮食而痊愈;少数反复发作,迁延不愈。

(一) 病因和发病机制

慢性胃炎病因及发病机制较复杂,主要有:① 幽门螺杆菌(Hp)感染,其分泌尿素酶及细胞毒素相关蛋白等致病。② 长期慢性刺激,如急性胃炎反复发作、酸辣烫刺激性食物、长期酗酒、吸烟或滥用水杨酸类药物等引起胃黏膜损伤。③ 自身免疫性损伤,患者血液中出现抗胃壁细胞、抗内因子等自身抗体。④ 十二指肠液、胆汁反流对胃黏膜屏障的损伤。

(二) 类型及病理变化

1. 慢性浅表性胃炎(chronic superficial gastritis) 为胃黏膜活检中最常见的疾病,多发生于胃窦部,病变呈局灶性或弥漫性分布。胃镜下:病变部位黏膜充血、水肿,呈浅红色,表面有灰白或灰黄色分泌物,可伴有点状出血或糜烂。光镜下:病变以黏膜浅层(黏膜层上三分之一)淋巴细胞和浆细胞浸润及固有层腺体保持完整为特点。急性期可见中性粒细胞浸润,伴浅层黏膜水肿、点状出血、糜烂。

2. 慢性萎缩性胃炎(chronic atrophic gastritis) 分 A、B 两型,A 型与自身免疫有关,多伴恶性贫血,病变主要在胃体和胃底;B 型较常见,与 Hp 感染、刺激性食物等有关,病变主要在胃窦部。

A、B 两型胃黏膜病变基本相同。胃镜下:局部黏膜皱襞减少,明显变薄,表面呈细颗粒状,色泽由正常橘红色变为灰白或灰黄,黏膜下小血管可见,有时伴出血、糜烂(图 13 - 1A)。光镜下:① 炎症累及黏膜全层,浸润的炎症细胞以淋巴细胞和浆细胞为主,常伴有淋巴滤泡形成。② 黏膜固有层内腺体萎缩,腺体数目减少、体积变小或呈囊性扩张,根据腺体萎缩的程度,慢性萎缩性胃炎分为轻、中、重三级。③ 腺上皮化生,在胃窦部常出现肠上皮化生,即病变胃黏膜上皮被肠黏膜上皮替代,出现带纹状缘的吸收上皮细胞、杯状细胞及潘氏(Paneth)细胞(图 13 - 1B)。若肠化生上皮同时出现杯状细胞和吸收上皮细胞者称为完全化生,只有杯状细胞者则为不完全化生。不完全化生又可分为小肠型化生(氧乙酰唾液酸阴性反应)和大肠型化生(氧乙酰唾液酸阳性反应)。在化生过程中,伴随局部上皮的不断分裂增殖,可能会出现异常增生,并导致癌变。此外,如在胃体和胃底部腺体的壁细胞和主细胞消失,并为类似幽门腺的黏液分泌细胞所取代时,称为假幽门腺化生。

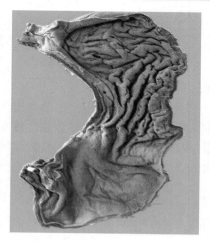

图 13 - 1A 慢性萎缩性胃炎
胃下部明显变薄,黏膜皱襞消失

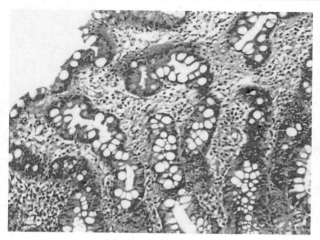

图 13 - 1B 慢性萎缩性胃炎(镜下)
镜下见病变胃黏膜淋巴细胞浸润伴肠上皮化生

3. 慢性肥厚性胃炎（chronic hypertrophic gastritis） 又称巨大肥厚性胃炎，胃体和胃底部黏膜增厚，皱襞肥大加深变宽似脑回。镜下见黏膜表面黏液分泌细胞数量增加，腺体肥大增生，腺管变长。

4. 疣状胃炎（gastritis verrucosa） 胃窦部黏膜出现许多大小不等、中心凹陷的痘疹状突起病灶。镜下可见病灶中心凹陷部胃黏膜上皮变性坏死并脱落，伴有炎性渗出物覆盖。

第二节 | 消化性溃疡病

消化性溃疡病（peptic ulcer disease）是以胃、十二指肠黏膜形成慢性溃疡为病变特征的常见病。临床上，患者有周期性上腹部疼痛、反酸、嗳气等症状，常反复发作，呈慢性经过。人群中患病率约为10%，多见于20～50岁的成人，男性多于女性。溃疡病发生在十二指肠较为多见，约占70%；发生在胃约占25%；胃和十二指肠同时发生溃疡，称为复合性溃疡，约占5%。

一、病因和发病机制

消化性溃疡的病因和发病机制较复杂且尚未完全阐明，常与黏膜的屏障功能破坏、胃液的消化作用障碍、幽门螺杆菌感染和神经内分泌失调有关。

1. 黏膜屏障损伤和胃液的消化作用 目前认为，溃疡病的发病主要是胃、十二指肠局部黏膜屏障功能破坏，并被胃酸和胃蛋白酶消化的结果。十二指肠溃疡时可见分泌胃酸的壁细胞总数明显增多，造成胃酸分泌增加。

2. 幽门螺杆菌的感染 Hp能分泌尿素酶、蛋白酶、磷酸酯酶，并刺激局部产生炎症介质，如白三烯、趋化因子、细菌型血小板激活因子等，引起胃黏膜上皮及血管内皮的损伤，使胃酸直接接触黏膜上皮并进入黏膜内；Hp趋化而来的中性粒细胞释放髓过氧化物酶后产生次氯酸、一氯化氨破坏黏膜上皮；Hp促进胃黏膜G细胞增生和胃泌素分泌，导致胃酸分泌增加；血管内皮的损伤导致血栓形成、血管阻塞引起胃黏膜缺血等均破坏胃黏膜屏障功能，诱发胃液的自身消化。

3. 长期服用非固醇类抗炎药 如阿司匹林等，除了直接损伤胃黏膜外，还可抑制黏膜前列腺素的合成，影响黏膜血液循环。

4. 神经、内分泌功能失调 长期精神紧张、焦虑或情绪波动可引起大脑皮质功能紊乱，皮质下自主神经功能障碍，表现为：如迷走神经兴奋性增加，促使胃酸分泌增多，常引起十二指肠溃疡；如迷走神经兴奋性降低，使胃蠕动减弱、食物潴留，引起胃泌素分泌增多、胃酸增多，促进胃溃疡的形成。

5. 遗传因素 溃疡病在某些家庭中有高发趋势，说明溃疡病的发生也可能与遗传因素有关。此外，吸烟、高钙血症、胰岛细胞瘤中胃泌素瘤，均可引起胃酸分泌增高，导致消化性溃疡。

二、病理变化

肉眼观：胃溃疡多位于胃小弯近幽门部，约75%分布在胃窦部。溃疡通常为一个，圆形或椭圆

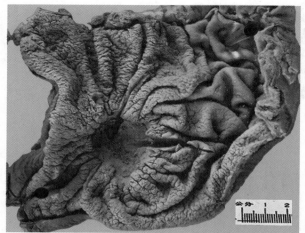

图 13 - 2　慢性胃溃疡
溃疡为椭圆形,周围黏膜呈放射状

形,直径多在 2 cm 以内。溃疡边缘整齐,状如刀切,底部平坦。溃疡周围黏膜皱襞因底部瘢痕收缩被牵拉呈放射状(图 13 - 2)。溃疡深浅不一,常达黏膜下层,深者可达肌层甚至浆膜层。有时溃疡相应浆膜面有纤维蛋白渗出,病程长者可与周围脏器发生粘连。

十二指肠溃疡与胃溃疡的病变相似,溃疡主要发生在十二指肠球部的前壁或后壁,溃疡一般较小,直径多在 1 cm 以内,且浅而易愈合。

光镜下:溃疡底部由表面至深层大致分为四层。① 渗出层:由少量炎性渗出物覆盖(中性粒细胞、纤维蛋白)。② 坏死层:主要为坏死细胞、组织碎片及大量炎症细胞浸润。③ 肉芽组织层:由新生的毛细血管、成纤维细胞等组成。④ 瘢痕层:为大量增生的纤维组织(图 13 - 3)。在瘢痕组织中,小动脉因炎症刺激呈增殖性动脉内膜炎,管壁增厚、管腔狭窄或有血栓形成,这种血管改变虽然可防止血管溃破、出血,但可造成局部血液供给不足,妨碍组织再生使溃疡不易修复,故慢性溃疡一般较难愈合。在溃疡底部的神经节细胞和神经纤维常发生变性和断裂,神经纤维断端呈小球状增生(创伤性神经瘤),这些病变可能均与疼痛症状有关。

三、结局及并发症

(一)愈合

溃疡处渗出物和坏死组织逐渐被吸收、排出,已被破坏的肌层不能再生,由肉芽组织增生形成瘢痕填补修复,周围的黏膜上皮再生覆盖肉芽组织表面,溃疡逐步愈合。部分患者因病因不能去除,溃疡经久不愈,可出现并发症。

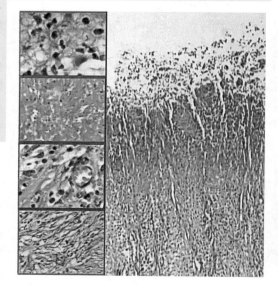

图 13 - 3　慢性胃溃疡(镜下)
镜下溃疡底部由表面至深层分为渗出层、坏死层、肉芽组织层和瘢痕层,左侧分别为高倍镜下所见四层病变

(二)并发症

1. **出血**(hemorrhage)　是溃疡病最常见的并发症,占患者 10%～35%。轻者仅为溃疡底部的毛细血管破裂,实验室检查患者大便潜血试验阳性。如溃疡底部较大血管破裂,患者则出现柏油样黑便和呕血,严重者出现失血性休克并危及生命。

2. **穿孔**(perforation)　溃疡穿透浆膜时可发生穿孔,约占患者 5%,十二指肠溃疡因肠壁较薄易发生穿孔。穿孔后胃或十二指肠内容物流入腹腔,可引起急性弥漫性腹膜炎。患者可有剧烈腹痛、腹肌紧张、压痛和反跳痛等临床表现,严重者可发生感染性休克。如穿孔前病变处与周围组织已粘连,可形成局限性腹膜炎。

3. 幽门狭窄(pyloric stenosis) 约占患者的3%,由于病变部位炎性充血水肿及炎症刺激,引起幽门括约肌痉挛或溃疡处瘢痕收缩均可造成幽门狭窄。幽门狭窄使胃内容物难于通过,继发胃扩张,出现幽门梗阻症状,患者表现反复呕吐、上腹痛胀等症状,并出现水电解质失衡、碱中毒等并发症。

4. 癌变(malignant transformation) 胃溃疡癌变率约为1%,溃疡边缘的黏膜上皮或腺体不断受到破坏及反复再生,有可能发生癌变。在诊断胃溃疡癌变时,须排除溃疡型胃癌。十二指肠溃疡一般不癌变。

第三节 病毒性肝炎

病毒性肝炎(viral hepatitis)是指由肝炎病毒引起的以肝实质细胞变质为主要病变的传染病。目前已证实的肝炎病毒有甲型(HAV)、乙型(HBV)、丙型(HCV)、丁型(HDV)、戊型(HEV)及庚型(HGV)等6种,我国常见的是甲型和乙型,其次是丙型。病毒性肝炎在世界范围内各地区均有发病和流行,且发病率有逐渐升高趋势;全世界有数亿人患病,有3亿以上的人携带乙型肝炎病毒,我国约有1.2亿携带者。本病的发生无性别差异,各种年龄均可罹患。患者中约有1/4者最终发展为肝纤维化、肝硬化、肝癌等慢性肝脏疾病。

一、病因和发病机制

6种肝炎病毒的分子结构及引起相应病毒性肝炎的传染途径、潜伏期、类型特点见表13-1。

表 13-1 各型肝炎病毒的结构和临床特点

病毒类型	HAV	HBV	HCV	HDV	HEV	HGV
病毒大小	27 nm	42 nm	30~60 nm	35 nm	32~34 nm	50~100 nm
性质	RNA	DNA	RNA	缺陷 RNA	RNA	RNA
传染途径	肠道	非肠道	非肠道	非肠道	肠道	非肠道
潜伏期(周)	2~6	4~26	2~26	4~7	2~8	尚不清楚
致暴发型肝炎(%)	0.1~0.4	<1	极少	共同感染 3~4	0.3~3 妊娠达 20	不详
致慢性肝炎(%)	无	5~10	>70	重叠感染 <5	无	无
致肝癌作用	无	有	有	有	不详	不详

注:非肠道指输血、注射、密切接触等传播。

各型肝炎病毒引起肝细胞损伤的机制还不十分清楚,不同类型病毒的致病机制、过程也不尽相同,以下主要介绍甲型、乙型和丙型肝炎病毒的致病机制。

1. 甲型肝炎病毒(HAV) 引起甲型肝炎,其特点为经消化道感染,潜伏期短,通常急性起病。

HAV感染人体后,通过门静脉系统到达肝脏,在肝细胞内复制,分泌入胆汁,故粪便中可查到病毒。HAV并不直接损伤肝细胞,可能通过细胞免疫机制而导致肝细胞损伤。一般HAV不引起慢性肝炎或病毒携带状态,大多数可痊愈,偶可引起暴发型肝炎。

2. 乙型肝炎病毒(HBV) 是引起我国慢性肝炎的主要病原体,其特点为经血流、血液污染的物品、密切接触传播及母婴传播。HBV感染机体后主要在肝细胞内进行复制,形成的病毒颗粒产生一系列相关抗原,如乙型肝炎表面抗原(HBsAg)、乙型肝炎核心抗原(HBcAg)和乙型肝炎相关抗原(HBeAg)。HBcAg存在于感染的肝细胞内,HBsAg和HBeAg释放到血液中,HBsAg还大量分泌在感染的肝细胞表面,均能刺激机体的免疫系统,产生特异性抗体和致敏CD8$^+$T淋巴细胞。抗病毒抗体及致敏淋巴细胞既可增加机体抗感染、清除病毒能力,又能识别并杀伤感染的细胞,导致肝细胞坏死或凋亡。

根据上述机制,病毒性肝炎的肝脏病变程度不仅与感染病毒的数量、毒力有关,更与机体的免疫功能状态密切相关。机体的免疫功能不同,可出现不同的临床类型。① 免疫功能正常,感染病毒数量较少、毒力较弱,被侵犯和破坏的肝细胞较少,则发生急性普通型肝炎。② 免疫功能过强,如感染病毒数量多而毒力强时,受感染的肝细胞多、损伤程度严重,则发生急性重症肝炎。③ 免疫功能不足或低下,免疫反应只能将一部分病毒和感染的肝细胞杀灭和破坏,残留的病毒在肝内反复复制和感染肝细胞,导致肝细胞反复损害而成为慢性肝炎。④ 免疫功能缺陷,病毒感染后不能引起相应的免疫反应,感染的肝细胞也未受到免疫性损伤,病毒在肝细胞内持续复制,成为无症状的病毒携带者。

3. 丙型肝炎病毒(HCV) 也是引起慢性肝炎的重要病原体,其特点为经注射或输血传播。HCV是单链RNA病毒,有6个主要的基因型,常见的为1a、1b和2b,2b基因型与肝癌发生关系密切。饮酒可促进HCV的复制、激活肝纤维化的发生。HCV感染者约3/4可演变成慢性肝炎,其中20%患者可发展为肝硬化。

二、基本病理变化

各型病毒性肝炎的基本病变相同,都是以肝细胞的变性、坏死为主,伴有不同程度的炎症细胞浸润、肝细胞再生和纤维组织增生。

(一)肝细胞变质性病变

1. 细胞水肿 为最常见的病变,表现为胞质疏松化和气球样变,是由于肝细胞受损后细胞内水分增多所致。光镜下:肝细胞肿胀、体积增大,胞质疏松呈网状、半透明,称胞质疏松化。进一步发展,肝细胞肿大呈球形,胞质几乎完全透明,称为气球样变(图13-4)。电镜下:内质网扩张、呈囊泡状,核蛋白体颗粒脱落,线粒体肿胀、嵴变短或消失。

2. 嗜酸性变 仅累及单个或几个肝细胞,散在于肝小叶内。光镜下:肝细胞胞质水分脱失浓缩,使肝细胞体积变小,

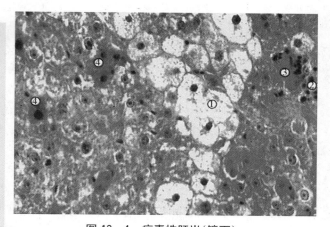

图13-4 病毒性肝炎(镜下)

肝细胞:① 气球样变;② 点状坏死;③ 嗜酸性小体;④ 嗜酸性变

胞质嗜酸性染色增强,呈深红染,细胞核染色亦较深,称为嗜酸性变。

3.毛玻璃样细胞　多见于 HBsAg 携带者及慢性肝炎患者的肝组织。光镜下:HE 染色可见肝细胞胞质内充满嗜酸性细颗粒状物质,不透明,似毛玻璃样,故称毛玻璃样肝细胞,属变性范畴。电镜下:这些细胞内含的大量 HBsAg,为沉积在内质网池内的线状或小管状物质,用免疫酶标法或免疫荧光法证实这些物质呈 HBsAg 阳性反应。

4.嗜酸性小体　由嗜酸性变进一步发展所致。光镜下:细胞质更加浓缩,胞核也浓缩以致消失,最后形成深红色均一浓染的圆形小体,即嗜酸性小体(acidophilic body)(图 13 - 4)。嗜酸性小体是单个肝细胞死亡,属细胞凋亡。

5.溶解性坏死　是在严重细胞水肿的基础上发展而来。坏死细胞溶解消失,伴炎症细胞浸润。按坏死范围、程度分为:

(1)点状坏死(spotty necrosis):肝小叶内散在的灶状肝细胞坏死,每个坏死灶仅累及 1 个至几个肝细胞(图 13 - 4),常见于急性普通型肝炎。

(2)碎片状坏死(piecemeal necrosis):肝小叶周边界板区的肝细胞坏死,使小叶周边的肝细胞界板呈虫蚀状缺损,常见于慢性肝炎。

(3)桥接坏死(bridging necrosis):肝细胞呈带状融合性坏死,坏死区常出现于小叶中央静脉与汇管区之间或两个小叶中央静脉之间或两个汇管区之间(图 13 - 5)。坏死处伴有肝细胞不规则再生及纤维组织增生,后期则形成纤维间隔而分割肝小叶。常见于中、重度慢性肝炎。

(4)亚大块坏死(submassive necrosis)和大块坏死(massive necrosis):指累及大部分或整个肝小叶的融合性坏死,是肝脏最严重的坏死,常见于重型肝炎。

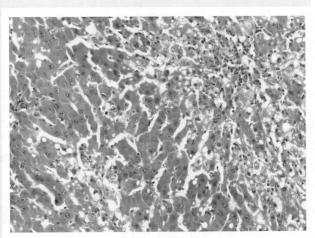

图 13 - 5　病毒性肝炎(镜下)
肝细胞坏死灶连接成桥带状

(二)渗出性病变

肝炎时,在汇管区或肝小叶内坏死区常有程度不等的炎症细胞浸润,以淋巴细胞、单核细胞浸润为主,有时见少量浆细胞及中性粒细胞。

(三)增生性病变

病毒性肝炎的急性期增生性病变较轻,慢性阶段有多种细胞增生尤其是纤维组织的增生,可使病变逐渐向肝纤维化、肝硬化发展。

1.肝细胞再生　肝细胞坏死时,邻近的肝细胞可通过分裂而再生修复。再生的肝细胞体积较大,胞质略呈嗜碱性,核大而染色较深,有的可有双核。如坏死较轻,肝细胞可沿网状纤维支架增生,完全恢复原来的结构和功能。但如坏死严重,肝小叶内网状纤维支架塌陷,再生的肝细胞增生呈结节状。

2.间质反应性增生

(1)库普弗(Kupffer)细胞增生:细胞呈梭形或多角形,胞质丰富,脱入肝窦内成为游走的吞噬细胞,参与炎症反应。

(2) 肝星形细胞(贮脂细胞、Ito cell)和成纤维细胞增生:可形成大量纤维组织,参与损伤修复,但能导致肝纤维化及肝硬化的形成。

(3) 小胆管增生:可见于慢性肝炎的汇管区及坏死区内。

三、临床病理类型

(一)普通型病毒性肝炎

1. 急性(普通型)肝炎 最常见,临床上又分为黄疸型与无黄疸型两种。我国患者以无黄疸型肝炎居多,其主要为乙型肝炎,部分见于丙型肝炎。黄疸型肝炎的肝细胞变性坏死相对明显,多见于甲型、丁型、戊型肝炎。

(1) 病理变化:肉眼观:肝脏肿胀、质地软、表面光滑。光镜下:肝细胞广泛变性,轻微坏死。变性以肝细胞水肿为主,表现为胞质疏松化和气球样变,肝细胞体积增大,排列紊乱和拥挤,肝窦受压变窄。坏死多为点状坏死,有时可见肝细胞嗜酸性变或嗜酸性小体。汇管区及肝小叶内有轻度炎症细胞浸润。黄疸型者肝细胞坏死稍重,毛细胆管内有淤胆和胆栓形成。

(2) 临床病理联系:肝细胞弥漫性肿大,使肝脏体积增大,包膜紧张,引起肝区疼痛。由于肝细胞坏死,使肝细胞内酶释放入血,血清谷丙转氨酶(SGPT)等升高;同时可引起不同程度肝功能异常,病变严重时可出现黄疸。弥漫性肝细胞水肿,使门静脉血液回流受阻、胃肠淤血,引起食欲不振、消化不良等症状。

(3) 结局:急性肝炎患者多数在半年内可治愈,点状坏死灶经周围肝细胞再生而修复。但乙型、丙型肝炎恢复较慢,其中乙型肝炎中 5%～10%、丙型肝炎中大部分可转变成慢性肝炎。

2. 慢性(普通型)肝炎 病毒性肝炎病程持续在半年以上者即为慢性肝炎。慢性肝炎临床表现差异较大,有的患者具有肝炎症状、血清病毒抗原阳性和肝功能生化改变;有的患者可稳定多年,症状不明显;有的患者则很快进展到肝硬化。根据炎症、坏死及纤维化等不同程度的病变,将慢性肝炎分为轻、中、重度三种类型。

(1) 轻度慢性肝炎:肝细胞点状坏死,偶见轻度碎片状坏死,汇管区周围少量纤维组织增生,肝小叶结构完整。

(2) 中度慢性肝炎:肝细胞坏死明显,中度碎片状坏死及特征性的桥接坏死。肝小叶内有纤维条索连接成间隔,但小叶结构大部分保存。

(3) 重度慢性肝炎:肝细胞重度的碎片状坏死及大范围的桥接坏死。坏死区出现肝细胞不规则再生,纤维间隔伸入并分割肝小叶。晚期纤维条索进一步相互连接,逐步发展为肝硬化。此类慢性肝炎有时在原有病变基础上出现大片新的肝细胞坏死而发展为重型肝炎。

(二)重型病毒性肝炎

1. 急性重型肝炎 少见,起病急骤,病程短,病情发展迅猛,病死率高,大多在 10 余日内死亡。临床上将本型肝炎称为暴发型或电击型肝炎。

(1) 病理变化:肉眼观:肝脏变形、体积显著缩小,尤以左叶为甚,重量减至 600～800 g,质地柔软,被膜皱缩,切面呈黄色或红褐色,又称急性黄色肝萎缩或急性红色肝萎缩。光镜下:肝细胞弥漫性大片坏死,肝细胞溶解,肝细胞索解离(图 13-6)。肝细胞坏死多自肝小叶中央开始迅速向四周扩展,仅小叶周边部残留少数变性的肝细胞,残留的肝细胞无明显再生现象。肝窦明显扩张、充血甚至出血，Kupffer 细胞增生肥大、吞噬细胞碎屑及色素，小叶内及汇管区有以淋巴细胞和巨噬细胞为主的炎症细胞浸润。

（2）临床病理联系：由于大量肝细胞溶解坏死，可导致肝功能衰竭：① 大量游离胆红素未能结合而引起严重肝细胞性黄疸。② 凝血因子合成障碍导致出血倾向。③ 肝解毒功能障碍导致肝性脑病。由于胆红素代谢障碍及血循环障碍等，还可导致肾功能衰竭（肝肾综合征，hepatorenal syndrome）。

（3）结局：急性重型肝炎多数在短期内死亡，死因主要为肝功能衰竭导致肝性

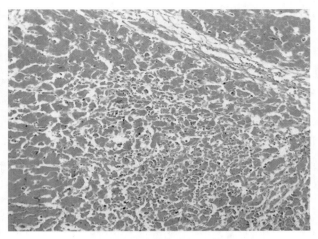

图 13 - 6　急性重型病毒性肝炎（镜下）
肝细胞大块坏死

脑病，其次为消化道大出血或急性肾功能衰竭。弥散性血管内凝血（DIC）是引起全身严重出血、致死的另一个因素。本型肝炎的少数患者如能渡过急性期，可迁延而转为亚急性重型肝炎。

2. 亚急性重型肝炎　多数是由急性重型肝炎迁延而来，或一开始病情稍缓，病变较急性重型肝炎稍轻呈亚急性经过。少数病例可能由普通型肝炎恶化而来。本型病程可达一至数月。

（1）病理变化：肉眼观：肝脏体积缩小，被膜皱缩不平，质地软硬程度不一。切面见部分区域呈大小不一结节状，再生的结节因胆汁淤积呈黄绿色，坏死区呈土黄色（亚急性黄色肝萎缩）。光镜下：既有肝细胞的大块坏死，又有肝细胞结节状再生。坏死区网状纤维支架塌陷和胶原纤维化，再生的肝细胞无法沿原有网状支架延伸成肝细胞索，故呈不规则的结节状，失去原有肝小叶结构。肝小叶内外有明显的炎症细胞浸润。小叶周边部小胆管增生，并有胆汁淤积和胆栓形成；陈旧的病变区有明显的结缔组织增生。

（2）结局：本型肝炎如治疗得当，可阻止病变发展使患者存活，但多数继续发展而转变为坏死后性肝硬化。

第四节　肝　硬　化

肝硬化（liver cirrhosis）是一种常见的进行性慢性肝脏疾病，是由多种原因引起肝细胞变性坏死，纤维组织增生和肝细胞结节状再生，这三种病变反复交错进行，导致肝小叶结构和肝内血管系统逐渐被广泛破坏和改建，使肝脏变形、质地变硬而形成肝硬化。一般早期可无明显症状，后期则有不同程度的门静脉高压和肝功能障碍。

关于肝硬化的分类，在我国将肝硬化的病因、病变及临床表现结合起来分为门脉性、坏死后性、胆汁性、淤血性、寄生虫性肝硬化等类型。国际上常根据肝硬化形成的结节大小分为小结节型、大结节型、大小结节混合型和不全分割型肝硬化。

一、门脉性肝硬化

门脉性肝硬化(portal cirrhosis)相当于小结节型肝硬化,为各型肝硬化中最常见的类型。

(一) 病因和发病机制

1. **病毒性肝炎** 是引起我国门脉性肝硬化的主要原因,尤其乙型和丙型病毒性肝炎,其病变慢性反复发作,不断出现肝细胞变性坏死及纤维组织增生而促成肝硬化。

2. **慢性酒精中毒** 长期酗酒是引起肝硬化的另一重要原因。酒精在体内代谢过程中产生的乙醛对肝细胞有直接毒性作用,使肝细胞不断脂肪变性以致坏死,继而肝内纤维组织增生促进肝硬化形成。此外,酗酒者因酒后进食少和慢性酒精性胃炎所导致不同程度的营养缺乏,也是引起肝硬化的因素。

3. **营养缺乏** 如食物中长期缺乏胆碱或蛋氨酸类物质,使肝脏将脂肪酸合成磷脂的功能障碍,肝内脂肪堆积、肝细胞脂肪变性发展为肝硬化。

4. **毒物损伤** 某些化学物质如砷、四氯化碳、黄磷等慢性中毒可损伤肝细胞,引起肝硬化。长期服用异烟肼、双醋酚丁、甲基多巴、甲氨蝶呤等药物可因中毒性肝炎发展为肝硬化。

上述各种因素长期作用,不断引起肝细胞变性坏死等损伤变化,随后导致损伤区广泛纤维组织增生。增多的胶原纤维有两种来源:① 门管区增生的成纤维细胞、肝窦内激活的肝星形细胞分泌产生。② 肝小叶内肝细胞坏死后局部网状纤维支架塌陷融合胶原化。初期增生的纤维组织形成小条索,尚未互相连接形成间隔而改建肝小叶的结构时,称为纤维化。肝纤维化为可复性病变,病因消除,纤维化可逆转或被吸收。病变继续发展,肝小叶中央区和门管区的纤维条索连成纤维间隔,并互相连接包绕和分割原有的或再生的肝细胞形成假小叶。

(二) 病理变化

肉眼观:早期肝脏体积可正常或稍增大,质地正常或稍硬。晚期肝脏体积明显缩小,重量减轻,硬度增加。表面及切面见弥漫性分布的圆形或类圆形的小结节,其大小相近,直径多在 0.1～0.5 cm,最大的直径不超过1 cm。结节周围为灰白色较窄的纤维组织条索或间隔所包绕,肝被膜明显增厚(图 13-7)。

光镜下:正常的肝小叶结构被破坏,广泛增生的纤维组织将原来肝小叶重新分割、包绕成为大小不等的圆形或椭圆形的肝细胞团,称为假小叶(pseudolobule)(图 13-8)。在假小叶内,肝细胞排列紊乱,中央静脉可缺如、偏位或有两个以上,或有汇管区。假小叶内肝细胞有不同程度变性坏死及再生。再生的肝细胞体积大、核大深染,常出现双核。有些肝细胞内有胆色素沉着,细小胆管内胆汁淤积,这是增生的纤维组织压迫胆管所致。包绕假小叶纤维间隔宽窄比较一致,纤维间隔内有多少不等的慢性炎症细胞浸润,可见小胆管增生。

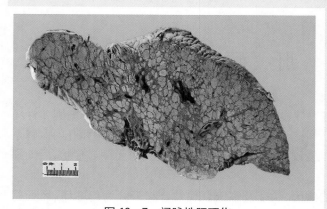

图 13-7 门脉性肝硬化
肝脏表面见弥漫的小结节

(三)临床病理联系

肝硬化时,肝内血管系统受到严重破坏和改建,同时肝实质细胞病变加重,临床上常出现门脉高压症及肝功能不全的表现。

1. 门脉高压症(portal hypertension)引起门脉压力增高的原因如下:① 由于假小叶形成压迫小叶下静脉,使肝窦内的血液不易排出,门静脉血液流入肝窦受阻(窦后阻塞)。② 肝内广泛纤维组织增生,使小叶中央静脉和肝窦受压、闭塞,以及窦周纤维化使肝窦壁增厚,造成门静脉循环受阻(窦内阻塞)。③ 肝内血管网受破坏而减少,增加了门静脉回流的阻力。④ 肝动

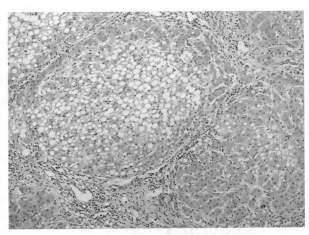

图 13-8　肝硬化假小叶形成(镜下)

脉和门静脉之间形成异常的吻合支,压力高的肝动脉血经吻合支注入门静脉,使门静脉压增高(图 13-9)。

门脉高压症的主要临床症状和体征如下。

(1) 脾肿大(splenomegaly):门脉高压使脾静脉回流受阻,致脾慢性淤血而肿大,有 70%～85% 的肝硬化患者有脾肿大。肉眼观:脾脏体积大,重量增加,少数可达 800～1 000 g,被膜增厚,切面呈暗红色(图 13-10)。光镜下:脾窦扩张淤血,窦壁内皮细胞增生肥大,脾小体萎缩,红髓内纤维组织增生,可形成黄褐色的含铁结节。患者可因脾功能亢进而出现贫血、白细胞和血小板减少症。

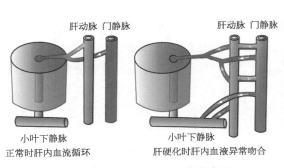

图 13-9　门静脉高压形成模式图

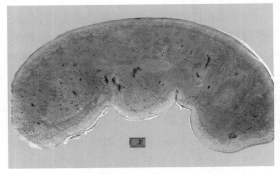

图 13-10　肝硬化之脾肿大(脾剖面)

(2) 胃肠消化、吸收功能障碍:因门脉高压使胃肠静脉回流受阻而致胃肠壁淤血水肿,影响胃肠的消化、吸收功能,患者出现食欲不振、消化不良等症状。

(3) 腹水(ascites):肝硬化晚期,腹腔内可积聚大量淡黄色透明液体(漏出液),重者腹部明显膨隆。引起腹水的主要原因是:① 门脉高压使门脉系统毛细血管内流体静压升高,血管壁通透性升高,导致液体漏入腹腔。② 肝细胞合成白蛋白功能降低及消化不良,可形成低蛋白血症,使血浆胶体渗透压下降,促进腹水形成。③ 肝内广泛纤维化,使肝窦阻塞、窦内压升高,液体自窦壁漏入腹腔。④ 肝功能障碍,肝脏对激素的灭活功能降低,醛固酮、抗利尿激素在血中水平升高,而致水

钠潴留。

（4）侧支循环形成：由于门脉高压，门静脉系统血液回流受阻，门静脉与体静脉之间多处吻合支呈代偿性扩张，形成侧支循环，使部分门静脉血绕过肝脏直接进入上、下腔静脉。主要的侧支循环和并发症如下(图 13 - 11)。① 食管下段静脉丛曲张：门静脉血经胃冠状静脉、食管下段静脉丛、奇静脉入上腔静脉，常致食管下段静脉丛曲张，易破裂引起上消化道大出血，是肝硬化患者常见的死亡原因之一。② 直肠(痔)静脉丛曲张：门静脉血经肠系膜下静脉、直肠静脉丛、髂内静脉进入下腔静脉，引起直肠静脉丛曲张，形成痔疮，破裂可发生便血，长期可导致贫血。③ 脐周腹壁浅静脉曲张：门脉血经脐静脉、脐周静脉丛，向上经胸腹壁静脉进入上腔静脉，向下经腹壁下静脉进入下腔静脉，引起胸、腹壁浅静脉曲张，脐周静脉丛曲张突起出现"海蛇头"体征。

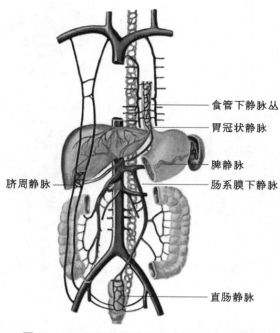

图 13 - 11　肝硬化门静脉高压侧支循环模式图

食管下静脉丛
胃冠状静脉
脾静脉
脐周静脉
肠系膜下静脉
直肠静脉

2. 肝功能不全　是肝实质细胞长期、反复破坏的结果，主要功能变化如下。

（1）对激素的灭活功能降低：如肝脏对雌激素的灭活作用减弱，使雌激素活性增加，引起男性乳腺发育、女性月经不调；患者颈部、面部、上胸部、前臂皮肤可出现小动脉末梢扩张形成蜘蛛痣；手掌大、小鱼际、指尖等部位血管扩张呈鲜红色，称肝掌。

（2）蛋白质合成障碍：肝细胞受损伤，合成白蛋白功能降低。同时从胃肠吸收的抗原性物质不能经过肝细胞处理或经侧支循环进入体循环，刺激免疫系统合成球蛋白增多，常引起血清蛋白降低，白蛋白与球蛋白的比例(A/G)下降或倒置(正常时 A/G 为 1.5∶1～2.5∶1)。

（3）出血倾向：表现有鼻出血、牙龈出血、黏膜出血、皮下瘀斑等，主要原因是肝脏合成凝血因子减少及脾功能亢进使血小板破坏增多所致。

（4）胆色素代谢障碍：肝硬化时，既有肝内胆管的不同程度破坏、阻塞或扭曲，又有肝细胞变性肿胀、坏死引起毛细胆管内胆栓形成及肝细胞内胆汁淤积，均可导致黄疸。

（5）肝性脑病：是肝功能不全最严重的后果，常为肝硬化患者死亡原因之一。

（四）结局

门脉性肝硬化早期，如病因能消除，肝细胞不继续变性坏死，有些病例增生的纤维组织可减少或消失。在病变发展过程中，由于肝脏有较强的代偿功能，及时治疗可使疾病在相当时期内处于稳定状态。但在晚期发展到严重门脉高压、肝功能衰竭时，患者或因肝性脑病而死亡，或因食管下段静脉曲张破裂引起的消化道大出血或合并肝癌及感染而死亡。

二、坏死后性肝硬化

坏死后性肝硬化(postnecrotic cirrhosis)属于大结节型和大小结节混合型肝硬化，是在肝实质细胞发生大块坏死的基础上形成的。预后较差,易合并肝癌。

1. 病因 病毒性肝炎是本型肝硬化的主要原因,大部分由亚急性重型肝炎迁延而来,慢性肝炎反复发作出现严重坏死时,可转变为坏死后性肝硬化。某些药物及化学物质可引起弥漫性中毒性肝细胞坏死,继而出现肝细胞结节状再生,也可导致本型肝硬化。

2. 病理变化 肉眼观:肝体积缩小,重量减轻,质地变硬。与门脉性肝硬化显著不同的是,肝脏变形明显,表面结节较大且大小相差悬殊,最大结节直径可达 6 cm。切面见结节周围纤维间隔较宽,且厚薄不均,结节呈黄绿或黄褐色(图 13-12)。

光镜下:正常肝小叶结构大多破坏、消失,代之以大小不等的假小叶。假小叶内肝细胞常有不同程度的变性坏死和胆色素沉着。假小叶间的纤维间隔较宽而厚薄不均,其中炎症细胞浸润、小胆管增生均较显著。

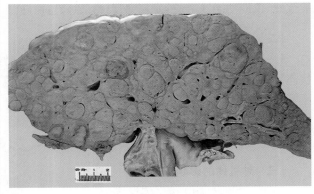

图 13-12 坏死后性肝硬化

三、胆汁性肝硬化

胆汁性肝硬化(biliary cirrhosis)是因胆道阻塞、胆汁淤积而引起的肝硬化,较少见,可分为原发性与继发性两类。

原发性胆汁性肝硬化,原因不明,可能与自身免疫有关,患者血清中可检查到自身抗体,可由肝内小胆管的慢性非化脓性胆管炎引起。继发性胆汁性肝硬化的原因为胆道系统的阻塞和胆管上行感染。

病理变化:肉眼观:早期肝体积常增大,后期肝脏可缩小,表面平滑或呈细颗粒状,硬度中等,呈深绿色或绿褐色,切面结节较小,结节间纤维间隔较薄。光镜下:肝细胞明显胆色素沉积而变性坏死。坏死肝细胞肿大,胞质疏松呈网状,核消失,称为网状或羽毛状坏死。毛细胆管内淤胆、胆栓形成。坏死区胆管破裂,胆汁外溢,形成"胆汁湖"。纤维组织增生并伸入肝小叶内,形成不完全分割包绕的假小叶,病变较门脉性及坏死后性肝硬化为轻。

第五节 肝功能衰竭

各种致病因素引起肝细胞及库普弗细胞严重损害,使其代谢、分泌、合成、解毒与免疫等功能发生严重障碍,机体出现黄疸、出血、继发性感染、肾功能障碍及肝性脑病等一系列临床综合征,称为肝功能衰竭(hepatic failure),系肝功能不全(hepatic insufficiency)的晚期阶段。最终发展为肝性脑病(hepatic encephalopathy),出现神经精神综合征。

一、肝功能衰竭的病因、分类及对机体的影响

(一) 病因

肝炎病毒感染是引起肝细胞损害最终导致肝功能衰竭的最主要病因。某些药物及其代谢产物对肝脏的毒性作用可导致肝损害。此外,摄入过量酒精损伤肝脏、遗传代谢障碍使肝结构和功能改变、免疫功能异常诱发肝炎病毒感染等,也可导致肝功能衰竭。

(二) 分类

1. **急性肝功能衰竭**　发病快,常在12~24小时后出现黄疸,2~4日后即由嗜睡进入昏迷状态,并有明显的出血倾向,又称暴发性肝功能衰竭。见于急性重型病毒性肝炎、中毒性肝炎等。

2. **慢性肝功能衰竭**　病程长、进展缓慢,常在感染、上消化道出血、使用镇静剂或麻醉剂等诱因作用下,病情迅速加重并发生昏迷。见于肝硬化失代偿期和部分肝癌晚期。

(三) 对机体的影响

1. **代谢障碍**　肝功能衰竭可导致糖、蛋白质、脂肪的代谢障碍。① 由于肝糖原合成障碍、糖异生能力下降、糖原贮备减少、肝细胞对胰岛素的灭活减少而引起低血糖;少数可发生糖耐量降低。② 由于蛋白质合成减少,白蛋白严重缺乏,产生低蛋白血症,使血浆胶体渗透压下降,导致水肿。此外,肝细胞合成多种运载蛋白功能障碍,导致相应病理变化。③ 由于肝细胞对脂肪酸的氧化障碍及脂蛋白合成减少,使脂肪酸在肝内积聚而导致脂肪肝;同时可因胆固醇的合成与酯化障碍使血浆中胆固醇的浓度发生改变。

2. **胆汁分泌和排泄障碍**　肝功能障碍时,肝内胆红素的摄取、酯化、排泄等发生障碍,可导致高胆红素血症或全身黄疸;肝脏对胆汁酸的摄入、运载、排泄过程受阻可导致肝内胆汁淤滞。

3. **凝血功能障碍**　肝功能衰竭时凝血功能降低。肝脏合成凝血因子、抗凝血酶、纤溶酶原等减少,清除被激活的凝血因子和纤溶酶原等减弱,可发生出血甚至弥散性血管内凝血。

4. **生物转化功能障碍**　肝功能障碍时,药物在体内代谢异常使药物毒性和副作用增加;肝脏对来自肠道的氨、胺、酚等有毒物质的解毒功能减弱使毒物进入血液增多;肝脏对胰岛素、醛固酮、抗利尿激素、雌激素等激素的灭活减少可引起机体代谢紊乱。

5. **肝性腹水**　肝硬化等肝病晚期常伴有腹水形成,其产生的机制有:门静脉高压、血浆胶体渗透压下降、淋巴回流障碍、钠水潴留等。此外,肝硬化大量腹水形成,可继发低钾血症和低钠血症。

6. **免疫功能障碍**　肝功能衰竭时,肝内库普弗细胞功能障碍,其吞噬清除细菌、病毒及毒物的作用减弱,免疫功能下降,可导致肠道细菌移位、肠源性内毒素血症等。

二、肝性脑病

肝性脑病(hepatic encephalopathy)是指由于肝功能严重障碍,使大量毒性代谢产物在体内聚集,经血液循环入脑,引起一系列神经精神综合征,最终导致患者昏迷甚至死亡。

(一) 分类与分期

1. **分类**　按肝脏功能失调或障碍的性质将肝性脑病分为三种类型。A型为急性肝功能衰竭

相关肝性脑病,由病毒性暴发型肝炎、伴有广泛坏死的药物性肝炎等引起,呈急性经过,常于起病2周内出现肝性脑病。B型为门-体旁路相关肝性脑病,由外伤、肿瘤转移、血栓形成及先天性血管畸形产生门静脉高压引起,无明确肝细胞损害。C型为肝硬化相关肝性脑病,由门脉性肝硬化、血吸虫性肝硬化等引起,又可分为发作性、持续性和轻微性肝性脑病三个亚型。

2. 分期　临床上根据肝性脑病时神经精神症状的轻重程度将其分为四期。一期(前驱期):有轻微的性格和行为改变。二期(昏迷前期):出现嗜睡、言语不清、人格障碍、行为失常和扑翼样震颤。三期(昏睡期):有严重的精神错乱、定向障碍、言语混乱等症状,昏睡但能唤醒。四期(昏迷期):昏迷不能唤醒,一切反应消失,可有阵发性抽搐。

(二) 发病机制

肝性脑病的发病机制尚未完全清楚,根据临床与实验研究,提出了多种学说,每个学说虽不完善,但都能从一定角度解释肝性脑病的发病机制,在临床实践中有指导意义。

1. 氨中毒学说　氨中毒学说(ammonia intoxication hypothesis)认为血氨升高,过量的氨通过血脑屏障进入脑内,作为神经毒素引起肝性脑病发生。实验研究发现给门-体分流术后的犬喂饲肉食可诱发肝性脑病;临床上肝硬化患者摄入高蛋白质饮食或发生消化道出血后,可出现行为异常及肝昏迷症状。进一步研究发现,临床上约80%的肝性脑病患者血及脑脊液中氨水平升高,采用降血氨治疗有效。这些研究结果为氨中毒学说提供了依据。

正常情况下,血氨的生成和清除之间保持着动态平衡,血氨浓度一般不超过 $59\ \mu mol/L$。氨在肝中合成尿素是维持此平衡的关键。当肝功能严重受损时,尿素合成障碍,血氨水平升高。增高的血氨通过血脑屏障进入脑组织,从而引起脑代谢和功能障碍,这是氨中毒学说的基本论点。

(1) 血氨升高的原因

1) 氨清除不足:体内氨主要在肝内经鸟氨酸循环合成尿素而清除。在鸟氨酸循环过程中,生成1分子尿素,清除2分子氨,消耗4分子 ATP。肝功能严重障碍时,由于参与鸟氨酸循环的酶系统遭到破坏和鸟氨酸循环所需鸟氨酸、瓜氨酸、精氨酸等底物缺失以及代谢障碍导致 ATP 供给不足等,均使鸟氨酸循环障碍,尿素合成明显减少,氨清除不足而致血氨升高。

2) 氨产生过多:血氨主要来源于肠道,肠道内蛋白质经消化转变成氨基酸,在肠道细菌产生的氨基酸氧化酶作用下生成氨。血中弥散入肠的尿素,在细菌释放的尿素酶作用下也可生成氨。肠道内的氨被吸收入血,经门静脉到达肝脏,进入鸟氨酸循环代谢。肝功能严重障碍时,产氨增多的因素有:① 肝硬化时门脉高压,引起肠黏膜淤血、水肿、肠蠕动减弱以及胆汁分泌减少,食物的消化、吸收和排空障碍,使肠道内积聚大量蛋白质,氨的生成显著增多。② 严重肝硬化晚期合并肾功能障碍,尿素由肾脏排出减少,弥散至肠道内增多,经细菌作用产氨。③ 肝硬化合并食管下段静脉曲张破裂,引起上消化道出血,血液中蛋白质在肠道内细菌作用下分解产生氨。④ 肝性脑病患者昏迷前出现明显躁动不安、震颤时肌肉活动增加,肌肉中腺苷酸分解代谢增强,使产氨增多。此外,肝功能障碍伴碱中毒时,肾小管上皮分泌 H^+ 减少,肾小管腔内氨与 H^+ 结合形成 NH_4^+ 随尿排出量明显降低,氨弥散入血增多。肠道中 pH 高低可影响氨吸收,当肠道中 pH 较低时,氨与 H^+ 结合成不易被吸收的 NH_4^+ 随粪便排出。因此,临床上应用乳果糖,因其在肠道内不易吸收,且可被肠道内细菌分解为乳酸和醋酸,以酸化肠道,减少氨吸收,达到降低血氨作用。

3) 门-体侧支循环的建立:肝硬化门脉高压时,门静脉与腔静脉间吻合支使肠道吸收的部分氨未经肝脏而直接进入体循环,引起血氨升高。

(2)氨对脑的毒性作用

1)干扰脑组织的能量代谢:血氨升高通过以下环节影响葡萄糖的生物氧化而干扰脑组织的能量代谢。① 抑制丙酮酸脱羧酶的活性,还原型辅酶 I(NADH)和乙酰辅酶 A 生成减少,影响三羧酸循环的正常进行,使 ATP 产生减少。② 氨与脑内三羧酸循环中间产物 α-酮戊二酸结合,生成谷氨酸,使 α-酮戊二酸减少,影响糖的有氧代谢,ATP 产生减少。③ 消耗大量 NADH,妨碍呼吸链中的递氢过程,以致 ATP 产生不足。④ 氨与谷氨酸结合形成谷氨酰胺的过程中消耗大量 ATP。因此,脑细胞活动所需能量不足,不能维持中枢神经系统的兴奋活动,从而引起昏迷(图 13 - 13)。

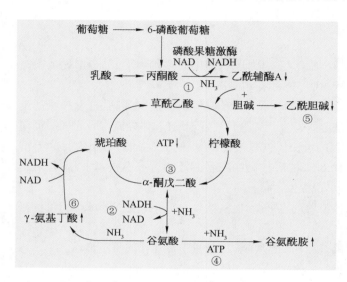

图 13 - 13　氨对脑能量代谢及神经递质的影响
① 丙酮酸氧化脱羧障碍;② NADH 减少呼吸链递氢过程受抑;③ α-酮戊二酸减少;④ 合成谷氨酰胺时消耗 ATP,谷氨酰胺增多;⑤ 乙酰胆碱合成减少;⑥ γ-氨基丁酸蓄积

2)使脑内神经递质发生改变:脑内氨增多可使兴奋性神经递质谷氨酸、乙酰胆碱减少,而抑制性神经递质谷氨酰胺、γ-氨基丁酸增多,使脑内的神经递质平衡失调和神经传递障碍,导致中枢神经系统功能紊乱。其发生机制是:① 氨与谷氨酸结合生成谷氨酰胺增多,谷氨酸被消耗。② 氨可抑制丙酮酸的氧化脱羧,乙酰辅酶 A 减少,使乙酰胆碱生成减少。③ 氨可抑制 γ-氨基丁酸转氨酶活性,使 γ-氨基丁酸增多(图 13 - 13)。

3)氨对神经细胞膜的影响:血氨升高通过两个环节影响神经细胞膜的功能,即氨与 K$^+$ 竞争通过细胞膜上的钠泵进入细胞内,造成细胞内 K$^+$ 减少,细胞缺钾;氨可干扰神经细胞 Na$^+$-K$^+$-ATP 酶的活性,使细胞内外 Na$^+$、K$^+$ 分布异常,影响膜电位、细胞兴奋及传导等功能活动。

2. 假性神经递质学说　假性神经递质学说(false neurotransmitter hypothesis)认为,肝性脑病的发生是由于正常的神经递质被假性神经递质所取代,使脑干网状结构中神经突触部位冲动的传递发生障碍,引起神经系统功能障碍而导致肝性脑病。

(1)正常神经递质的生成与清醒状态维持:去甲肾上腺素和多巴胺是脑内正常神经递质。脑神经细胞内苯丙氨酸在苯丙氨酸羟化酶作用下生成酪氨酸,酪氨酸在酪氨酸羟化酶作用下生成多巴,多巴经多巴脱羧酶形成多巴胺。多巴胺进入突触囊泡经 β-羟化酶作用生成去甲肾上腺素。去甲肾上腺素、多巴胺被脑干网状结构中的神经元摄取,在突触部位传递神经冲动,调节大脑皮质的兴奋性,使机体处于清醒状态。如果这些神经递质被假性神经递质所取代,则这一系统的功能活动减弱,大脑皮质将从兴奋转入抑制,出现昏睡状态。

(2)假性神经递质的产生与肝性昏迷发生:苯乙醇胺和羟苯乙醇胺是脑内假性神经递质。肝功能正常时,食物蛋白质在消化道中分解成多种氨基酸,其中苯丙氨酸和酪氨酸,经肠道细菌脱羧酶的作用,分解为苯乙胺和酪胺,两者被吸收,由门静脉进入肝脏,经单胺氧化酶的作用氧化分解而解毒。当肝功能严重障碍时,肝细胞的解毒功能降低,或门脉血经侧支循环绕过肝脏直接进入体循环,或门脉高压时肠道淤血、消化功能降低使肠道产生胺类物质增加,均使循环血中苯乙胺和酪胺明显增多。血液中过多的苯乙胺和酪胺进入脑内,在脑组织中 β-羟化酶作用下,生成苯乙醇胺和羟苯乙醇胺,这两种物质在化学结构上与去甲肾上腺素和多巴胺相似,但其传递信息的生理功能却远较正常神经递质弱,故称为假性神经递质(图 13-14)。当假性神经递质增多时,可取代正常神经递质被脑干网状结构中肾上腺素能神经元所摄取,并贮存在突触小体的囊泡中。被释放后由于其生理效应只有正常神经递质的 1/50,导致神经传导功能发生障碍,使脑干网状结构上行激动系统的唤醒功能不能维持,从而发生昏迷。

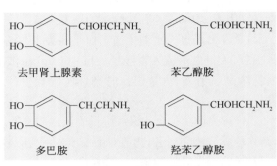

图 13-14　正常及假性神经递质

3. **血浆氨基酸失衡学说**(amino acid imbalance hypothesis)　肝性脑病患者可见血浆氨基酸失平衡,即芳香族氨基酸(AAA)(苯丙氨酸、酪氨酸、色氨酸)增多,支链氨基酸(BCAA)(亮氨酸、异亮氨酸、缬氨酸)减少,支链氨基酸与芳香族氨基酸的比值(BCAA/AAA)可由正常 3~3.5 下降至 0.6~1.2,故认为肝性脑病的发生与血浆氨基酸比例失衡有关。

(1) 血浆氨基酸失衡原因:肝功能严重障碍时,肝细胞灭活胰岛素和胰高血糖素的功能降低,使两者浓度均升高。胰高血糖素增多,使肝和肌肉组织内蛋白质分解代谢增强,产生大量 AAA,AAA 主要在肝脏降解,肝功能障碍对 AAA 的降解能力降低,以及肝脏利用 AAA 的糖异生作用障碍,这些均可使血中 AAA 含量升高。BCAA 的代谢主要在骨骼肌和脂肪组织中进行,当胰岛素水平升高,可促进肌肉和脂肪组织摄取和利用 BCAA,使血中 BCAA 含量减少。

(2) 芳香族氨基酸与肝性昏迷:AAA 和 BCAA 由同一载体转运通过血脑屏障进入脑细胞内。BCAA 含量减少,则 AAA 进入脑内增多,其中以苯丙氨酸、酪氨酸、色氨酸增多为主。苯丙氨酸、酪氨酸在脱羧酶和 β-羟化酶的作用下,分别生成苯乙醇胺和羟苯乙醇胺,使假性神经递质增多,干扰正常神经递质的功能,导致肝性昏迷。进入脑内的色氨酸在羟化酶和脱羧酶的作用下,生成 5-羟色胺。5-羟色胺是抑制性神经递质,既能抑制酪氨酸转变为多巴胺,也可作为假性神经递质被肾上腺素能神经元摄取、储存、释放,促进肝性脑病的发生。

4. **γ-氨基丁酸学说**　γ-氨基丁酸(γ-amino butyric acid, GABA)属于抑制性神经递质。临床研究表明,急性肝功能衰竭患者血清 GABA 水平比正常人高 10 倍。动物实验证明,神经元突触后膜上 GABA 受体数量明显增多。目前认为 GABA 能神经元活动变化与肝性脑病的发生密切相关。

(1) GABA 增高原因:血中的 GABA 主要来源于肠道,由谷氨酸经肠道细菌脱羧酶作用产生,经门静脉进入肝脏被进一步分解。当肝功能障碍时,肝脏对 GABA 分解减少或通过侧支循环绕过肝脏,使血中 GABA 含量增加。严重肝功能障碍引起血脑屏障通透性增高,致使进入脑内的 GABA 增多。

(2) GABA 与肝性脑病:GABA 是中枢神经系统中的主要抑制性神经递质,储存于突触前神经元细胞质囊泡内,与突触后神经元的特异性受体结合,在突触间隙产生抑制作用。当脑内 GABA 增多时,突触前神经元兴奋,囊泡内 GABA 释放到突触间隙,与突触后神经元胞膜上的 GABA 受体结合能力增强,引起氯离子通道开放,Cl⁻ 内流增加,使神经元胞膜呈超极化状态,从而引起突触后的抑制作用,导致中枢神经系统功能抑制,产生肝性脑病。

(三) 肝性脑病的影响因素

凡能增加毒性产物来源、降低肝的解毒功能、增加脑对毒性产物的敏感性、使血脑屏障通透性增高等因素,均可成为肝性脑病的诱发因素。

1. 消化道出血 消化道出血是诱发肝性脑病的最常见原因。肝硬化并发食管下端静脉曲张破裂,大量血液流入胃肠道。每 100 ml 血液中含有 15～20 g 蛋白质,故消化道出血可导致血氨增高。另外,大量出血时循环血量减少,可加重肝脏损害和脑功能障碍,促使肝性脑病的发生。

2. 高蛋白质饮食 摄入过量的蛋白质是诱发肝性脑病的常见原因。肝功能障碍时,尤其伴有门-体静脉分流的患者,肠道对蛋白质的消化吸收功能降低,蛋白质被肠道细菌分解,产生大量氨及有毒物质,诱发肝性脑病。

3. 碱中毒 肝功能障碍时,体内易发生呼吸性和代谢性碱中毒,碱中毒可促进氨的生成和吸收,引起血氨升高,诱发肝性脑病。

4. 麻醉药、镇静药使用 肝功能障碍时,使用麻醉药、镇静药、安眠药可加重肝损害,并因肝脏对药物的解毒作用减弱,使药物在体内的毒副作用增强,促进肝性脑病的发生。

5. 感染 感染时,细菌及毒素可损害肝脏,加重肝功能障碍。感染时引起的发热和组织坏死,可使组织蛋白质分解加强,导致内源性氨生成增多。细菌、毒素及高热还可增加氨的毒性效应,从而诱发肝性脑病。

6. 其他因素 酗酒可进一步损伤肝细胞,加重肝功能障碍,诱发肝性脑病;给肝硬化腹水患者做腹腔穿刺时,若一次性抽放腹水量过多或速度过快,使腹腔压力骤然下降,有效循环血量减少,可加重肝功能衰竭,诱发肝性脑病。

三、肝肾综合征

肝肾综合征(hepatorenal syndrome,HRS)是指继发于严重肝功能障碍基础上的肾功能衰竭,又称为肝性肾功能衰竭。

(一) 病因和类型

1. 功能性肝肾综合征 见于大多数肝硬化晚期和少数暴发型肝炎。起病时肾脏无器质性病变,以肾血流量减少、肾小球滤过率降低为特征。临床既有黄疸、肝脾肿大、低蛋白血症及腹水等肝功能衰竭的表现,又有少尿与氮质血症等肾功能衰竭表现。一旦肾灌流量恢复,肾功能可迅速恢复。

2. 器质性肝肾综合征 多见于暴发性肝功能衰竭、功能性肝肾综合征后期或肝硬化并发消化道出血引起休克时。器质性肝肾综合征以急性肾小管坏死为主要病理变化。

(二) 发病机制

1. 肾血液灌注减少 肝功能衰竭时合并门脉高压、腹水、消化道出血、血管床容量增大等使有效循环血容量减少,从而使肾血液灌注减少,肾小球滤过率降低,导致肾功能衰竭。

2. 肾血管收缩 肝功能障碍时有效循环血量减少,肾血流减少使肾素释放增多,而肝功能衰竭时使肾素灭活减少,肾素-血管紧张素-醛固酮系统激活,导致肾血管收缩;肝生成激肽释放酶减少,使舒张血管物质缓激肽活性不足,导致血管收缩;肝功能衰竭使肾缺血导致前列腺素类(PGs)生成减少,使血管扩张的作用减弱;因血小板和血管内皮细胞释放 TXA_2 和内皮素增加,使肾血管收缩占优势。这些血管活性物质均导致肝功能衰竭时发生肾血管收缩,肾血液灌注减少,从而发生肾功能衰竭。

第十四章 泌尿及生殖系统疾病

导学

1. **掌握** 肾小球肾炎的基本病理变化及各型肾小球肾炎的病变特点；急性、慢性肾功能衰竭和尿毒症的概念。

2. **熟悉** 肾小球肾炎的发病机制及各型肾小球肾炎的临床病理联系；肾盂肾炎的病理变化及临床病理联系；急性、慢性肾功能衰竭和尿毒症的发病机制及其机体的变化。

3. **了解** 肾盂肾炎的病因及发病机制；生殖系统常见疾病。

泌尿系统由肾脏、输尿管、膀胱和尿道组成。肾脏的基本结构和功能单位是肾单位，由肾小球和与之相连的肾小管构成。肾脏的主要功能是形成尿液，通过尿液生成和排出，调节水、电解质和酸碱平衡，排泄代谢产物和毒物；肾脏还具有内分泌功能，通过分泌肾素、红细胞生成素、前列腺素、1,25-二羟维生素 D_3 等多种活性物质，参与血压的调节、红细胞生成和钙的吸收等。肾脏具有强大的储备代偿能力，只有发生严重损伤，才会出现肾功能障碍及一系列病理过程。本章主要介绍肾小球肾炎、肾盂肾炎以及肾功能衰竭和常见的生殖系统疾病。

第一节 肾小球肾炎

肾小球主要由毛细血管丛、血管系膜、球囊组成(图 14 - 1)。肾小球的滤过膜由毛细血管内皮细胞、基膜(GBM)、脏层上皮细胞(足细胞)组成，滤过膜的屏障作用具有体积依赖性和电荷依赖性的特征。正常情况下，水和小分子溶质可通过肾小球滤过膜，但蛋白质(包括白蛋白)等大分子则不能通过(图 14 - 2)；分子携带阳离子越多，通透性越强。

肾小球肾炎(glomerulonephritis, GN)是指以肾小球损害为主的超敏反应性炎症性疾病，临床主要表现为血尿、蛋白尿、管型尿、尿量异常、水肿、高血压等，是导致肾功能衰竭的最常见原因之一。肾小球肾炎可分为原发性和继发性两大类，原发性肾小球肾炎是指原发于肾脏并且以肾小球病变为主的独立性疾病，而继发性肾小球肾炎则指某些全身性疾病(如系统性红斑狼疮、高血压病、糖尿病)等所并发的肾小球损害。本节仅介绍原发性肾小球肾炎。

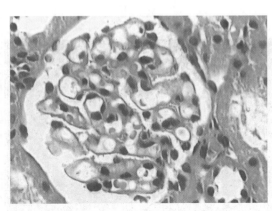

图 14-1　正常肾小球结构

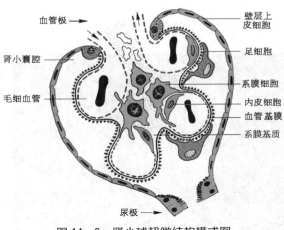

图 14-2　肾小球超微结构模式图

一、病因和发病机制

肾小球肾炎的病因和发病机制尚未完全阐明,但免疫学、电镜和肾活检的研究表明多数肾小球肾炎是由抗原抗体反应引起的超敏反应性疾病。

(一) 病因

引起肾小球肾炎的抗原很多,根据其来源分为两大类。

1. 内源性抗原　① 肾性抗原:指肾小球的某些结构成分,如基膜、足突抗原等。② 非肾性抗原:如 DNA、细胞核、免疫球蛋白、肿瘤抗原等。

2. 外源性抗原　包括各种细菌、病毒、寄生虫、异种血清蛋白及药物等。

(二) 发病机制

肾小球肾炎的发病与免疫复合物的形成及激活炎症介质的作用有关。

1. 免疫复合物的形成方式

(1) 循环免疫复合物沉积:外源性或内源性非肾性抗原刺激机体产生相应抗体,抗体和抗原在血液循环内形成免疫复合物,随血液流经肾脏时,沉积于肾小球,并激活补体而造成免疫性损伤,引起肾小球病变,属Ⅲ型超敏反应。免疫复合物的沉积部位随其分子量大小、所带电荷性质和滤过膜的通透性不同,可沉积在系膜内、内皮下(内皮细胞与基膜间)和上皮下(足细胞和基膜间)等

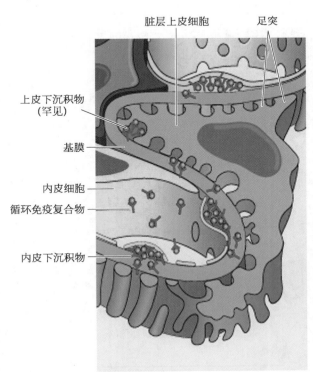

图 14-3　循环免疫复合物性肾炎模式图

部位(图 14-3)。电镜下免疫复合物呈高电子密度的沉积物,常呈驼峰状;免疫荧光检查可显示沉积物内的免疫球蛋白或补体,其在肾小球沉积部位呈不连续的颗粒状或团块状荧光(图 14-4)。

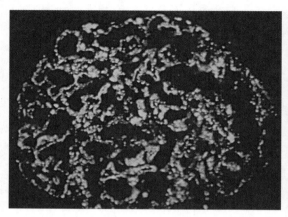

图 14-4　肾小球肾炎免疫荧光染色(镜下) 示不连续之颗粒状荧光

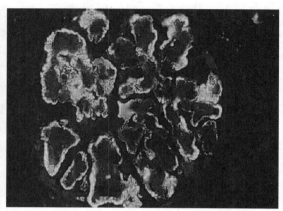

图 14-5　肾小球肾炎免疫荧光染色(镜下) 示连续之线状荧光

　　(2) 原位免疫复合物形成:肾性抗原刺激机体产生抗体出现在血液循环内,当抗体流经肾小球时,抗体直接与肾小球本身的抗原成分或经血液循环植入肾小球的抗原反应,在肾小球内形成原位免疫复合物,并激活补体而造成肾小球损伤。该类抗原目前多分为以下三类。① GBM 抗原:其形成可能是由于感染或其他因素,使 GBM 结构发生改变,或病原微生物与 GBM 成分有共同抗原性而引起交叉反应。抗体与 GBM 本身的抗原成分反应引起肾炎,免疫荧光检查可见抗体沿 GBM 呈连续的线形荧光(图 14-5、图 14-6)。② 植入性抗原:其形成可能是非肾性抗原,随血液流经肾脏时,通过不同方式与肾小球固有成分结合,刺激机体形成相应抗体与抗原反应。免疫荧光检查可见散在的颗粒状荧光。③ 其他抗原:其典型代表是足突抗原引起的实验大鼠 Heymann 肾炎,免疫荧光检查可见抗体沿 GBM 呈不连续的细颗粒状荧光。人类膜性肾小球肾炎的发病机制与其相似。

　　2. 引起肾小球损伤的介质　一般认为,免疫复合物的形成和沉积只是肾小球肾炎的始发机制,对肾组织并无直接损伤作用;在此基础上只有激活炎症细胞,释放炎症介质才会导致肾小球损伤。炎症细胞和炎症介质通过相互作用、相互影响而形成复杂的效应网络。总之,几乎所有的炎症介质都可参与肾小球的损伤。

　　此外,许多研究证实:① 抗肾小球细胞抗原的抗体可直接引起相应细胞的损伤,如抗系膜细胞抗原的抗体可致系膜溶解及系膜细胞增生,属抗体依赖性细胞毒反应(Ⅱ

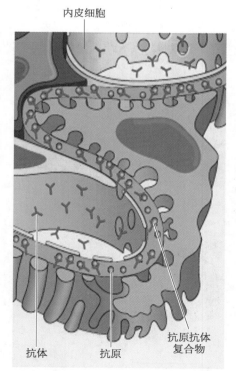

图 14-6　抗肾小球基膜抗体 性肾炎模式图

内皮细胞

抗体　　抗原　　抗原抗体 复合物

型超敏反应)。② 致敏 T 淋巴细胞也可引起肾小球的损伤,表明细胞免疫可能也参与肾小球肾炎的发病。

二、基本病理变化

肾小球肾炎是以增生为主的超敏反应性炎症性疾病。

1. 增生性病变　① 肾小球固有细胞的数目增多:可表现为毛细血管内增生,指内皮细胞和系膜细胞增生,使毛细血管腔受压狭窄或闭塞;毛细血管外增生,指球囊壁层上皮细胞增生,可形成新月体。② 毛细血管壁增厚:主要因 GBM 增生和免疫复合物沉积所致。

2. 渗出性病变　主要为中性粒细胞和单核细胞等炎症细胞渗出,血浆蛋白及纤维蛋白亦可渗出。渗出物可浸润于肾小球和肾间质内,也可渗入球囊腔随尿排出。

3. 变质性病变　毛细血管壁发生纤维素样坏死,常伴微血栓形成和红细胞漏出。肾小管上皮细胞可发生变性,管腔内有各种管型。

4. 硬化性病变　主要指系膜基质增生、GBM 增厚、毛细血管腔狭窄和闭塞,胶原纤维增生,最终导致节段性或整个肾小球纤维化和玻璃样变性,是各种肾小球病变发展的最终结局。

三、临床表现

肾小球疾病常表现为具有结构和功能联系的症状组合,即综合征。肾小球肾炎的临床表现与病理类型有密切联系,但并非完全对应。肾小球肾炎临床主要表现为以下类型。

1. 急性肾炎综合征　起病急,常表现为少尿、无尿、蛋白尿、血尿,水肿和高血压,严重者出现氮质血症。主要见于急性弥漫性增生性肾小球肾炎。

2. 急进性肾炎综合征　起病急,进展快,具有急性肾炎综合征的临床表现,迅速发展为少尿、无尿,伴氮质血症,并发生急性肾功能衰竭。主要见于新月体性肾小球肾炎。

3. 肾病综合征　主要表现为大量蛋白尿(尿中蛋白质量达到或超过 3.5 g/d)、低蛋白血症、严重水肿和高脂血症,主要见于成人膜性肾小球肾炎、儿童微小病变性肾小球肾炎。

4. 慢性肾炎综合征　主要表现为多尿、夜尿、低比重尿、高血压、贫血、氮质血症和尿毒症,见于各型肾炎的终末阶段。

四、肾小球肾炎常见病理学类型

(一)毛细血管内增生性肾小球肾炎

毛细血管内增生性肾小球肾炎(endocapillary proliferative GN)的病变特点是肾小球毛细血管内皮细胞和系膜细胞增生,伴中性粒细胞和巨噬细胞浸润,又称急性弥漫性增生性肾小球肾炎(acute diffuse proliferative GN)。临床最常见,多见于 5～14 岁儿童,成人也有发生。本病起病急,病因多与链球菌感染有关,又称为链球菌感染后肾小球肾炎;由于细菌与抗体形成免疫复合物在肾小球内沉积,激活补体而产生病变。临床主要表现为急性肾炎综合征,患者大多预后较好。

1. 病理变化　肉眼观:双侧肾脏对称性弥漫性肿大,被膜紧张,表面光滑充血,呈红色,故称大红肾;若肾表面及切面出现散在的小出血点,则称为蚤咬肾(图 14-7)。

光镜下:病变累及双侧肾脏绝大多数肾小球,表现为肾小球体积增大,细胞数量增多(图14-6)。主要是内皮细胞和系膜细胞增生、肿胀,可使毛细血管腔受压狭窄或阻塞而致肾小球缺血;同时常伴炎症细胞浸润;严重时毛细血管壁可发生纤维素样坏死而致血管破裂出血。肾近曲小管上皮细胞因肾小球的病变而继发缺血引起各种变性(细胞水肿、脂肪变性等);肾小管管腔内可见由肾小球滤出的蛋白质、白细胞、红细胞、脱落的上皮细胞及其所形成的管型;肾间质常见充血、水肿及少量炎症细胞浸润。

电镜观察:在基膜外侧或上皮下可见沉积的免疫复合物,呈电子致密的小丘状突起,称为驼峰(图14-8)。

免疫荧光检查:常见 IgG 和补体 C3 在 GBM 和系膜区呈不连续的颗粒状荧光(图14-4)。

2. 临床病理联系 临床表现主要为急性肾炎综合征。

(1)尿变化:表现为少尿或无尿、蛋白尿、血尿和管型尿。① 少尿或无尿系肾小球缺血引起其滤过率降低而肾小管重吸收尚正常所致。② 血尿、蛋白尿系肾小球血管壁损伤引起通透性增加,红细胞和血浆蛋白漏出至球囊腔内随尿排出所致,血尿较早出现而蛋白尿较轻。③ 管型尿(包括蛋白管型、细胞管型、颗粒管型)系漏出至球囊腔内的蛋白质、红细胞、白细胞和脱落的肾小管上皮细胞等成分,随原尿在肾小管内浓

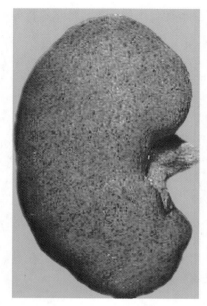

图14-7 毛细血管内增生性肾小球肾炎

缩、凝集而形成,并随尿排出所致。

(2)水肿:主要系肾小球滤过率降低而引起钠水潴留所致,可能也与超敏反应引起毛细血管通透性增加有关。水肿出现较早,轻者晨起眼睑水肿,重者可发生全身水肿。

(3)高血压:主要系钠水潴留引起血容量增加所致,血浆肾素水平一般不增高。

3. 结局 儿童患者预后较好,大多数病例病变可逐渐消退,临床症状消失;少数病例可发展为新月体性肾小球肾炎,或进展为慢性肾小球肾炎。成人患者预后较差,较易转变为慢性肾小球肾炎。

(二)新月体性肾小球肾炎

新月体性肾小球肾炎(crescentic GN)以肾球囊壁层上皮细胞增生形成新月体为特征,又称为毛细血管外增生性肾小球肾炎。本病较为少见,多数由免疫机制引起,部分原因不明。本病多见于中青年,起病急、病情重、进展快、预后差,临床上称为快速进行性肾小球肾炎。

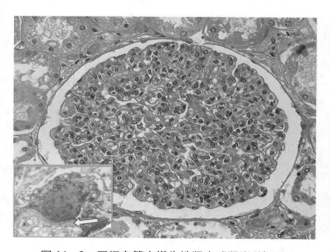

图14-8 毛细血管内增生性肾小球肾炎(镜下)
肾小球体积增大,细胞数量多。左下图为电镜下基膜(箭头处)外侧驼峰状沉积物

1. 病理变化 肉眼观:双侧肾脏呈对称性肿大,颜色苍白,皮质表面及切面易见散在出血点。

　　光镜下：双侧肾脏大多数（50％以上）肾小球内形成新月体（crescent）（图14-9），即在球囊壁层由增生的壁层上皮细胞和渗出的单核细胞形成多层细胞组成的新月形结构或环形结构（细胞性新月体）；新月体内有较多的渗出纤维蛋白。随后新月体内胶原纤维成分逐渐增多而最后形成纤维性新月体。肾球囊壁的新月体形成可使囊壁增厚，球囊腔狭窄或闭塞；同时可使毛细血管丛受压而发生萎缩、纤维化及玻璃样变性，终致肾小球功能丧失。肾小管上皮细胞可发生萎缩、变性，肾间质可见水肿及炎症细胞浸润，后期发生纤维化。

　　电镜观察：可见GBM呈局灶性断裂或缺损。现认为GBM损伤可使血浆纤维蛋白原渗入球囊腔内形成纤维蛋白（图14-10），继而刺激壁层上皮细胞增生而形成新月体。免疫荧光观察：部分病例IgG和补体C3沿肾小球毛细血管呈连续的线形荧光或呈粗颗粒状荧光。

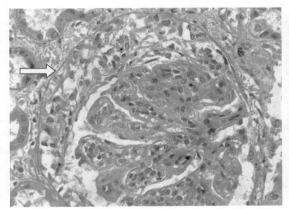

图14-9　新月体性肾小球（镜下）
球囊壁层上皮细胞和单核细胞增生组成新月体（箭头处）

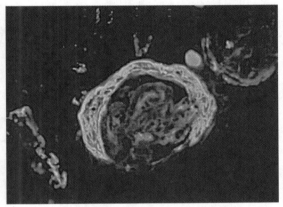

图14-10　新月体性肾小球肾炎（镜下）
免疫荧光染色示新月体内纤维蛋白

　　2. 临床病理联系　临床表现主要为快速进行性肾炎综合征。

　　（1）尿变化：主要表现为血尿，伴中度蛋白尿及管型尿，并迅速出现少尿、无尿。① 血尿和蛋白尿系肾小球基膜缺损，使大量红细胞和血浆蛋白漏出所致。② 少尿、无尿系弥漫性新月体形成，使肾球囊腔闭塞和肾小球纤维化而致肾小球滤过面积迅速减少所致。

　　（2）氮质血症：是由于肾小球滤过面积严重减少，使血中尿素、肌酐等排出障碍而造成非蛋白氮浓度增高所致。

　　此外，患者常有不同程度的高血压和水肿。

　　3. 结局　预后差，多数患者常因少尿、无尿、氮质血症而在数周或数月内发展为肾功能衰竭及尿毒症。

　　（三）膜性肾小球肾炎

　　膜性肾小球肾炎（membranous glomerulonephritis）以肾小球毛细血管基膜弥漫性增厚为特征，又因其炎症性病变不明显而被简称为膜性肾病（membranous nephropathy），是临床上引起成人肾病综合征的最常见类型。好发于30～50岁，起病缓慢，病程较长。本病多为原发性（约占85％），其原因不明；部分为继发性，其发生与慢性乙型肝炎、系统性红斑狼疮、某些恶性肿瘤（肺癌、肠癌等）、金属或汞中毒等有关。膜性肾小球肾炎为慢性免疫复合物性肾炎，其病变与Heymann肾炎极为相似，是由抗肾小球上皮细胞膜抗原的抗体在上皮细胞与基膜间形成免疫复合物而引起的自身免疫性疾病。此外,本病的发生可能还与补体的直接作用和遗传因素有关。

1. 病理变化　肉眼观:双肾肿大,颜色苍白,称为"大白肾";晚期则体积缩小,表面呈细颗粒状。

光镜下:主要特点是双肾多数 GBM 呈弥漫性增厚;晚期可造成毛细血管腔逐渐狭窄甚至闭塞,最终导致肾小球纤维化、玻璃样变性和功能丧失。肾小球内通常未见细胞增生及炎症病变。银染色可见 GBM 向外侧增生形成多数微细的钉状突起,称为钉突(spike),钉突与 GBM 垂直相连而形如梳齿(图 14-11);随后钉突逐渐增粗并相互融合,致使 GBM 高度增厚,通透性显著增高。肾小管上皮细胞内常含有被吸收的蛋白小滴,晚期则发生萎缩。

电镜观察:上皮细胞肿胀,足突融合,上皮下有大量电子致密物沉积(图 14-12),沉积物之间 GBM 增生形成钉状突起;随后电子致密物被增生的 GBM 所包围,并逐渐被溶解、吸收而呈电子透明区,以致增厚的 GBM 呈虫蚀状改变。免疫荧光检查:可见 IgG 和补体 C3 沿肾小球毛细血管壁呈弥漫性颗粒状荧光(图14-4)。

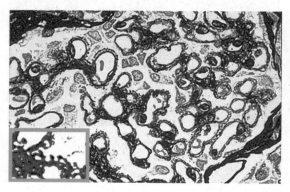

图 14-11　膜性肾小球肾炎(银染色)
毛细血管壁上皮细胞侧形成钉状突起,犹如齿梳状结构
(左下方框为局部放大的钉突)

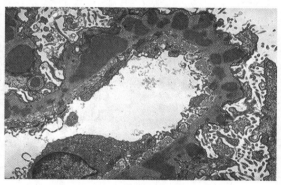

图 14-12　膜性肾小球肾炎(电镜)
基膜上大量电子致密物沉积

2. 临床病理联系　临床表现主要为肾病综合征。

(1) 大量蛋白尿:由于基膜严重损伤,通透性显著增加,以致大量血浆蛋白滤出,主要为小分子蛋白质,严重时大分子蛋白质也可滤出而出现非选择性蛋白尿。

(2) 低蛋白血症:系大量血浆蛋白随尿排出而使血浆蛋白减少所致。

(3) 明显水肿:主要是低蛋白血症使血浆胶体渗透压降低所致;同时可因组织间液增多继发血容量减少,刺激醛固酮和抗利尿激素分泌增多,导致钠水潴留进而加重水肿。

(4) 高脂血症:目前认为可能是低蛋白血症刺激肝脏合成脂蛋白增多,而使血中胆固醇和三酰甘油增多所致。血脂过高可使血浆脂蛋白由肾小球滤出而继发脂尿症。

3. 结局　膜性肾小球肾炎是一种慢性进行性疾病,病程较长,常逐渐出现慢性肾功能衰竭。部分患者预后较好,症状可缓解。

(四) 微小病变性肾小球肾炎

微小病变性肾小球肾炎(minimal change glomerulonephritis)又称为脂性肾病(lipoid

nephrosis),是引起儿童肾病综合征的最常见类型。患者多为2～8岁儿童,起病缓慢。病因和发病机制尚不清楚,至今虽未见肾小球内免疫复合物沉积,但仍有很多证据表明本病与细胞免疫功能异常有关,细胞因子释放致脏层上皮细胞损伤,引起蛋白尿。此外,电荷依赖性屏障功能破坏,相关的基因突变,也与肾小球病变形成有关。

1. 病理变化　肉眼观:双肾肿大,颜色苍白;切面见肾皮质增厚,并出现黄色放射状条纹(肾小管上皮细胞内脂质沉积所致)。

光镜下:未见肾小球明显病变,而肾近曲小管上皮细胞则可见明显的脂肪变性。

电镜观察:脏层上皮细胞胞质空泡变性,足突融合、扁平、消失(图14-13),这些病变经治疗可恢复正常。GBM未见病变,亦无电子致密物沉积。免疫荧光检查未见免疫复合物和补体沉积。

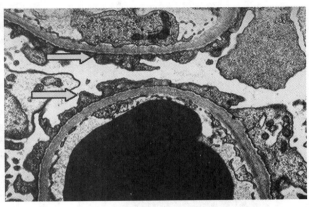

图14-13　微小病变性肾小球肾炎(电镜)
肾小球脏层上皮细胞足突消失(箭头处)

2. 临床病理联系　临床表现主要为肾病综合征,水肿常为最早出现的症状。尿蛋白主要是小分子的白蛋白,为选择性蛋白尿。通常不出现血尿和高血压。

3. 结局　预后好,90%以上的患儿经皮质类固醇激素治疗可以恢复。少数病例预后较差,可反复发作而发展为慢性肾功能衰竭。

(五) IgA 肾病

IgA肾病(IgA nephropathy)以肾小球系膜区IgA沉积为特征。发病率较高,多见于儿童和青年,常于呼吸道、消化道或泌尿道感染后发病,因而认为其发病可能与黏膜产生分泌型IgA增多,并沉积于肾小球有关。临床表现主要为反复发作性血尿。

1. 病理变化　光镜下:最常见的病变是系膜增生,呈局灶性节段性增生及硬化病变。少数患者也可有新月体形成。

电镜观察:主要表现为系膜细胞增生,系膜基质增多,系膜内出现块状电子致密物沉积。免疫荧光检查则以系膜区多量IgA颗粒状沉积为主,常伴C3沉积。

2. 临床病理联系　临床表现主要为反复发作性血尿,多为肉眼血尿,少数为镜下血尿,可伴轻度蛋白尿。少数患者可出现肾病综合征或急性肾炎综合征。

3. 结局　多呈慢性病程,部分病例可长期维持正常肾功能,部分病例则可发展为慢性肾功能衰竭,预后差。

(六) 慢性硬化性肾小球肾炎

慢性硬化性肾小球肾炎(chronic sclerosing glomerulonephritis)是以多数肾小球纤维化、玻璃样变性等硬化性病变为特征,是各种类型肾小球肾炎发展到晚期的共同表现,又称为终末肾,是引起慢性肾功能衰竭的最常见病理类型。多见于成年人,病程长短不一,呈慢性进行性经过,预后差;临床表现主要为慢性肾炎综合征。

1. 病理变化 肉眼观：双肾呈对称性缩小，色苍白，质硬，表面呈弥漫性细颗粒状（图14-14），称为继发性颗粒性固缩肾；切面肾皮质明显变薄，皮髓质分界不清，肾小动脉因管壁变硬而管腔呈哆开状；肾盂周围的脂肪组织增多。

光镜下：病变呈弥漫性，累及双肾大多数肾单位，其肾小球因系膜基质、基膜样物质、胶原纤维增多和血浆蛋白沉积而逐渐发生纤维化、玻璃样变性；所属肾小管萎缩、消失；间质纤维组织增生、收缩，使病变肾小球相互靠拢、密集，呈"肾小球集中"现象。残存的相对正常的肾小球代偿性肥大，肾小管扩张。肾间质内有淋巴细胞浸润（图14-15）。肾内细小动脉玻璃性变和硬化，管腔狭窄或闭塞。

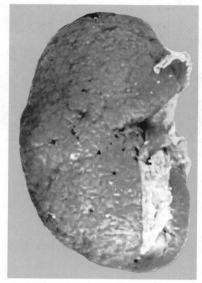

图14-14 慢性硬化性肾小球肾炎
肾体积缩小，表面呈细颗粒状

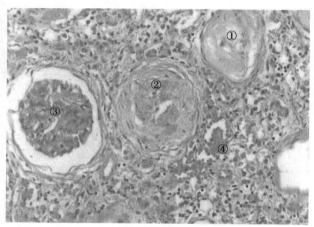

图14-15 慢性硬化性肾小球肾炎（镜下）
①、② 肾小球固缩，玻璃样变性，"肾小球集中"现象；③ 肾小球代偿肥大；④ 间质淋巴细胞浸润

2. 临床病理联系 晚期临床表现主要为慢性肾炎综合征。

（1）尿变化：主要为多尿、夜尿、低比重尿，系大量肾单位结构破坏、功能丧失，血液经少数残存肾小球的滤过速度加快，原尿流经肾小管的速度也加快，肾小管重吸收功能有限，尿浓缩功能降低所致。

（2）高血压：由于大量肾小球硬化，使肾组织严重缺血，肾素分泌增多，肾素-血管紧张素系统激活而致血压升高；血压升高进而导致全身细、小动脉硬化而使肾缺血加剧，血压持续升高；两者相互影响可引起左心室肥大及左心衰竭。

（3）贫血：系大量肾单位破坏，使肾促红细胞生成素分泌减少和毒性代谢产物在体内积聚，从而抑制骨髓造血功能和促进溶血所致。

（4）氮质血症和尿毒症：由于大量肾单位结构破坏，肾小球滤过总面积大为减少，使大量代谢废物排出障碍而在体内潴留，其中血中尿素、肌酐等非蛋白氮浓度增高则造成氮质血症；随着肾功能的逐渐减退，最终可引起尿毒症。

3. 结局 预后较差，晚期患者常因尿毒症、心力衰竭、脑出血或继发感染而死亡。

第二节　肾盂肾炎

肾盂肾炎(pyelonephritis)是由细菌感染引起的,以肾盂、肾间质和肾小管化脓性炎为特征的疾病。本病是肾脏最常见的感染性疾病,多见于女性;临床表现主要有发热、腰痛、脓尿、菌尿、血尿以及膀胱刺激症状等。

一、病因和发病机制

肾盂肾炎是由致病菌直接感染肾组织引起的,感染途径主要有两种。

1. 上行性感染　是肾盂肾炎最主要的感染途径,尿道炎和膀胱炎等下尿路感染时,病原菌沿输尿管或输尿管周围的淋巴管上行到肾盂、肾盏及肾间质而引起炎症。致病菌主要为革兰阴性杆菌,以大肠杆菌为主,其次有变形杆菌、产气杆菌、葡萄球菌等。病变可累及单侧或双侧肾,但多为单侧。

2. 血行感染　较为少见,指病原菌从体内的感染灶侵入血液,并随血流到达肾组织引起的炎症,继而可蔓延到肾盏和肾盂,又称为下行性感染;有时可为全身脓毒血症的肾脏病变。病原菌最常见为金黄色葡萄球菌,病变常累及双侧肾脏。

尿路梗阻是肾盂肾炎的重要诱因,如泌尿道结石或狭窄、肿瘤压迫、前列腺肥大等所致尿路完全或不完全梗阻引起尿流不畅,使病菌不易被冲走和引起尿液潴留而有利于细菌繁殖,均可促进肾盂肾炎的发生。女性发病率高则可能与其尿道口距离肛门和阴道较近,易受到病菌污染;尿道短而宽易使病菌侵入尿道,以及妊娠子宫压迫输尿管易引起不完全梗阻等因素有关。此外,尿道黏膜损伤、尿液反流、留置导尿管、机体抵抗力下降等也与肾盂肾炎的发生有关。

二、类型

肾盂肾炎一般分为急性和慢性两种,其中急性肾盂肾炎常由单种细菌感染引起,而慢性肾盂肾炎则常为多种病菌混合感染所致。

(一)急性肾盂肾炎

1. 病理变化　肉眼观:病变肾脏肿大、充血,表面和切面散在分布多个大小不等的黄白色脓肿;切面见髓质内黄色化脓性病灶,可向皮质延伸或相互融合成小脓肿(图14-16);肾盂黏膜充血、水肿,表面可见脓性渗出物及散在小出血点。

光镜下:肾间质内有大量中性粒细胞浸润,并形成多数大小不等的脓肿,脓肿破坏肾小管可使其管腔内充满脓细胞和细菌;肾盂黏膜充血、水肿、出血,伴大量中性粒细胞浸润及表面化脓;病变严重时可累及肾小球。

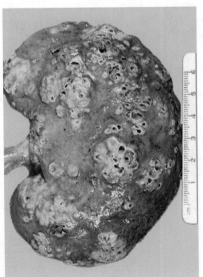

图14-16　急性肾盂肾炎
肾表面散在黄色小脓肿

2. **临床病理联系**　起病急,常出现:① 发热、寒战、白细胞增多等全身急性感染症状,是急性化脓性炎引起。② 腰痛是肾脏肿大使肾包膜紧张所致。③ 脓尿、菌尿是肾间质脓肿破坏肾小管和肾盂黏膜表面,使脓细胞和细菌随尿排出引起;白细胞管型对本病有诊断意义。④ 血尿为肾组织和肾盂黏膜出血所致。⑤ 膀胱刺激症状为病变累及膀胱、尿道所致下尿路感染而引起的尿频、尿急、尿痛。

3. **结局**　急性肾盂肾炎预后好,大多数患者经及时、彻底的治疗可在短期内治愈;若治疗不彻底或尿路梗阻等诱因未消除可转变为慢性;严重尿路梗阻可致肾盂积脓。

(二)慢性肾盂肾炎

常为急性肾盂肾炎反复发作而致。严重的慢性肾盂肾炎可发展为肾盂肾炎后固缩肾,常可引起慢性肾功能衰竭。

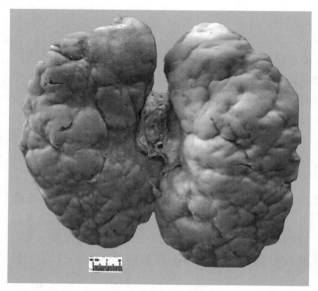

图 14 - 17　慢性肾盂肾炎
肾脏体积缩小,明显变形,有不规则凹陷性瘢痕

1. **病理变化**　肉眼观:病变肾脏体积缩小,质地变硬;表面呈粗大不规则的凹陷性瘢痕;切面皮髓质分界不清,肾乳头萎缩,肾盏、肾盂因瘢痕收缩而变形,肾盂黏膜增厚、粗糙(图 14 - 17)。

光镜下:病变呈不规则的灶状或片状,分布于相对正常的肾组织之间,表现为肾间质、肾盂黏膜大量纤维组织增生和慢性炎症细胞浸润;急性发作时出现大量中性粒细胞浸润。肾小管多萎缩、消失,有的肾小管呈代偿性扩张,其管腔内出现均质红染的胶样物,形似甲状腺滤泡。早期肾小球一般不受累,后期因球周纤维组织增生而使其球囊壁增厚,可致肾小球纤维化、玻璃样变性。

2. **临床病理联系**　① 慢性肾盂肾炎常反复发作,发作期间则可出现与急性肾盂肾炎相似的临床表现。② 慢性肾盂肾炎的病变可导致肾小管浓缩功能障碍而出现多尿、夜尿;体内电解质因多尿而丢失过多,可致低钠、低钾血症和代谢性酸中毒。③ 晚期大量肾单位破坏可致高血压、氮质血症以及尿毒症。

3. **结局**　病程较长,常反复发作。若及时治疗、消除诱因,可使病情得以控制;若双肾病变广泛而严重,最终可引起高血压、尿毒症等严重后果。

第三节　肾 功 能 衰 竭

当各种原因引起肾泌尿功能严重障碍时,机体就会出现代谢产物堆积,水、电解质和酸碱平衡紊乱,以及肾内分泌功能障碍等临床综合征,称为肾功能衰竭(renal failure)。根据其发病缓急和病程长短,可分为急性和慢性肾功能衰竭两种,其发展到最严重阶段即发生尿毒症(uremia),故尿毒症是肾功能衰竭的最终表现。

一、急性肾功能衰竭

急性肾功能衰竭(acute renal failure,ARF)是指各种病因引起肾泌尿功能在短期内急剧降低,使机体内环境发生严重紊乱的综合征。主要表现有少尿或无尿、氮质血症、高钾血症、代谢性酸中毒及水中毒等,是临床常见的危重病症。

(一) 病因与分类

1. 病因　许多病因均可引起 ARF,一般将其分为肾前性、肾性和肾后性因素三类。

(1) 肾前性因素:凡是能引起肾血液灌流量急剧减少,使肾小球滤过率显著降低的病因,都可归类为 ARF 的肾前性因素,主要见于失血、失液、烧伤、感染等原因引起的休克、急性心力衰竭、肾动脉阻塞等。肾前性因素引起 ARF 时,因尚未引起肾脏器质性损害,如果短期内及时恢复肾血液灌注,肾功能可恢复正常,故又称为功能性急性肾功能衰竭(functional acute renal failure)。

(2) 肾性因素:凡是能引起肾实质器质性病变的病因,都可归类为 ARF 的肾性因素,主要见于肾实质损害和肾小管疾患等,其中以急性肾小管坏死引起的 ARF 最为常见。肾性因素引起 ARF 时,因均有肾脏的器质性病变,故又称为器质性急性肾功能衰竭(parenchymal acute renal failure)。常见病因有以下方面。① 肾实质损害:见于急性肾小球肾炎、恶性高血压病等所致的弥漫性肾小球病变;急性肾盂肾炎所致的肾间质损害;肾动脉血栓形成或栓塞等。② 急性肾小管坏死(acute tubular necrosis, ATN):为 ARF 最常见原因,如严重休克、失血、烧伤和心力衰竭等所致的肾持续缺血或再灌注损伤,均可导致肾小管坏死,此即由功能性肾功能衰竭转变为器质性肾功能衰竭;汞、砷、铅、锑等重金属,先锋霉素、庆大霉素、卡那霉素、磺胺等药物,蛇毒、蕈毒、生鱼胆等生物性毒物和有机磷、甲醇等有机毒物,均可因毒物经肾脏排泄时导致肾小管坏死。

(3) 肾后性因素:凡是能引起由肾盂至尿道口的任何部位尿路急性梗阻的病因,都可归类为 ARF 的肾后性因素,主要见于双侧输尿管结石、前列腺癌、泌尿道及其周围肿瘤等。肾后性因素引起 ARF 的早期肾脏并无器质性损害,如能及时解除梗阻,肾功能可很快恢复。

2. 分类　① 根据病因可分为肾前性 ARF、肾性 ARF 和肾后性 ARF。② 根据尿量可分为少尿型 ARF 和非少尿型 ARF。③ 根据肾脏损害的性质可分为功能性 ARF 和器质性 ARF。

(二) 发病机制

ARF 的发病机制至今尚未完全阐明,少尿型 ARF 的发病机制如下。

1. 肾小球滤过率降低　是主要的发病机制,因肾血流灌注不足引起肾缺血所致,主要影响因素有:

(1) 肾灌注压下降:全身动脉血压显著下降可使肾灌注压下降而致肾缺血。全身血压降低到 $50\sim70\,mmHg$ 时,肾血流量和肾小球滤过率降低 $1/2\sim2/3$;当其下降到 $40\,mmHg$ 时,肾血流和肾小球滤过率几乎降到零。

(2) 肾血管收缩:全身血容量减少或血压降低时,可引起全身血管收缩,并以皮质肾单位入球小动脉收缩尤为明显,致使肾小球滤过率降低。肾血管收缩的机制为:① 休克等因素使交感-肾上腺髓质系统兴奋,儿茶酚胺分泌增多,肾入球动脉收缩。② 肾缺血可刺激肾近球细胞分泌肾素,使肾素-血管紧张素系统激活,引起入球小动脉痉挛。③ 肾缺血、肾毒物损伤可使肾间质细胞合成前列腺素减少,扩血管作用减弱。④ 内皮素、血管加压素增多和一氧化氮、激肽减少等均引起肾血管收缩。

(3) 血流动力学变化:ARF 时,可因纤维蛋白原增多、红细胞聚集、血小板黏附聚集等,引起血黏度增高;因白细胞黏附于血管壁、血管内皮细胞肿胀等引起微血管阻塞;因肾微血管口径缩小、自动调节功能丧失等导致微血管功能障碍。以上因素均可进一步加剧肾缺血。

2. 原尿漏入肾间质 持续肾缺血或肾毒物的损伤作用,可导致肾小管上皮细胞坏死、脱落及基膜断裂,使肾小管腔内的原尿经受损的肾小管壁漏入周围肾间质。其后果不但直接引起尿量减少,而且引起肾间质水肿而压迫肾小管,使球囊内压升高,肾小球滤过率降低,间接引起尿量减少。

3. 肾小管阻塞 某些病因引起 ARF 时,肾小管管腔内形成各种管型,如肾小管上皮坏死后脱落的细胞及其碎片所形成的细胞管型,挤压综合征时由肌红蛋白所形成的蛋白管型,异型输血后因红细胞破坏所形成的血红蛋白管型,大量服用磺胺类药所形成的结晶等,均可造成管腔阻塞,妨碍原尿通过,引起少尿。与此同时,因管腔阻塞使管腔内压升高,导致有效滤过压下降,肾小球滤过率降低也可引起少尿。

(三) 发病过程及功能代谢变化

1. 少尿型 ARF 其发展过程一般分为少尿期、多尿期和恢复期三个阶段。

(1) 少尿期:是病情最危重的阶段,此期机体内环境严重紊乱。一般持续数日至数周,平均 8～16 日。持续时间越久,预后越差。

1) 尿的变化:24 小时尿量少于 400 ml 称为少尿,少于 100 ml 称为无尿。因肾小管受损,出现尿比重降低(常固定于 1.010～1.015,渗透压低于 350 mmol/L)、尿钠升高及尿中有蛋白质、红细胞、白细胞、上皮细胞及管型等。功能性 ARF 和由 ATN 引起的 ARF 都有少尿,但尿渗透压高(> 700 mmol/L),尿钠含量低(< 20 mmol/L),与器质性 ARF 差别明显。

2) 高钾血症:可引起心室纤颤、心搏骤停,是少尿期最严重的并发症,在少尿期 1 周内死亡的病例多由高钾血症所致。其发生机制可能与下列机制有关:少尿使肾排钾减少,代谢性酸中毒和组织损伤使细胞内钾向胞外转移,摄入过多含钾食物、药物、保钾利尿剂,输入库存血等。

3) 氮质血症:血液中尿素、尿酸、肌酐等非蛋白氮(non-protein nitrogen, NPN)含量显著增多,称氮质血症(azotemia),严重的氮质血症可引起尿毒症而危及生命。其发生主要与肾脏排泄功能障碍和体内蛋白质分解增加等因素有关。

4) 代谢性酸中毒:ARF 引起的代谢性酸中毒,具有进行性、不易纠正的特点。酸中毒可使心肌收缩力减弱、血管扩张,以致心排血量减少、血压降低,并可促进高钾血症发生。其发生主要因尿量减少使酸性代谢产物在体内蓄积和体内分解代谢增强使酸性代谢产物生成增多所致。

5) 水中毒:体内水潴留可引起组织和细胞水肿,严重时可导致肺水肿和脑水肿;由于水潴留过多和钠泵失灵,可使细胞外钠向胞内转移而引起稀释性低钠血症。主要与肾排水减少、分解代谢增强而内生水增多和输液过多等因素有关。

(2) 多尿期:以尿量增加到每日 400 ml 以上为标志,多尿表明肾功能开始恢复、病情开始好转,以后尿量逐渐增多,甚至可达每日3 000 ml以上,多尿期一般持续1～2周。多尿的发生机制是:① 肾小球滤过功能逐渐恢复。② 肾间质水肿消退、肾小管阻塞解除。③ 少尿期潴留在体内的尿素等代谢产物排出增多,使原尿渗透压增高,产生渗透性利尿。④ 肾小管上皮细胞虽已再生,但其功能尚未完全恢复,重吸收钠水功能仍较低下。

应该指出,在多尿期早期,由于肾功能尚未完全恢复,其高钾血症、氮质血症、酸中毒等尚不能立即得到改善;而多尿期后期,则可因尿量过多而易发生脱水、低钠血症和低钾血症,应及时予以纠正。

(3) 恢复期:多尿期经1～2周后进入恢复期,尿量开始减少并逐渐恢复正常,但两期之间并无明显界限。肾功能恢复正常需3个月到1年。多数 ARF 患者可以痊愈,少数病例可发展成慢性肾功能衰竭。

2. 非少尿型 ARF　约占 ARF 的 20%,其特点是尿量减少不如少尿型 ARF 明显,每日为 400～1 000 ml。此期尿比重降低,尿钠含量较低,仍可出现氮质血症及代谢性酸中毒等,主要因肾小球滤过功能损害较轻而肾小管浓缩功能障碍所致。患者临床症状较轻,病程较短,并发症较少,预后较好。但如因误诊或治疗不当,非少尿型 ARF 可转变为少尿型 ARF,使病情恶化,预后较差。

二、慢性肾功能衰竭

慢性肾功能衰竭(chronic renal failure, CRF)是指各种肾脏疾病晚期,由于肾单位进行性破坏,残存肾单位不能充分排出代谢废物,使体内代谢产物蓄积,水、电解质和酸碱平衡紊乱,以及肾脏内分泌功能障碍的临床综合征。

(一) 病因

凡能引起肾实质慢性进行性破坏的疾病,均可导致 CRF。

1. 肾脏疾患　慢性肾小球肾炎是最常见的原因(占 50%～60%),慢性肾盂肾炎、肾结核病、全身性红斑狼疮、多囊肾等也是常见原因。

2. 肾血管疾患　高血压性肾小动脉硬化、糖尿病性肾小动脉硬化、结节性动脉周围炎等。

3. 慢性尿路阻塞　尿路结石、肿瘤、前列腺肥大等。

(二) 发病过程

CRF 是一个缓慢的、进行性加重的发病过程,根据肾脏功能损害的程度将其分为四期。临床常用内生肌酐清除率作为评价肾功能的重要指标。

内生肌酐清除率=尿肌酐浓度÷血浆肌酐浓度×每分钟尿量。

1. 肾功能代偿期　肾储备功能逐渐降低,但尚能维持内环境稳定。若严重感染、脱水等使肾负荷突然增加则可出现内环境紊乱。内生肌酐清除率可由正常的 80～120 ml/min 降至 50～80 ml/min。

2. 肾功能不全期　肾储备功能进一步下降,即使通过代偿也不能维持内环境稳定,出现多尿和夜尿、轻度氮质血症、酸中毒、贫血等。内生肌酐清除率降至 20～50 ml/min。

3. 肾功能衰竭期　肾功能显著减退,内环境严重紊乱,出现较重的氮质血症、代谢性酸中毒、低钠血症、高磷低钙血症及严重贫血等。内生肌酐清除率降至 10～20 ml/min。

4. 尿毒症期　是肾功能衰竭晚期,出现更为严重的氮质血症,水、电解质和酸碱平衡紊乱,以及明显的尿毒症中毒症状。内生肌酐清除率降至 10 ml/min 以下。

(三) 发病机制

CRF 的发病机制尚未完全明了,有如下三种学说。

1. 健存肾单位学说(intact nephron hypothesis) 慢性肾疾患时,肾单位进行性损伤并丧失功能,健存肾单位逐渐减少,肾代偿功能日益下降,直至不足以维持内环境稳定即可发生 CRF。

2. 肾小球过度滤过学说(glomerular hyperfiltration hypothesis) 随着肾单位进行性破坏,健存肾单位因代偿负荷过重,可出现高灌流和过度滤过,使残存肾单位进一步受损,以致肾小球纤维化和硬化逐渐加重,促进 CRF 发生。

3. 矫枉失衡学说(trade-off hypothesis) 在肾疾患晚期,体内某些溶质增多,机体则可通过相应的体液调节因子分泌增多来促进该溶质的排泄,即"矫枉"(代偿)过程。但此矫枉过程又可以引起新的不良影响,使内环境发生"失衡"(失代偿)。如 CRF 时,因肾小球滤过率降低,致肾排磷减少,使机体发生高磷低钙血症;血钙降低则引起甲状旁腺激素(parathyroid hormone, PTH)分泌增多而使肾排磷增加,以纠正高磷血症;但长期 PTH 分泌增多不但不会促使肾排磷,反而会引起骨盐溶解、骨质脱钙而发生肾性骨营养不良。

除了以上三种学说外,肾小管-肾间质损害在 CRF 的进展过程中也具有重要意义。

(四) 功能代谢变化

1. 尿变化

(1) 尿量变化:CRF 早期为夜尿和多尿,晚期出现少尿。① 夜尿(nocturia):正常成人夜间尿量占每日尿量的 1/3,白天尿量占 2/3。CRF 早期夜尿增多,可接近甚至超过白天尿量,其机制不明。② 多尿(polyuria):指 24 小时尿量超过 2 000 ml。与下列机制有关:残存肾小球的血流量代偿性增多,原尿形成多、流速快,使肾小管来不及重吸收;原尿中的溶质浓度较高可产生渗透性利尿;肾髓质高渗环境破坏使尿浓缩功能降低。③ 少尿(oliguria):指 24 小时尿量少于 400 ml,系健存肾单位极度减少,使肾小球滤过率显著降低所致。

(2) 尿渗透压变化:CRF 早期为低渗尿,晚期为等渗尿。① 低渗尿(hyposthenuria):由于肾小管浓缩功能减退而稀释功能正常,使尿比重降低,即为低渗尿。② 等渗尿(isosthenuria):CRF 晚期,由于肾小管浓缩、稀释功能均丧失,使尿渗透压接近血浆晶体渗透压(300 mmol/L),尿比重固定在 1.008~1.012,即为等渗尿。

(3) 尿成分变化:CRF 时可出现蛋白尿、血尿和管型尿,是因部分慢性肾疾患时,肾小球毛细血管通透性增加或基膜破坏,以及肾小管重吸收减少所致。

2. 氮质血症 指血中尿素、尿酸、肌酐等非蛋白氮含量显著增多。CRF 早期,血中非蛋白氮含量无明显升高;CRF 晚期,因肾单位大量破坏及肾小球滤过率显著降低,可出现氮质血症。

(1) 血浆尿素氮(blood urea nitrogen, BUN):CRF 时,氮质血症以尿素增多为主,BUN 系尿素中的含氮物质。BUN 浓度与肾小球滤过率密切相关,临床常用其作为判断氮质血症的指标之一。但应注意,其浓度在肾小球滤过率下降到正常值的 40% 以前,仍可在正常范围内,且其浓度还受蛋白质摄入等外源性因素和感染、胃肠道出血等内源性因素的影响。

(2) 血浆肌酐(creatinine):其浓度取决于肾排泄肌酐的功能和肌肉磷酸肌酸分解产生的肌酐量。因其与外源性蛋白质摄入量无关,故能较好地反映肾小球滤过率。在 CRF 早期,血浆肌酐浓度变化不明显,在 CRF 晚期明显升高。

3. 水、电解质代谢紊乱

(1) 水代谢失调：CRF 时因肾对尿的浓缩和稀释功能降低所致。当水摄入增加时可发生水潴留，引起肺水肿、脑水肿和心力衰竭。而严格限制水摄入时，则可发生脱水而导致血容量减少甚至血压降低。

(2) 钠代谢失调：CRF 时，尿排出钠量增加，易致低钠血症，引起细胞外液和血浆容量减少。失钠的机制可能与渗透性利尿使大量尿钠排出、肾小管内原尿流速快而来不及重吸收钠、体内甲基胍蓄积而抑制肾小管重吸收钠等因素有关。但对 CRF 患者补钠应慎重，以免摄钠过多而导致钠水潴留，引起或加重水肿、高血压、心力衰竭等。

(3) 钾代谢失调：CRF 患者血钾可长期维持正常。当晚期患者出现少尿、严重酸中毒、急性感染、摄钾过多，或长期应用保钾利尿药时，可发生高钾血症。如进食过少、严重腹泻，或应用排钾利尿药过多时，则可出现低钾血症。高钾血症和低钾血症均可影响神经、肌肉和心脏的活动，严重时可引起严重心律失常，甚至心脏骤停。

(4) 钙、磷代谢失调：CRF 时可发生血磷升高、血钙降低，并继发甲状旁腺功能亢进症和肾性骨营养不良。CRF 早期肾小球滤过率降低，尿磷排出减少而致高磷血症。血磷升高则血钙降低，血钙降低刺激甲状旁腺分泌 PTH，抑制肾对磷的重吸收，使磷排出增多，血磷可恢复正常。当 CRF 晚期肾小球滤过率极度下降时，PTH 增多不但不能使肾充分排磷，从而使血磷显著升高，而且可使骨盐溶解、骨质脱钙，导致肾性骨营养不良，表现为儿童肾性佝偻病、成人骨软化症、纤维性骨炎和骨质疏松等。CRF 时血磷升高引起血钙降低的机制有：① 血浆钙磷乘积为一常数，血磷增高导致血钙降低。② 肾实质损伤导致 1,25-二羟维生素 D_3 生成不足，使小肠对钙吸收减少。③ 血磷增高时，磷酸根自肠道排出增多，可与食物中的钙形成不溶性磷酸钙，妨碍小肠对钙的吸收。④ 肾毒物滞留可损伤肠道，也影响小肠对钙的吸收。

4. 代谢性酸中毒 CRF 时肾单位进行性破坏，可引起代谢性酸中毒。酸中毒对神经和心血管系统具有抑制作用，并可促进细胞内钾外逸和骨盐溶解。发生酸中毒主要与下列因素有关：肾小球滤过率降低，使硫酸、磷酸等酸性代谢产物滤过减少而在体内潴留；肾小管泌 H^+、排 NH_3 功能降低，重吸收 $NaHCO_3$ 减少；机体分解代谢增强，使酸性代谢产物生成增多。

5. 肾性高血压 因肾实质病变引起的高血压称为肾性高血压，CRF 患者常伴发高血压，其发生机制如下。① 钠水潴留：CRF 时大量肾单位破坏，肾排钠排水功能降低，导致钠水潴留，继而引起血容量增加而使血压升高，称为钠依赖性高血压。② 肾素-血管紧张素系统活性增强：CRF 时肾血流量减少，激活肾素-血管紧张素系统，使血管收缩、外周血管阻力增加，导致血压升高，称为肾素依赖性高血压。③ 肾分泌扩血管物质减少：CRF 时肾间质细胞分泌前列腺素 E_2 和 A_2 等舒张血管的物质减少，使其扩血管、排钠、降低交感神经活性等降压作用减弱，使血压升高。肾性高血压可促进肾功能进一步减退，肾功能减退又促使血压继续升高，从而导致恶性循环。

6. 肾性贫血 大多数 CRF 患者伴有贫血，有时贫血是严重肾功能衰竭的最初表现，其程度往往与肾功能损伤程度一致。发生机制是：① 肾分泌促红细胞生成素减少使骨髓红细胞生成减少。② 体内毒性物质蓄积使骨髓造血功能受到抑制。③ 胃肠功能减退使铁、叶酸和蛋白质等造血原料的吸收和利用障碍。④ 毒性物质使红细胞脆性增加和血小板功能受抑，引起溶血和出血，导致红细胞破坏和丢失过多。

7. 出血倾向 主要表现为皮肤瘀斑、鼻出血、胃肠道出血等。其发生机制主要是血中蓄积的毒性物质对血小板功能的抑制,使血小板黏附和聚集减少、血小板第3因子释放受到抑制,引起凝血功能障碍。

三、尿毒症

急性和慢性肾功能衰竭发展到最严重的阶段,由于大量终末代谢产物和内源性毒物在体内蓄积,水、电解质和酸碱平衡紊乱,内分泌功能障碍,引起一系列自体中毒症状,称为尿毒症(uremia)。

(一) 发病机制

目前认为,尿毒症主要是体内产生多种尿毒症毒素引起的自体中毒。能引起尿毒症症状的代谢产物或毒性物质,称为尿毒症毒素(uremia toxin)。

1. **尿毒症毒素的分类**　根据分子量可将尿毒症毒素分为三类。① 小分子毒素:分子量<500,包括尿素、肌酐、胍类、胺类、酚等。② 中分子毒素:分子量500～5 000,主要是细胞和细菌的裂解产物。③ 大分子毒素:分子量>5 000,主要是体内异常增多的激素,如PTH、胃泌素、生长激素等。

2. **尿毒症毒素的来源**　① 体内正常代谢产物尿素、胍、多胺等蓄积。② 正常生理活性物质PTH等浓度过高。③ 毒性物质经机体代谢所产生的新毒性物质。④ 外源性毒物如铝等未经机体解毒、排泄而在体内潴留。

3. **几种主要的尿毒症毒素**

(1) 尿素:血中尿素浓度持续过高可引起头痛、恶心、呕吐、糖耐量降低、出血倾向等。尿素的代谢产物氰酸盐可使蛋白质发生氨基甲酰化,从而抑制多种酶的活性并影响神经中枢的整合功能。

(2) 胍类:正常情况下,精氨酸在肝内经鸟氨酸循环生成尿素、肌酐等由肾排出。肾功能衰竭时,因肾排泄尿素、肌酐障碍,精氨酸则经其他途径形成甲基胍和胍基琥珀酸。甲基胍毒性很强,可引起厌食、呕吐、抽搐、溶血及心室传导阻滞等。胍基琥珀酸则可引起抽搐、心动过速及抑制血小板功能而促进溶血等。

(3) 胺类:是由肾脏排泄的肠道细菌代谢产物,包括多胺、芳香族胺、脂肪族胺等。胺类物质在体内积聚可引起恶心、呕吐、扑翼样震颤,并促进脑水肿、肺水肿发生。

(4) 中分子毒素:包括正常代谢产物、细胞代谢紊乱产生的多肽、细胞或细菌崩解产物等。中分子毒素浓度增高可引起周围及中枢神经病变、嗜睡、运动失调,并能抑制红细胞生成、白细胞吞噬和细胞免疫功能等。

(5) 甲状旁腺激素:研究认为PTH是主要尿毒症毒素之一,其分泌过多可引起肾性骨营养不良、皮肤瘙痒、高脂血症、软组织坏死、周围神经损伤,并促进胃溃疡形成和铝在脑中蓄积而致尿毒症痴呆等。

(二) 功能代谢变化

1. **神经系统变化**　是尿毒症最突出的症状,主要表现为尿毒症脑病和周围神经病变,发生率可高达80%以上。尿毒症脑病表现为头痛、头昏、记忆力减退,严重时可出现谵妄、幻觉、扑翼样震颤、嗜睡、昏迷等。周围神经病变表现为下肢疼痛、痛觉过敏,严重时可出现运动障碍。其发生机制可能是:某些毒物蓄积干扰能量代谢、引起脑水肿或神经细胞变性;肾性高血压加重脑缺血、缺氧;PTH引起尿毒症痴呆;钙进入神经细胞或轴突造成周围神经损害。

2. **心血管系统变化**　是尿毒症患者重要死亡原因之一。主要表现为充血性心力衰竭和心律失常,晚期可出现纤维素性心包炎等。其中,心力衰竭与钠水潴留、高血压、酸中毒、贫血、毒性物质等因素有关;心律失常与高钾血症有关;纤维素性心包炎系尿素等尿毒症毒素直接刺激心包所致。

3. 消化系统变化　是尿毒症患者最早出现和突出的症状,主要表现为食欲减退、恶心、呕吐、腹泻、口腔黏膜溃疡、消化道出血等。其主要机制是因尿素经消化道排出增多时,尿素在细菌尿素酶分解后生成的氨,刺激胃肠道黏膜引起假膜性炎或溃疡形成。此外,肾灭活胃泌素减少,刺激胃酸分泌增多,也可促使溃疡形成。

4. 呼吸系统变化　主要表现为呼吸困难、呼气有尿味、肺水肿、尿毒症肺炎及纤维素性胸膜炎等。其中,酸中毒可引起潮式呼吸或深而慢的呼吸(Kussmaul 呼吸),尿素经唾液酶分解生成氨可使呼气中有尿味,钠水潴留、心力衰竭、低蛋白血症等与肺水肿有关,尿素刺激则可引起纤维素性肺炎和胸膜炎。

5. 免疫系统变化　是尿毒症的主要死亡原因之一。主要表现为细胞免疫受到明显抑制,而体液免疫正常或稍弱。患者血中 T 淋巴细胞绝对数减少、迟发型皮肤变态反应减弱、中性粒细胞趋化性降低,使患者常并发严重感染。其发生机制可能与毒性物质对淋巴细胞分化、成熟的抑制或毒性作用有关。

6. 内分泌系统变化　除肾内分泌功能如前列腺素、促红细胞生成素、1,25-二羟维生素 D_3 等分泌障碍和继发 PTH 分泌过多外,常出现性激素分泌紊乱和性功能障碍,主要表现为女性患者月经不规则、闭经、流产,男性患者性欲减退、阳痿、精子减少或活力下降等。

7. 皮肤变化　常见皮肤瘙痒和尿素霜。皮肤瘙痒主要与继发甲状旁腺功能亢进症所致皮肤钙盐沉积和毒性物质对皮肤感觉神经末梢的直接刺激等有关。尿素霜是尿素随汗排出时,在皮肤表面的汗腺开口处沉积的白色尿素结晶。此外,患者还可出现尿毒症特殊面容,表现为皮肤黑色素沉积、贫血和眼睑浮肿等。

8. 物质代谢变化　① 糖代谢:表现为葡萄糖耐量降低,但空腹血糖和尿糖正常。其机制可能与胰岛素分泌减少、拮抗胰岛素的生长激素分泌增多、尿素等毒性物质使肝糖原合成酶活性降低等因素有关。② 蛋白质代谢:表现为负氮平衡,患者出现消瘦、恶病质、低蛋白血症等。其机制可能与蛋白质摄入不足或吸收减少、毒性物质或合并感染使蛋白质分解增多、部分蛋白质随尿丢失等因素有关。③ 脂肪代谢:表现为以血清三酰甘油含量增高为主的高脂血症,可能系胰岛素拮抗物质使肝脏合成三酰甘油增多、周围组织脂蛋白酶活性降低使三酰甘油清除减少所致。

第四节　生殖系统常见疾病

一、慢性宫颈炎

慢性宫颈炎(chronic cervicitis)是指由病原微生物引起的、以宫颈慢性非特异性炎症为特征的疾病,为育龄妇女最常见的疾病,临床主要表现为白带增多。

子宫颈管内表面被覆黏液柱状上皮,并向子宫颈间质下延伸形成子宫颈腺体。黏液柱状上皮在子宫颈外口移行为无角化的鳞状上皮,为子宫颈上皮发生疾病的常见部位。育龄期尤其是妊娠期女性由于激素作用,子宫颈管柱状上皮下移替代子宫颈阴道部的鳞状上皮,上皮下血管较易显露而呈红色,肉眼观似"糜烂"状,并非真正的糜烂。

子宫颈和阴道黏膜鳞状上皮受卵巢分泌的雌激素刺激,吸纳糖原趋于成熟。脱落上皮含有的糖原可促使阴道内链球菌、肠球菌、大肠杆菌等细菌生长,但阴道和子宫颈正常存在的细菌,如乳酸杆菌可产生乳酸,降低阴道内的 pH,产生过氧化氢,对细菌的生长有抑制作用。子宫颈管柱状上皮对化学环境的变化和细菌感染较为敏感,可化生为鳞状上皮。虽然鳞状上皮和柱状上皮交界可上下游移,但其位置和相关的疾病一般在子宫颈外口附近,交界区是宫颈癌发病的高危部位。

1. 病因和发病机制 慢性宫颈炎多由急性宫颈炎未及时彻底治疗而反复发作所致,病原体常为链球菌、葡萄球菌、肠球菌、淋球菌、单纯疱疹病毒、人类乳头瘤病毒等。分娩、流产或手术造成子宫颈的损伤、阴道内酸性环境的改变和子宫颈分泌物过多等,均有利于病菌的侵入而促进炎症的发生。

2. 病理变化 慢性宫颈炎的基本病变是宫颈黏膜及黏膜下间质的非特异性慢性炎症,常伴黏膜上皮、腺上皮增生及鳞状上皮化生。慢性宫颈炎的常见的类型如下:① 子宫颈腺囊肿:增生的鳞状上皮阻塞子宫颈腺体开口,或间质结缔组织增生压迫腺腔颈部而使黏液潴留在腺腔内,致使腺腔扩张并形成小囊肿,也称为纳博特囊肿(Nabothian cyst)。② 宫颈息肉(cervical polyp):慢性宫颈炎可刺激宫颈黏膜上皮、腺上皮及间质局限性增生,在黏膜表面形成单个或多个带蒂的肿物,称为宫颈息肉。③ 宫颈糜烂(cervical erosion):是指覆盖在子宫颈阴道部鳞状上皮发生坏死脱落而形成表浅缺损,即真性糜烂。糜烂处可由子宫颈管黏膜柱状上皮取代,随后,柱状上皮又可被化生的鳞状上皮替代,此过程反复交替进行,移行区上皮可发生异型增生,少数会进展为子宫颈鳞状上皮癌。当宫颈人类乳头瘤病毒感染及宫颈癌时,局部也可呈现为红色糜烂状。

二、子宫内膜增生症

子宫内膜增生症是由于内、外源性雌激素增高,引起以子宫内膜弥漫性异常增生为特点的功能性子宫出血病,为最常见的子宫疾病之一,多见于青春期和绝经期妇女。子宫内膜增生、异型增生和子宫内膜癌常是连续的演变过程,病因和发病机制也相似。

1. 病因及发病机制 本病主要与子宫内膜受雌激素持续刺激而孕激素拮抗不足有关。卵泡不排卵可引起雌激素持续分泌而孕激素缺乏,致使子宫内膜呈增生期腺体异常增生而无分泌期改变。与此同时,雌激素的持续分泌可抑制垂体前叶卵泡刺激素的分泌,使卵泡失去支持而退化,终致雌激素分泌急骤降低而使增生的子宫内膜坏死、脱落,引起子宫大出血。此外,卵巢功能性肿瘤(如颗粒细胞瘤、卵泡膜细胞瘤等)和应用外源性雌激素等也可造成雌激素增多而致病。

2. 病理变化 肉眼观:可见子宫内膜呈弥漫性增厚,表面光滑或伴息肉形成。

光镜下:根据内膜增生的结构特征分为三级。① 单纯型增生(simple hyperplasia):子宫内膜以腺体和间质均增生并以腺体增生为主、无细胞异型性为特点,腺上皮细胞常呈假复层柱状,无分泌现象。约有1%可发展为癌。② 复杂型增生(complex hyperplasia):子宫内膜以腺体增生并密集排列而间质稀少及无细胞异型性为特点,又称为腺瘤样增生。腺体结构复杂不规则,常呈腺体"背靠背"排列,腺上皮细胞层次增多,腺体之间仅见极少间质。约有3%可发展为癌。③ 异型增生:子宫内膜以单纯型或复杂型增生伴细胞异型性为特点。约有30%可发展为癌。

三、乳腺增生性病变

乳腺增生性病变是最常见的乳腺病变,多见于 20~40 岁的女性,绝经前为发病高峰,绝经后发病减少。一般认为该病变可能系卵巢功能失调、雌激素分泌过多而长期刺激乳腺组织,使其发生过度增生所致。

1. 乳腺增生性纤维囊性变(proliferative fibrocystic change of the breast)　病变特点是乳腺导管上皮增生伴纤维囊性变,常累及双侧乳腺,并多为多发性。肉眼观:乳腺内出现单个或多个肿块,形态不规则,界限不清;切面可见多数大小不等的囊肿,囊内常含黄白色液体。光镜下:可见两种病变并存:① 乳腺导管上皮尤其是小导管上皮呈不同程度的增生,包括轻度到重度的上皮增生及非典型增生。② 乳腺纤维囊性变的特点是乳腺小导管扩张呈囊状,常伴部分上皮大汗腺化生(细胞体积增大,胞质丰富并呈嗜酸性),间质纤维组织增生伴淋巴细胞浸润,小叶腺泡数量增多及部分腺腔扩大。

另外,具有非典型增生的乳腺增生性纤维囊性变,其增生的导管上皮层次增多伴细胞异型性,容易发展为癌,系癌前病变;如果仅有乳腺纤维囊性变而无明显导管上皮异型增生时,为非增生性良性疾患,不属于癌前病变。当乳腺小叶终末导管及腺泡增生伴细胞异型性,称为非典型小叶增生,可以发生癌变。

2. 乳腺硬化性腺病(sclerosing adenosis of the breast)　病变特点是小叶内导管上皮、腺上皮和肌上皮细胞增生伴间质纤维组织增生。有时可见增生的管泡被周围增生的纤维组织挤压而狭窄、变形,甚至萎缩,易被误诊为癌之浸润。

四、前列腺增生症

前列腺增生症又称为前列腺肥大,是以前列腺腺体和间质增生而致前列腺呈结节状肿大为特点的常见疾病。多见于 50 岁以上的老年人,发病率随年龄增长而增加,主要临床表现为排尿困难。

1. 病因和发病机制　尚未完全阐明,现多认为与雄激素和雌激素平衡失调有关。位于尿道周围的前列腺内区(由尿道周围的中叶和部分侧叶组成,所谓女性部)对雌激素很敏感,位于包膜下的前列腺外区(所谓男性部)对雄激素敏感。当体内雄激素减少而雌激素增多时,则可引起前列腺内区各种固有组织成分的增生。

2. 病理变化　肉眼观:前列腺体积增大,重量增加(正常约 20 g),一般可为正常的 2~4 倍;常呈灰白色结节状,质地较坚韧;切面常见增生结节内出现多数大小不等的囊腔,腔内可有乳白色分泌物溢出。光镜下:前列腺腺体、平滑肌和纤维组织均呈不同程度的增生,其中增生的纤维组织和平滑肌细胞伸入增生的腺体之间,并伴淋巴细胞浸润;腺体常呈囊状扩张,有的腺腔内可见红染的同心圆状分泌物,称为淀粉样小体。

3. 临床病理联系　主要临床症状是排尿困难和尿液潴留,系前列腺内区增生压迫尿道所致。有的患者出现滴尿现象,可能为尿道括约肌受增生前列腺的牵拉和压迫而过度紧张,以致排尿时不易放松所致。

4. 结局　前列腺增生压迫尿道可继发膀胱代偿性肥大和尿路感染,严重时可引起双侧输尿管和肾盂积水,甚至双肾压迫性萎缩而致尿毒症。前列腺增生症极少癌变。

第十五章 常见传染病及寄生虫病

导学

1. 掌握 伤寒、细菌性痢疾、阿米巴病、性传播性疾病的概念、病变特点。
2. 熟悉 上述传染病的临床病理联系、结局及并发症,性传播性疾病的病理变化和临床病理联系。
3. 了解 上述传染病及性传播性疾病的病因及发病机制。

传染病(infectious disease)是指由病原体侵入人体后产生的具有传染性并在一定条件下可引起流行的疾病。传染病的发生或流行必须同时具备三个基本环节,即传染源、传播途径和易感人群。传染病的病原体常有一定的传播途径和入侵门户,其病变多定位于一定的组织或器官,即具备特异的组织亲和性,并可在该部位引起特征性病变及其相应的临床表现。病原体侵入机体后能否发病,既取决于感染病原体的毒力、侵袭力和数量,也取决于机体的反应性。传染病的病变特征虽各有不同,但其基本病变均为炎症。多数传染病通过人体抵抗力的增强和适当治疗可获痊愈,痊愈后患者可获得一定时期或终身免疫,但有些传染病也可引起严重的后遗症甚至死亡。寄生虫病(parasitosis)是由寄生虫引起的一类常见病和多发病,部分具有传染性。广义的传染病包括具有传染性的寄生虫病。本章主要介绍常见的传染病。

第一节 伤 寒

伤寒(typhoid fever)是由伤寒杆菌感染引起、经消化道传播、以全身单核巨噬细胞系统增生为主要病变特点的急性传染病,尤以回肠末段淋巴组织的病变最为明显,故又称为肠伤寒。临床主要表现为持续高热、相对缓脉、肝脾肿大、皮肤玫瑰疹、外周血白细胞减少等,全年均可发病,但多发于夏秋季。

一、病因和发病机制

伤寒杆菌(*Salmonella typhi*)属沙门菌属中的 D 族,革兰染色阴性。其菌体"O"抗原、鞭毛"H"抗原和表面"Vi"抗原能刺激人体产生相应的抗体,可用血清凝集试验(肥达反应 Widal reaction)测定效价高低,以辅助临床诊断。伤寒杆菌菌体裂解时所释放的内毒素是其致病的主要因素。伤寒患者或带菌者是本病的传染源,细菌随粪便排出体外,通过污染饮水和食物,经消化道传播。儿童及青壮年患者多见,病后可获得牢固免疫力。

伤寒杆菌侵入人体是否发病与机体的抵抗力和感染的菌量有关。少量伤寒杆菌进入消化道后,可被胃酸杀灭;当感染的细菌量较多(至少 10^5 个)或机体抵抗力低下时,细菌进入小肠,并可穿过小肠黏膜上皮细胞侵入肠壁淋巴组织,如回肠末段集合淋巴小结或孤立淋巴小结,再沿淋巴管至肠系膜淋巴结。在淋巴组织中伤寒杆菌被巨噬细胞吞噬,并在其内生长繁殖,又经胸导管进入血液,引起菌血症。血中细菌很快被巨噬细胞吞噬,并在其内繁殖,使肝、脾和淋巴结肿大。此时临床上并无明显症状,称为潜伏期,持续约 10 日。随着细菌的繁殖,细菌及其释放的内毒素再次入血,引起毒血症和败血症,患者出现全身中毒症状和相应病变。当胆囊中的伤寒杆菌随胆汁再度进入小肠,二次侵入已致敏的肠壁淋巴组织,使其发生强烈超敏反应,引起肠黏膜坏死、脱落和溃疡形成。

二、病理变化与临床病理联系

伤寒的病理变化主要包括全身单核巨噬细胞系统的急性增生性炎和由伤寒内毒素引起的损伤。

伤寒的基本病变是由巨噬细胞增生形成的伤寒肉芽肿。光镜下:巨噬细胞明显增生,吞噬能力增强,胞质中常吞噬有伤寒杆菌、淋巴细胞、红细胞及坏死细胞碎屑,称为伤寒细胞。伤寒细胞常聚集成团,形成境界清楚的结节状病灶,称为伤寒肉芽肿(typhoid granuloma)或伤寒小结(typhoid nodule)(图 15-1),是伤寒的特征性病变,具有病理诊断价值。

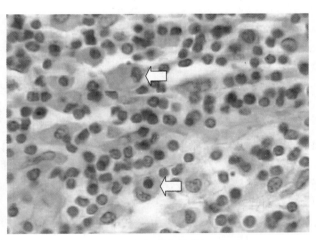

图 15-1　伤寒小结(镜下)

箭头示为伤寒细胞,可见胞质中有被吞噬的淋巴细胞

(一) 肠道病变

伤寒以肠道病变最为显著,尤以回肠末段集合、孤立淋巴小结的病变最为常见和典型。按其病变发展过程可分为以下四期,每期大约持续 1 周。

1. 髓样肿胀期　为起病的第一周。肉眼观:回肠末段淋巴组织内因大量伤寒细胞增生而明显肿胀,凸出于黏膜表面,呈圆形或卵圆形,色灰红,质软,表面似脑回状(图 15-2),其中以集合淋巴小结肿胀最为突出。光镜下:淋巴小结中有伤寒肉芽肿形成。

2. 坏死期　为起病的第二周。肉眼观:肿胀的淋巴组织在中心部发生灶性坏死,失去正常光泽,色灰白或被胆汁染成黄绿色,并逐步融合扩大。中央坏死区凹陷而周围淋巴组织肿胀凸起。光镜下:坏死组织呈一片红染无结构的物质。

3. 溃疡期　为起病的第三周。由于坏死组织逐渐崩解脱

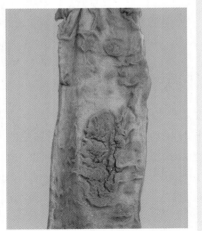

图 15-2　伤寒髓样肿胀期

落,形成溃疡。溃疡边缘稍隆起,底部不平。在集合淋巴小结处发生的溃疡呈椭圆形,其长轴与肠的长轴平行。孤立淋巴小结处的溃疡小而圆。溃疡一般深及黏膜下层,坏死严重者可深达肌层及浆膜层,甚至穿孔,如侵及小动脉,可引起严重出血。

4. 愈合期 为起病的第四周。溃疡面坏死组织已完全脱落干净,肉芽组织增生将溃疡填平,然后由溃疡边缘的上皮再生覆盖而愈合。溃疡愈合后一般不留瘢痕,少数较大较深的溃疡可形成瘢痕,但不会引起肠腔狭窄。

由于临床早期应用有效抗生素,以上四期的典型病变目前极难见到。患者因肠道病变常有食欲减退、腹部不适、腹胀、便秘或腹泻及右下腹轻度压痛等症状。粪便细菌培养在病程第二周起阳性率逐渐增高。

(二) 其他单核巨噬细胞系统的病变

肠系膜淋巴结、肝、脾、骨髓由于巨噬细胞活跃增生而导致相应组织器官肿大。光镜下可见伤寒肉芽肿和组织灶性坏死。

(三) 其他器官的病变

多由伤寒内毒素引起。心肌纤维可发生细胞水肿、坏死,重症患者可出现中毒性心肌炎;因迷走神经兴奋性增高,引起相对缓脉。肾小管上皮细胞水肿,肾小球毛细血管壁有免疫球蛋白沉着,可出现蛋白尿。皮肤因菌血症时细菌栓塞出现淡红色小斑丘疹,称玫瑰疹,以躯干部多见。膈肌、腹直肌和股内收肌常发生凝固性坏死(亦称蜡样变性),临床出现肌痛和皮肤感觉过敏。因骨髓内增生巨噬细胞的压迫和伤寒杆菌毒素对其造血功能的影响,可导致外周血中性粒细胞减少,这是伤寒的特征之一。胆囊多无明显病变,但细菌仍可在胆汁中生存,并通过胆汁由肠道排出,在一定时期内成为带菌者,有的病例甚至可终身带菌,成为本病的重要传染源。

三、结局与并发症

在无并发症的情况下,一般经过 4～5 周就可痊愈,并获得比较稳固的免疫力。极少数严重患者可因并发症而死亡。常见并发症如下。① 肠出血和肠穿孔:多发生于溃疡期,其发生率为1%～5%。肠出血严重者可引起出血性休克。肠穿孔是伤寒最严重的并发症,穿孔后常引起弥漫性腹膜炎。② 支气管肺炎:儿童多见,常因抵抗力下降,继发肺炎球菌或其他呼吸道细菌感染所致。

第二节 ｜ 细 菌 性 痢 疾

细菌性痢疾(bacillary dysentery)简称菌痢,是由痢疾杆菌引起、经消化道传播、以结肠黏膜的假膜性炎为主要病变特点的常见传染病。临床主要表现为腹痛、腹泻、里急后重、黏液脓血便。全年均可发生,以夏秋季多发,儿童患者多见。

一、病因和发病机制

菌痢由福氏、宋内、鲍氏和志贺等革兰染色阴性的痢疾杆菌引起,这些细菌均能产生内毒素,志贺菌还可产生强烈的外毒素。患者和带菌者是本病的传染源，痢疾杆菌随粪便排出后，可直接或间接(苍蝇等为媒介)污染食物、饮水、食具等，经消化道传播。

痢疾杆菌进入消化道后，是否致病与其数量、侵袭力及人体防御功能有关。人体防御功能正常时大部分细菌可被胃酸杀灭，即使有少量未被杀灭的细菌进入肠道，亦可通过正常肠道菌群的拮抗作用将其排斥。当侵入细菌数量多、毒力强或人体全身及局部防御功能降低时，可引起发病。痢疾杆菌侵入结肠后，先在上皮细胞内繁殖，然后侵入黏膜固有层并在该处进一步增殖，在其产生的内毒素作用下，迅速引起炎症反应，使肠黏膜上皮细胞变性、坏死并形成假膜性炎，假膜脱落后形成浅表溃疡。细菌内毒素吸收入血，引起毒血症。志贺杆菌释放的外毒素，是导致水样腹泻的主要因素。

二、病理变化与临床病理联系

菌痢的病理变化主要发生于大肠，尤以直肠和乙状结肠最为严重，严重者可波及全段结肠甚至回肠下段。根据肠道病变特征、全身变化和临床经过的不同，菌痢可分为以下三种类型。

(一) 急性细菌性痢疾

本型的典型发展过程为急性卡他性炎、特征性假膜性炎、溃疡形成、愈合四个阶段。初期呈急性卡他性炎，表现为黏膜充血、水肿、中性粒细胞浸润、黏液分泌亢进及点状出血等。病变进一步发展为假膜性炎，表现为黏膜上皮变性、坏死和脱落，其表面有大量纤维蛋白渗出，与中性粒细胞、红细胞及细菌一起形成假膜。肉眼观：假膜呈灰白色、糠皮状或融合成片，如出血严重或被胆色素浸染时，可呈暗红色或灰绿色(图15-3)。发病后1周左右，纤维蛋白和坏死组织溶解液化，假膜脱落，形成大小不等、形状不一的浅表溃疡。随之肠黏膜的渗出和坏死物逐渐被排出、吸收，组织缺损经再生而修复。溃疡愈合后无明显瘢痕形成，很少引起肠狭窄。

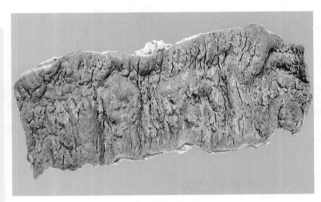

图 15-3　急性细菌性痢疾
肠黏膜表面见假膜呈灰白或灰绿色糠皮状

临床上，毒血症可导致发热、头痛、乏力、食欲减退和血中白细胞增多等全身症状。病变肠管蠕动亢进并有痉挛，可引起阵发性腹痛、腹泻。炎症刺激直肠壁内的神经末梢及肛门括约肌可导致里急后重和排便次数频繁。随着肠道病变的变化进展，最初为稀便混有黏液，随后转为黏液脓血便，偶尔排出片状假膜。急性菌痢的自然病程为1~2周，经适当治疗大多痊愈，不易并发肠出血或肠穿孔，少数可转为慢性菌痢。

(二) 中毒性细菌性痢疾

本型的特征为起病急骤，伴有严重的全身中毒症状，而肠道病变和症状轻微。发病后数小时即可出现中毒性休克或呼吸衰竭而死亡。本型多见于2~7岁儿童，常由毒力较低的福氏菌或宋内菌引起。

肠道病变一般较轻，主要为卡他性肠炎的改变，有时肠壁集合和孤立淋巴小结滤泡增生、肿大，呈滤泡性肠炎的变化。其确切发病机制未明，可能因患者为特异体质，对细菌毒素呈强烈超敏反应所致。

（三）慢性细菌性痢疾

菌痢病程超过 2 个月以上者称为慢性菌痢。多由急性菌痢转变而来,以福氏菌感染转为慢性者为多。慢性菌痢的病程可达数月或数年,随着患者全身及局部抵抗力的波动,肠道病变此起彼伏,新旧混杂,不断出现黏膜上皮变性、坏死、溃疡形成及肉芽组织增生等多种病变。慢性溃疡边缘不规则,周围黏膜常过度增生而形成息肉,溃疡可深达肌层,底部高低不平,有肉芽组织和瘢痕形成。由于肠壁反复受损,导致纤维组织大量增生,使肠壁不规则增厚、变硬,严重者可引起肠腔狭窄。

临床上可出现不同程度的肠道症状,如腹痛、腹胀、腹泻或便秘与腹泻交替出现。急性发作时,又可出现急性菌痢症状。有少数慢性菌痢患者可无明显症状和体征,但大便细菌培养持续阳性,成为慢性带菌者及传染源。

第三节　阿 米 巴 病

阿米巴病(amoebiasis)是由溶组织内阿米巴(*Entamoeba histolytica*)原虫感染引起,经消化道传播,以结肠变质性炎为主要病变特点的寄生虫病。少数病例,原虫可侵袭肝、肺、脑、皮肤和泌尿生殖等组织器官,引起相应部位的阿米巴溃疡或阿米巴脓肿,因此本病实为全身性疾病。

本病遍及世界各地,但以热带及亚热带地区为多见。在我国多见于南方,农村高于城市,男性多于女性,青年人较为多见。

一、肠阿米巴病

肠阿米巴病(intestinal amoebiasis)是由侵袭型溶组织内阿米巴寄生于结肠而引起,因临床上常出现右下腹痛、腹泻和果酱样黏液便等症状,常称为阿米巴痢疾(amoebic dysentery)。

（一）病因和发病机制

溶组织内阿米巴的生活史一般分为包囊期和滋养体期。包囊是其传染形态,滋养体是其致病形态。包囊见于慢性阿米巴病患者或包囊携带者的大便中,人体食入被包囊污染的食物和水后,因包囊囊壁具有抗胃酸作用,能安全地通过胃而到达回盲部,在肠液的消化作用下脱囊而出,发育成为小滋养体并不断分裂增殖。在结肠功能正常时,小滋养体不侵入肠壁而形成包囊随粪便排出,成为无症状的包囊携带者,是本病的重要传染源。当虫株的毒力和侵袭力强,宿主局部肠功能紊乱、细菌感染、黏膜损伤或免疫功能低下时,小滋养体即可侵入肠壁,转变为大滋养体并大量增殖,造成局部肠黏膜溶解坏死和溃疡形成。大滋养体可随坏死组织排出体外后死亡,或在肠腔中转变为小滋养体,进而形成包囊。滋养体通过溶解坏死的组织碎片和红细胞获取营养。

溶组织内阿米巴主要通过其接触性杀伤机制对宿主组织造成损伤,包括变形、活动、黏附、酶溶解、细胞毒和吞噬等作用,大滋养体通过伪足运动主动靠近并侵入肠组织,数秒钟内滋养体通过分泌蛋白水解酶和细胞毒性物质,使靶细胞死亡。滋养体亦可分泌具有肠毒素样活性的物质,引起肠蠕动增快、肠痉挛而出现腹痛、腹泻。

（二）病理变化与临床病理联系

病变部位主要发生在盲肠、升结肠，其次为乙状结肠和直肠，严重者全段结肠和小肠下段均可受累。基本病变为组织溶解液化坏死为主的变质性炎，并以肠黏膜形成口小底大的烧瓶状溃疡为特征。

1. **急性期病变**　肉眼观：早期在肠黏膜表面可见多数隆起的灰黄色针帽大小的点状坏死或浅表溃疡（图15-4）。病变进展时坏死灶增大，呈圆形纽扣状，周围有出血带包绕。此时滋养体在肠黏膜层内不断繁殖，破坏组织，穿过黏膜肌层到达黏膜下层，进一步溶解破坏组织并沿疏松的黏膜下层向四周蔓延；坏死组织脱落后，形成口小底大的烧瓶状溃疡（flask shape ulcer）（图15-5）。溃疡间黏膜正常或仅表现轻度卡他性炎。在严重的病例，邻近溃疡可在黏膜下层形成隧道并互相沟通，其表面黏膜可大块坏死脱落，形成边缘潜行的巨大溃疡。

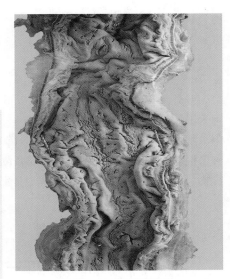

图 15-4　肠阿米巴病
肠黏膜上针帽大小溃疡

光镜下：阿米巴引起的液化性坏死为无结构的淡红染病灶，其附近组织炎症反应轻微。溃疡形成时，其边缘和底部仍见残留的坏死组织，周围炎症反应不明显。在坏死组织与正常组织的交界处和肠壁的小静脉腔内，常可找到阿米巴滋养体。滋养体一般呈圆形，直径为 20~40 μm，核小而圆，胞质略呈嗜碱性，其中含有糖原空泡或吞有红细胞、淋巴细胞和组织碎片等（图15-6）。

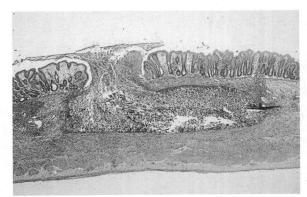

图 15-5　肠阿米巴病（镜下）
可见烧瓶样溃疡

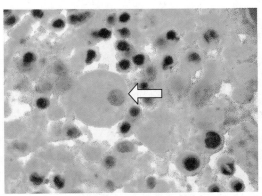

图 15-6　阿米巴滋养体（镜下）

临床上，急性期主要为肠道症状，表现为腹痛、腹泻、大便量增多，呈紫红或暗红色的果酱样稀便，伴腥臭。粪检易找到阿米巴滋养体。由于本病的直肠及肛门病变较轻，故里急后重症状不如细菌性痢疾明显，全身中毒表现也较轻微。急性期多数可治愈，少数因治疗不够及时、彻底，可转入慢性期。

2. **慢性期病变**　病变复杂，新旧病变共存。坏死、溃疡、肉芽组织增生和瘢痕形成反复交错出现，肠黏膜面或呈破絮状外观，或伴黏膜萎缩，或有息肉形成，最终可使肠黏膜完全失去正常形态。肠壁可因纤维组织增生而增厚变硬，甚至引起肠腔狭窄。有时可因肉芽组织过度增生，形成局限性包块,称为阿米巴肿(amoeboma),多见于盲肠,临床上易误诊为结肠癌。患者常表现为食欲不振、贫血、乏力,腹胀、腹泻反复发作,或与便秘交替出现。体检肠鸣音亢进、右下腹压痛较常见。

二、肠外阿米巴病

肠外阿米巴病(extraintestinal amoebiasis)可见于肝、肺、脑、肛周皮肤和泌尿生殖等组织器官,阿米巴肝脓肿(amoebic liver abscess)是其中最常见者,大多发生于阿米巴痢疾发病后1~3个月内。阿米巴滋养体通过肠壁、肠系膜静脉,经门静脉到达肝脏,引起局部组织坏死、液化而形成"脓肿",但非化脓性炎。肉眼观:病变多位于肝右叶,脓肿大小不等,大者几乎占据整个肝右叶,其内容物为液化性坏死和陈旧性血液混合而成的巧克力酱样物。

第四节 性传播性疾病

性传播性疾病(sexually transmitted diseases, STD)是指通过性行为而传播的一类疾病。近年来,STD逐渐增多,病种已多达20余种。本节主要介绍淋病、尖锐湿疣、梅毒和艾滋病。

一、淋病

淋病(gonorrhea)是由淋球菌感染引起的、以泌尿生殖系统黏膜的化脓性炎为主要病变特点的疾病。其传染性极强,是我国最常见的STD。

淋病的发病年龄多见于15~30岁,尤以20~24岁最为常见。患者及无症状带菌者是主要传染源,主要通过性交直接传染,也可因接触污染的毛巾、衣裤、床单、浴盆及分娩时新生儿接触产道分泌物等间接感染。潜伏期平均为3~5日。

淋球菌是革兰阴性双球菌,主要依靠黏附和侵入两个步骤侵犯泌尿生殖系统,其对柱状上皮和移行上皮有特别的亲和力。

男性患者的病变开始于前尿道,可出现尿道口红肿,并流出黏液、脓性分泌物(图15-7),可伴有尿道刺痛、发痒及尿急、尿频、全身不适等症状。随后病变可逆行蔓延到后尿道,波及前列腺、精囊和附睾,引起化脓性炎。以上病变反复发作可导致尿道狭窄或男性不育。

女性患者的病变可累及外阴、阴道的腺体、宫颈黏膜及尿道。常见症状有宫颈口和尿道口红肿、糜烂、触痛,有黏液脓性分泌物溢出(图15-8)。可有尿急、尿频、尿痛,白带增多呈脓性。少数因经期或流产可蔓延至子宫内膜或输卵管,严重者可导致输卵管积脓、输卵管卵巢脓肿或弥漫性腹膜炎。慢性输卵管炎和盆腔器官炎症可致女性不孕。有1%~3%的患者可发生血行播散,引起身体其他部位病变。

二、尖锐湿疣

尖锐湿疣(condyloma acuminatum)是由人乳头瘤病毒(HPV)引起的性传播性疾病,又称外生殖器良性增生性病疣(venereal wart),是以外生殖器上皮呈良性增生性疣状病变为主的疾病。近年来,在我国发病率剧增,年增长率为22.5%,是仅次于淋病而居第二位的常见STD。

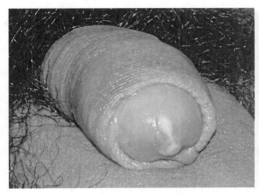

图 15-7　淋菌性尿道炎

尿道口红肿,流出黏液、脓性分泌物

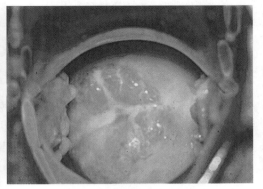

图 15-8　淋菌性宫颈炎

宫颈口红肿、糜烂,有黏液、脓性分泌物溢出

HPV 属于 DNA 病毒,有 60 多种基因型,其中 HPV6 型和 11 型最常引起尖锐湿疣。HPV 具有宿主和组织特异性,只能感染人的皮肤和黏膜,在人体潮湿、温暖的黏膜与皮肤交界处的组织细胞内易于复制繁殖,故外阴、阴茎、肛周等部位最易受累。

临床多见于 20~40 岁的青壮年。主要通过性接触直接传染,也可通过非性接触而间接感染,分娩时经产道可导致母婴间传播。潜伏期 3 周至 8 个月,平均约为 3 个月。

尖锐湿疣好发于男性的阴茎冠状沟、龟头、包皮系带、尿道口及肛门附近。女性多见于阴蒂、阴唇、会阴部及肛周。偶见于乳房、腋窝、腹股沟等其他部位。

肉眼观:可见大小不等、形状各异的疣体。病变初起时为小而尖的突起,之后逐渐扩大增多,呈淡红色或暗红色。表面凹凸不平,呈疣状颗粒,有时可融合成鸡冠或菜花状团块,颜色逐渐加深(图 15-9)。疣体表面湿润、质软,触之易出血。

光镜下:表皮呈乳头状瘤样增生,角质层轻度增厚,几乎全为角化不全细胞。棘层肥厚,表皮突增粗延长。特征性的变化是在表皮浅层出现凹空细胞(koilocyte),其体积较正常细胞大,细胞核增大居中,圆形、椭圆形或不规则形,染色深,可见双核或多核,核周胞质空泡化或呈空晕,核边缘常残存带状胞质(图 15-10)。真皮层毛细血管及淋巴管扩张,大量慢性炎症细胞浸润。

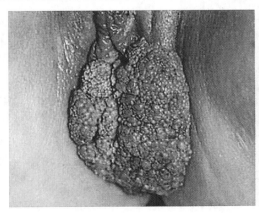

图 15-9　肛周巨大尖锐湿疣

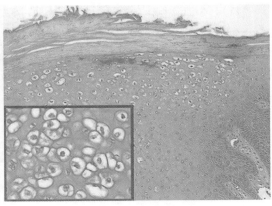

图 15-10　尖锐湿疣(光镜)

左下角小图显示的是凹空细胞

以上病变常持续存在或反复发作,临床上患者常无自觉症状,少数可有局部瘙痒、烧灼感。母婴之间传播的患病婴幼儿易发生潜在危险性的上呼吸道复发性乳头状瘤。本病有癌变的可能,与HPV感染部位和病毒类型关系密切,约15%的阴茎癌既往患有尖锐湿疣。

三、梅毒

梅毒(syphilis)是由梅毒螺旋体(treponema pallidum,TP)引起的一种慢性传染病,是STD中危害性较严重的一种。其特点是病程的长期性和潜匿性,临床表现的多样性,也可隐匿多年而无临床表现,病原体可侵犯任何器官。本病流行于世界各地,近年来这种在我国曾基本被消灭的疾病在一些地区有逐渐蔓延的趋势。

(一)病因与传播途径

梅毒螺旋体运动能力强,能迅速穿过破损皮肤或黏膜进入人体。病菌在体外生存力低,对理化因素抵抗力极弱,对青霉素、四环素、汞、砷、铋等药物敏感。梅毒患者是唯一传染源。早期梅毒患者,即第一、第二期梅毒的皮肤、黏膜活动性病变中有多量梅毒螺旋体,有高度的传染性。梅毒可分为先天性梅毒和后天性梅毒,前者是梅毒螺旋体经患梅毒孕妇的胎盘进入胎儿血循环而引起感染;后者95%以上是因性交而引起感染,少数是通过输血、接吻及其他直接接触而引起感染。梅毒的潜伏期10~90日,平均约为3周。

机体在感染螺旋体后第6周,血清中出现特异性抗体及非特异性抗体即反应素(reagin),特异性抗体在补体参与下可将病原体杀死或溶解。测定其血清反应对梅毒的诊断有重要参考价值。随着抗体的产生,机体抗螺旋体的免疫力增强,病变部位的螺旋体数量减少,以致早期梅毒病变有不治自愈的倾向。然而播散到全身的螺旋体常难以完全消灭,从而导致梅毒复发或晚期梅毒病变的出现。少数人在感染梅毒螺旋体后无症状及病变,仅血清反应呈阳性,称为隐性梅毒。

(二)病理变化与临床病理联系

1. 基本病变

(1)闭塞性动脉内膜炎和小血管周围炎:见于各期梅毒,前者是指小动脉内皮细胞及纤维细胞增生,使管壁增厚、管腔狭窄或闭塞;后者是指单核巨噬细胞、淋巴细胞和浆细胞的围管性浸润(图15-11)。小血管周围始终有浆细胞出现是本病的特点之一。

(2)树胶样肿(gumma):又称梅毒瘤(syphiloma),仅见于三期梅毒,是晚期梅毒的特征性病变。肉眼观:病灶呈灰白色,质韧而有弹性,如树胶,故称树胶样肿。其大小不一,小者仅在光镜下可见,大者直径可达数厘米,可发生于任何器官,最常见于皮肤、黏膜、肝、骨和睾丸(图15-12)。光镜下:其结构颇似结核结节,中央为凝固性坏死(形态类似于干酪样坏死),周围有少量类上皮细胞、朗汉斯巨细胞以及多量淋巴细胞、浆细胞浸润。但与结核结节明显不同的是:其坏死程度不如干酪样坏死彻底且尚存弹力纤维;弹力纤维染色可见病变区血管壁的轮廓;坏死灶周围必有闭塞性动脉内膜炎和血管周围炎。树胶样肿后期可被吸收、纤维化,最后瘢痕收缩导致器官变形,但绝少钙化。

2. 后天性梅毒

又称获得性梅毒(acquired syphilis),可分为三期。一期梅毒和二期梅毒称为早期梅毒,传染性强,但破坏性小,可以治愈。三期梅毒称为晚期梅毒,传染性小,但病程长,破坏性大。因其常累及内脏,故又称内脏梅毒。

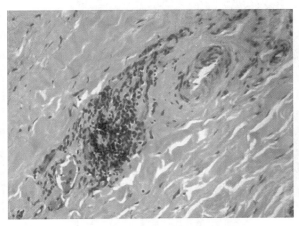

图 15 - 11　梅毒之闭塞性动脉内膜炎
和小血管周围炎(镜下)

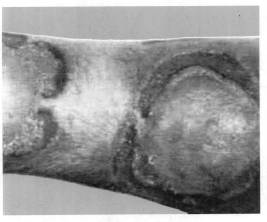

图 15 - 12　皮肤树胶样肿

（1）一期梅毒：病原体侵入人体约 3 周后,在入侵局部(如男性阴茎冠状沟、龟头,女性外阴、阴唇、子宫颈等处)出现圆形或椭圆形无痛性硬结,表面发生糜烂或溃疡,称为下疳(chancre)。因其质地较硬实,故又称硬性下疳(区别于由杜克雷嗜血杆菌引起的软性下疳)。常为单个,直径约 1 cm,色如牛肉或呈红铜色,边缘隆起(图 15 - 13)。病变亦可发生于口唇、舌、肛周等处。光镜下可见病变部位为闭塞性动脉内膜炎和小血管周围炎。下疳内有大量梅毒螺旋体,故传染性极强。下疳出现后 1～2 周,患者可出现局部淋巴结肿大,呈非特异性增生性炎。

一期梅毒的病程一般为 4～6 周,经及时诊治可彻底痊愈。如不治疗,硬性下疳经 1 个月左右也可自然消退,局部肿大的淋巴结也缓慢消退,临床处于静止状态,但体内螺旋体仍继续繁殖,可侵入淋巴、血液而播散至全身,引起二期梅毒。

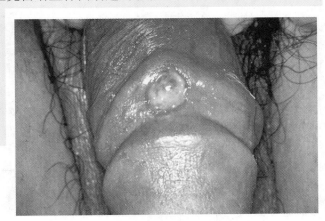

图 15 - 13　一期梅毒之阴茎硬性下疳

（2）二期梅毒：下疳发生后 8 周左右,体内螺旋体又大量繁殖入血,患者可出现低热、头痛、全身乏力、肌肉关节酸痛等症状。由于免疫复合物的沉积可引起全身皮肤、黏膜的皮疹,称为梅毒疹(syphilid)。病变多从躯干发展到四肢、掌心及足心等处,表现为斑疹、丘疹或脓疱疹,呈对称性分布,广泛而稠密 (图 15 - 14)。在肛周及外生殖器部位的梅毒疹常融合为暗红色、突起的平坦斑块,柔软湿润,称为扁平湿疣(condyloma lata) (图 15 - 15)。在口腔黏膜出现的损害称为黏膜斑,表面覆盖有灰色薄膜。以上病变在光镜下均可见闭塞性动脉内膜炎和血管周围炎,病灶内有大量螺旋体,故传染性极强。

梅毒疹一般在持续数周后也可自行消退,再次进入无症状静止期,但梅毒血清反应仍呈阳性。若给予及时有效治疗,可阻止其发展为三期梅毒。

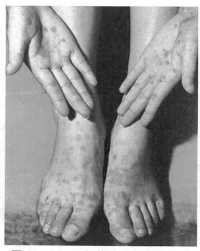

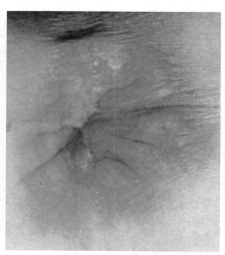

图 15-14　二期梅毒之手足梅毒疹　　　　图 15-15　二期梅毒之肛周扁平湿疣

（3）三期梅毒：常发生于感染后4～5年。病变可累及多个器官，最常侵犯心血管系统，其次为中枢神经系统，再次为肝脏、骨骼、睾丸等器官。各脏器均在血管炎、树胶样肿的基础上，经纤维化导致严重的结构破坏、变形及功能障碍。

心血管梅毒主要侵犯主动脉，导致梅毒性主动脉炎、主动脉瓣关闭不全和主动脉瘤等，梅毒性主动脉瘤破裂常是患者猝死的主要原因。中枢神经系统梅毒主要累及脑脊髓膜、大脑皮质（多见于额叶）及脊髓末段，导致麻痹性痴呆和脊髓痨。肝梅毒因树胶样肿使肝脏呈结节性肿大，继而纤维化、瘢痕收缩而形成分叶肝。骨梅毒常累及鼻骨、胸骨、股骨和颅骨等，树胶样肿可导致骨折，如鼻骨被破坏可形成马鞍鼻（图 15-16）。睾丸树胶样肿可形成无痛性肿块，易误诊为肿瘤。

3. 先天性梅毒　先天性梅毒（congenital syphilis）根据被感染胎儿发病的早晚而有早发性和晚发性之分。早发性先天梅毒是指在胎儿或 2 岁内婴幼儿期发病的先天性梅毒，可引起早产、死胎或晚期流产。患儿表现为皮肤黏膜广泛的大疱、大片剥脱性皮炎及梅毒疹，还可出现内脏树胶样肿、马刀胫和马鞍鼻等。晚发性先天梅毒是指在 2 岁以上幼儿发病的先天性梅毒，患儿可出现内脏树胶样肿、马刀胫及马鞍鼻等。皮肤、黏膜病变与后天性梅毒相似，但不发生下疳。患儿发育不良，智力低下。还可发生间质性角膜炎、Hutchinson 齿（图 15-17）及神经性耳聋，构成本型梅毒的三联征。

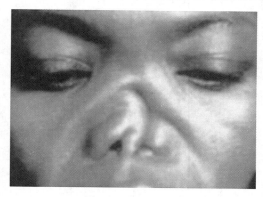

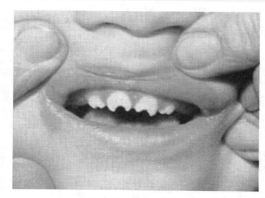

图 15-16　马鞍鼻　　　　　　　　　图 15-17　Hutchinson 齿

门齿小、尖、切缘凹陷

四、艾滋病

艾滋病是获得性免疫缺陷综合征(acquired immunodeficiency syndrome，AIDS)的简称，是人畜共患疾病。由人类免疫缺陷病毒(human immunodeficiency virus，HIV)感染所引起，以全身性严重免疫缺陷、机会性感染和(或)继发肿瘤为主要特征的致命性传染病。本病病死率极高，传播迅速，遍及全世界。在我国，AIDS 的传播已进入流行期，感染率和发病率呈现逐年上升的趋势。

(一) 病因和发病机制

1. 病因　HIV 是一种逆转录 RNA 病毒，分为 HIV-1 和 HIV-2 两种类型。患者和无症状病毒携带者是本病的传染源。HIV 主要存在于宿主血液、精液、子宫和阴道分泌物及乳汁中，其他体液如唾液、尿液或眼泪中偶尔可分离出 HIV，但迄今为止尚无证据表明能够传播本病。AIDS 的传播途径包括以下方面。① 性接触传播：70% HIV 的传播是通过此种方式。② 血道传播：包括应用污染针头做静脉注射、输血及血制品的应用。其中，静脉吸毒是仅次于性接触的重要传播途径。③ 母婴垂直传播：包括经胎盘、产道、母乳及黏膜接触等传给婴儿。④ 其他：如器官移植、医疗职业性传播等。

2. 发病机制

(1) HIV 感染、损伤 $CD4^+T$ 细胞：HIV 经皮肤、黏膜破损及针孔入血后，其病毒包膜蛋白 gp120 与 $CD4^+T$ 细胞表面受体结合，病毒外壳蛋白留在 $CD4^+T$ 细胞膜上，经辅助受体等因子的相互识别，核心蛋白及 RNA 进入细胞内，复制产生新的病毒颗粒。新 HIV 在直接引起宿主细胞溶解、坏死的同时，还可从细胞释出，感染其他 $CD4^+T$ 细胞继续诱发本病。大多数 HIV-1 感染者在 3 个月内血清中出现抗 gp120 等抗体。HIV 的 gp120 与未感染的 $CD4^+T$ 细胞结合后，可作为抗体依赖性细胞介导的细胞毒(ADCC)作用的抗原，也引起 $CD4^+T$ 细胞的破坏。$CD4^+T$ 细胞的大量破坏，使免疫反应调节紊乱，降低了体内抗感染与免疫监视功能，引起机会性感染和恶性肿瘤的发生。

(2) HIV 感染单核巨噬细胞系统：由于单核巨噬细胞表达低水平 CD4 分子，HIV 也通过 gp120 与 CD4 分子结合而感染巨噬细胞。同时，巨噬细胞可直接吞噬或通过经抗体 Fc 端参与的调理吞噬方式摄入 HIV。这类细胞虽能抵抗 HIV 的致病作用而存活，但是感染的 HIV 可继续在细胞内复制增生，并随其游走而扩散，可通过血脑屏障而引起中枢神经系统感染。此外，研究表明，淋巴结生发中心的滤泡树突状细胞也可受到 HIV 感染而成为病毒的"储备池"。

(二) 病理变化

1. 淋巴组织的形态变化　早期，全身浅表淋巴结肿大。光镜下：淋巴结呈反应性增生，淋巴滤泡明显增生，生发中心活跃，髓质内可见较多浆细胞。HIV 主要存在于滤泡内的树突状细胞及 $CD4^+T$ 细胞，副皮质区淋巴细胞逐渐减少而浆细胞增多。有时滤泡间区可见华-芬多核巨细胞，其细胞核多达上百个，有助于淋巴结 HIV 感染的诊断。随后滤泡外层淋巴细胞减少或消失，伴小血管增生。晚期淋巴结内 T、B 淋巴细胞几乎消失殆尽，无淋巴滤泡和副皮质区之分。消失的淋巴细胞常被巨噬细胞、浆细胞替代，并伴纤维组织增生及玻璃样变。胸腺、脾脏及消化道管壁的淋巴细胞也减少，组织逐渐萎缩。

2. 继发感染病变　混合性机会性感染即继发多种在正常人体不致病的病原体感染，是本病的特征之一。机会性致病原范围广，包括原虫、真菌、细菌、病毒等，可引起多重混合性感染。感染范围广泛,可累及各器官,以中枢神经系统、肺、消化道受累最为常见。感染部位因免疫缺陷而炎症反应轻微或不典型。

中枢神经系统常感染弓形虫、新隐球菌而引起脑炎、脑膜炎;感染巨细胞病毒可导致进行性多灶性白质脑病。70%以上患者有一次或多次肺孢子虫感染,可引起肺泡腔扩张呈囊状或融合变大,囊内充满泡沫状或嗜酸性渗出物,伴间质性肺炎,在机会性感染致死者中半数为此类感染。消化道感染假丝酵母菌、鸟型结核杆菌、沙门菌等可引起假膜性炎、化脓性炎,从口腔到肠道可见多处炎症及溃疡。

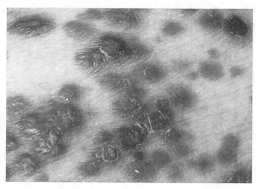

图 15-18　皮肤卡波西肉瘤

3. 继发恶性肿瘤　约有 1/3 AIDS 患者可继发皮肤、口腔、胃黏膜及肝脏等部位的卡波西(Kaposi)肉瘤。皮肤卡波西肉瘤表现为局部红斑,周围出现由红变紫的瘀斑,有时呈结节状,可发生坏死(图 15-18)。非霍奇金淋巴瘤在 AIDS 患者中也有较高发病率。

(三) 临床病理分期

AIDS 的潜伏期较长,发展缓慢,感染病毒后一般需 5 年或更长时间才出现症状。AIDS 按病程分为三期。

(1) 急性感染期(早期):感染 HIV 3～6 周后,机体免疫功能尚未破坏,大多数患者无症状,仅少数患者出现发热、咽痛及肌肉酸痛等一般症状。

(2) AIDS 相关综合征期(中期):处于机体免疫系统与病毒的抗衡阶段,可持续 2～10 年或更长。患者可从开始无明显临床症状,逐渐发展到全身淋巴结明显增生、肿大,常伴发热、乏力、皮疹等症状。

(3) AIDS 期(后期):机体因 $CD4^+$ T 细胞被大量破坏而使免疫功能全面崩溃,继发机会性感染及恶性肿瘤,患者出现持续发热、乏力、消瘦、腹泻及神经系统症状。此期病情恶化较快,随病程的延长病死率逐渐升高,5 年以上几乎全部死亡。

第十六章　常见神经及内分泌系统疾病

导学

1. 掌握　流行性脑脊髓膜炎、流行性乙型脑炎的病理变化；糖尿病的病因、分类及病理变化。

2. 熟悉　流行性脑脊髓膜炎、流行性乙型脑炎的临床病理联系；狂犬病的病理变化与临床病理联系；阿尔茨海默病、帕金森病、弥漫性非毒性甲状腺肿、弥漫性毒性甲状腺肿的病理变化；甲状腺癌的分型及病理变化。

3. 了解　流行性脑脊髓膜炎、流行性乙型脑炎、狂犬病、阿尔茨海默病、帕金森病；弥漫性非毒性甲状腺肿、弥漫性毒性甲状腺肿的病因和发病机制。

第一节　神经系统感染性疾病

中枢神经系统的感染性疾病可由细菌、病毒、真菌、螺旋体、立克次氏体和寄生虫等引起。生物病原体侵入中枢神经系统的途径主要为血源性感染、局部扩散、直接感染和经神经感染等。

中枢神经系统内最常见的感染性疾病为脑膜炎（meningitis），包括硬脑膜炎和软脑膜炎。脑膜炎一般是指软脑膜的炎症，包括蛛网膜、软脑膜和脑脊液的感染。脑膜炎包括化脓性脑膜炎（suppurative meningitis）、淋巴细胞性脑膜炎和慢性肉芽肿性脑膜炎三种基本类型。本节主要介绍流行性脑脊髓膜炎、流行性乙型脑炎和狂犬病。

一、流行性脑脊髓膜炎

流行性脑脊髓膜炎（epidemic cerebrospinal meningitis）简称流脑，是由脑膜炎双球菌感染引起、经呼吸道传播、以脑脊髓膜的化脓性炎症为主要病变特点的急性传染病。散发病例多见，在冬春季可引起流行，故而得名。患者多为 5 岁以下儿童，尤其是 6 个月至 2 岁的婴幼儿。临床表现为发热、头痛、呕吐、皮肤黏膜瘀点或瘀斑、脑膜刺激症状等。

（一）病因和发病机制

脑膜炎双球菌存在于患者和带菌者的鼻咽部，借飞沫经呼吸道传播。细菌进入人体上呼吸道黏膜后，大多数只引起局限性的轻微炎症，使之成为带菌者而不发病；当机体抵抗力低下或感染细菌数量多、毒力强时,细菌可从上呼吸道黏膜侵入血流,并在血液中繁殖,引起短暂菌血症或败血症。其中,2%～3%机体抵抗力低下的患者,细菌侵犯脑脊髓膜后,引起化脓性脑脊髓膜炎。

(二)病理变化

根据病情进展,一般可分为三期。

1. **上呼吸道感染期** 细菌在鼻咽部黏膜增殖,引起轻度的上呼吸道炎症。主要病理变化为黏膜充血、水肿,少量中性粒细胞浸润及分泌物增多。

2. **败血症期** 细菌在血液中大量繁殖,并产生内毒素。细菌栓塞小血管,内毒素损害血管壁,可造成皮肤黏膜瘀点、瘀斑,此期细菌血培养阳性。内毒素还可引起肺、心、胃肠道及肾上腺皮质发生广泛出血等损害。

3. **脑膜炎期** 特征性病变是脑脊髓膜的化脓性炎。肉眼观:脑脊髓膜血管高度扩张充血,病变严重的区域可见蛛网膜下腔充满灰黄色脓性渗出物,覆盖脑沟和脑回,以致结构模糊不清(图16-1);边缘病变较轻的区域可见脓性渗出物沿血管分布,一般以大脑额叶和顶叶表面、脑底部最为明显。由于炎性渗出物的阻塞,使脑脊液循环发生障碍,可引起不同程度的脑室扩张。光镜下:蛛网膜血管高度扩张充血,蛛网膜下腔增宽,其中含有大量中性粒细胞、少量纤维蛋白及单核细胞、淋巴细胞等渗出物,革兰染色可找到致病菌。若脑膜及脑室附近脑组织受累,可致轻度脑水肿(图16-2)。

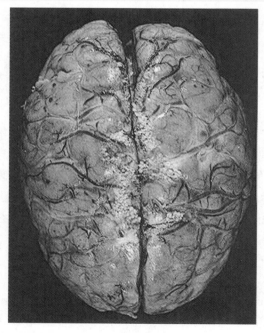

图16-1 流行性脑脊髓膜炎(肉眼观)
蛛网膜下腔血管扩张充血,充满脓性渗出物

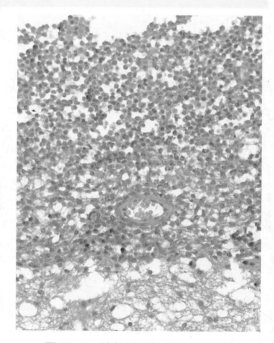

图16-2 流行性脑脊髓膜炎(光镜)
镜下见蛛网膜下腔大量中性粒细胞浸润,血管扩张充血,软脑膜下脑组织水肿

(三)临床病理联系

流脑在临床上除了发热等全身症状外,常伴有一系列神经系统症状和体征。

1. **脑膜刺激症状**　表现为颈项强直、角弓反张以及屈髋伸膝征(Kernig sign,克氏征)阳性。颈项强直是由于炎症累及脊髓神经根周围的蛛网膜及软脊膜,使神经根肿胀并在通过椎间孔处受压,当颈部或背部肌肉运动时牵引受压的神经根而产生疼痛,进而颈部肌肉发生保护性痉挛。婴幼儿腰背部肌肉发生保护性痉挛,可引起角弓反张。当炎症波及腰骶节段神经后根时,屈髋伸膝试验可使坐骨神经受到牵引,腰神经根因压痛而呈现克氏征阳性体征。

2. **颅内压升高症状**　表现为剧烈头痛、喷射性呕吐、视神经乳头水肿、小儿前囟饱满、意识障碍等。这是由于脑膜血管充血,蛛网膜下腔渗出物堆积,蛛网膜颗粒因脓性渗出物阻塞而影响脑脊液回流所致。如伴有脑水肿,则颅内压升高更加显著,甚至形成脑疝。

3. **脑脊液的变化**　表现为压力上升,浑浊或脓样,白细胞数明显增加(可超过 $1 \times 10^9/L$),蛋白质含量增高,糖减少,涂片及培养均可找到脑膜炎双球菌。

(四) 结局与并发症

经过及时治疗和应用抗生素,大多数患者可痊愈并产生持久免疫力,病死率低于 5%,少数患者可发生以下后遗症:① 脑积水:由于脑膜粘连,脑脊液循环障碍所致。② 脑神经受损麻痹:由于炎症直接累及颅底部出颅的Ⅲ、Ⅳ、Ⅴ、Ⅵ和Ⅶ对颅神经所致,可表现为耳聋、视力障碍、斜视、面神经瘫痪等。③ 颅底部动脉炎致管腔阻塞,引起相应部位脑缺血和梗死。

少数病例(主要是儿童)起病急,病情危重,病死率高,称为暴发型流脑。依据临床病理特点,分为以下两型。

1. **败血症型**　暴发型脑膜炎球菌败血症主要表现为败血症及中毒性休克,患者脑脊髓膜病变轻微。短期内出现周围循环衰竭、休克和皮肤、黏膜广泛性出血点及瘀斑。同时,两侧肾上腺严重出血,肾上腺皮质功能衰竭,称为华-佛综合征,其发生机制主要是大量内毒素释放引起中毒性休克及弥散性血管内凝血,病情凶险,病死率高。

2. **脑膜脑炎型**　除脑脊髓膜炎外,软脑膜下脑组织也明显受累,并由于微循环障碍,引起脑组织淤血和大量浆液渗出,进而发生严重脑水肿,使颅内压急骤升高。临床表现为突发高热,剧烈头痛,频繁呕吐,常伴惊厥、昏迷或脑疝形成。如抢救不及时,可危及生命。

二、流行性乙型脑炎

流行性乙型脑炎(epidemic encephalitis B)简称乙脑,是由乙型脑炎病毒感染引起、蚊虫叮咬为媒介、以脑实质的变质性炎为主要病变特点的急性传染病。本病起病急,病情重,病死率高,临床表现为高热、嗜睡、抽搐、昏迷等。多在夏秋季流行,儿童发病率明显高于成人,尤以 10 岁以下儿童多见。

(一) 病因和发病机制

乙脑的病原体是嗜神经性乙型脑炎病毒,为 RNA 病毒。其传染源为乙型脑炎患者、隐性感染者和中间宿主家畜、家禽等,传播媒介为蚊(在我国主要为三带喙库蚊)。

带病毒的蚊叮人吸血时,病毒可侵入人体,先在血管内皮细胞及全身单核巨噬细胞系统中繁殖,然后入血引起短暂病毒血症。病毒能否进入中枢神经系统,取决于机体免疫力和血脑屏障功能。凡免疫功能强、血脑屏障功能正常者,病毒不能进入脑组织致病,成为隐性感染,多见于成人。免疫功能低下、血脑屏障功能不健全者,病毒可侵入中枢神经系统而致病。其发病的基础是由于受感染的神经细胞表面有膜抗原存在,机体可产生相应的抗体并与其结合,同时激活补体,通过体液免疫与细胞免疫反应引起神经细胞损伤。

（二）病理变化

病变广泛累及脑实质，尤以大脑皮质、基底核和视丘最为严重，小脑皮质、延髓及脑桥次之，脊髓病变最轻。

1. 肉眼观　软脑膜充血，脑水肿明显，脑回变宽，脑沟变窄浅；切面可见皮质深层、基底核、视丘等部位有粟粒或针尖大小的软化灶，其境界清楚，弥漫散在分布或聚集成群。

2. 光镜下

（1）神经细胞变性、坏死：神经细胞变性表现为细胞肿胀，尼氏小体消失，胞质内空泡形成，核偏位等。病变严重者，神经细胞可发生核固缩、溶解、消失，并被增生的少突胶质细胞所环绕，称为卫星现象（satellitosis）（图16-3）；增生的小胶质细胞和巨噬细胞侵入变性坏死的神经细胞内，则称为噬神经细胞现象（neuronophagia）（图16-4）。

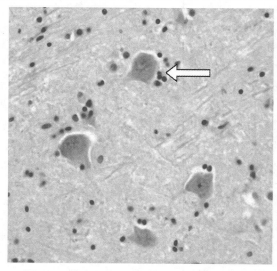
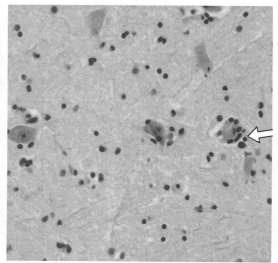

图16-3　流行性乙型脑炎（卫星现象）（镜下）　　图16-4　流行性乙型脑炎（噬神经细胞现象）（镜下）

（2）软化灶形成：神经组织发生局灶性液化性坏死，形成质地疏松、染色较淡、圆形或卵圆形的镂空筛网状病灶，称为筛状软化灶（图16-5）。

（3）血管变化和炎症反应：脑实质血管高度扩张充血和小灶性出血，血管周围液体渗出而致间隙增宽，可见以淋巴细胞为主的炎症细胞浸润并围绕血管周隙形成袖套状外观（图16-6）。灶性炎症细胞浸润多以变性和坏死的神经细胞为中心。

（4）胶质细胞增生：主要是小胶质细胞呈弥漫性或局灶性增生。增生的小胶质细胞聚集成群可形成小胶质细胞结节，多位于小血管或坏死的神经细胞附近。

（三）临床病理联系

由于神经细胞广泛受累，患者常较早出现嗜睡、昏迷，脑神经核受损可导致脑神经麻痹症状。由于脑实质血管扩张充血、血流淤滞、血管内皮细胞受损，致血管通透性增高而引起脑水肿和颅内压升高，患者常出现头痛、呕吐，严重的颅内压升高可引起脑疝。由于脑膜有轻度炎症，临床上也可出现轻度脑膜刺激症状。脑脊液中细胞数增多，以淋巴细胞为主。

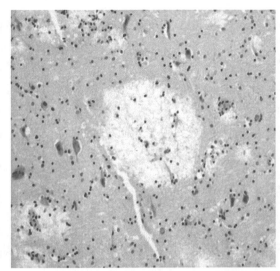
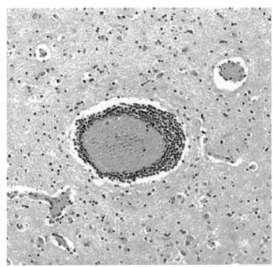

图 16-5　流行性乙型脑炎(软化灶形成)(镜下)　　图 16-6　流行性乙型脑炎(围管性浸润)(镜下)

(四)结局与并发症

本病患者经过治疗,多数在急性期后可痊愈,脑部病变逐渐消失。病变较重者,可出现痴呆、语言障碍、肢体瘫痪以及脑神经麻痹引起的吞咽困难、中枢性面瘫、眼球运动障碍等,经数月之后多能逐渐恢复,少数病例不能完全恢复而留下后遗症。病变严重者,有时可因呼吸、循环衰竭或并发小叶性肺炎而死亡。

三、狂犬病

狂犬病(rabies)是由狂犬病病毒引起的人畜共患烈性传染病,人或温血动物均易被带该种病毒的动物咬伤而罹患此病。本病的潜伏期长短不一,约半数病例为 1～3 个月,长者可达数年,潜伏期的长短与患者的年龄和被咬伤的部位有关。一般情况下,成人的潜伏期长于儿童;被咬伤的部位离中枢越远,潜伏期越长。若周围神经被直接咬伤,则潜伏期可短于 1 周。对大多数被咬伤者而言,在被咬伤后具有足够的时间进行保护性疫苗接种,死亡病例多为被咬伤后未进行疫苗接种者。

(一)病因与发病机制

狂犬病病毒为单链 RNA 病毒,主要在犬中传播,偶尔可在猫和野生动物(如狼、狐狸、蝙蝠等)中传播。该病毒不能穿过非破损皮肤,人被上述携带该种病毒的动物咬伤后,其唾液中的病毒经伤口侵入人体内。病毒首先进入骨骼肌,随后大部分病毒死亡,仅少量病毒得以存活。之后病毒经运动终板和周围神经上行至中枢神经系统,并扩展到唾液腺和其他组织与器官。

(二)病理变化

特征性病变是在神经元胞质内出现嗜酸性病毒包涵体,即 Negri 小体,以大脑海马回、延髓、小脑浦肯野细胞内较多见。包涵体大小 2～10 μm,呈圆形或椭圆形,HE 染色红染,该小体对狂犬病具有病理学诊断意义。除中枢神经系统外,尚可见腮腺炎、胰腺炎、肾脏和肾上腺损伤及炎症细胞浸润。

（三）临床病理联系

临床表现分为前驱期、兴奋期和麻痹期。前驱期患者有低热、食欲不振、头痛和周身不适等酷似感冒的症状。兴奋期时，恐水症状是其特征性临床表现，典型患者饮水、思水、听到水声、提及饮水均可引起咽喉肌痉挛。患者极渴但不敢饮水，即使饮水也不敢下咽。常伴声音嘶哑和脱水。麻痹期，患者痉挛停止，但出现迟缓性瘫痪，可累及眼肌和颜面肌，最终可以因呼吸、循环衰竭而死亡。本病病情危重，病死率极高，一旦发病死亡率几乎达 100%。

第二节　神经系统变性疾病

神经系统变性疾病是指一组原因不明的中枢神经系统疾病。其病变特点为选择性地累及某 1～2 个功能系统的神经元，出现受累部位特定的临床表现，若累及大脑皮质神经元则患者主要表现为痴呆；累及基底核椎体外系则导致运动障碍，临床上常表现为震颤性麻痹；若累及小脑可导致共济失调。受累部位的神经元发生萎缩、坏死和星形胶质细胞增生为共同特点。

常见的神经系统变性疾病有阿尔茨海默病、帕金森病、慢性进行性舞蹈病、肌萎缩性脊髓侧索硬化及纹状体黑质变性、Pick 病等。本节主要介绍阿尔茨海默病和帕金森病。

一、阿尔茨海默病

阿尔茨海默病（Alzheimer disease，AD）又称为老年性痴呆，是以进行性痴呆为主要临床表现的大脑变性疾病。本病多于 50 岁以后起病，随着人类寿命的延长，其发病率呈逐年升高趋势。本病起病隐匿，进展缓慢，临床表现为进行性精神状态衰退，包括记忆、智力、定向、判断能力和情感障碍，还可出现行为失常甚至出现意识模糊等。患者通常在发病后 5～6 年内死于继发感染和全身衰竭。

（一）病因与发病机制

本病的病因和发病机制尚不完全清楚，其发病可能与遗传性因素、神经元的代谢异常、神经递质改变（如乙酰胆碱减少）以及环境中铝、铜、锌、铁等的改变有关。此外，其发病率还与受教育程度有关，受教育程度越高，发病率越低，因人的不断学习可有利于突触功能的维持。与本病相关的基因定位于第 21、第 19、第 14 和第 1 号染色体上，这些基因编码的蛋白质分别为 β 淀粉样蛋白（amyloid protein，Aβ）、载脂蛋白 E、早衰蛋白-1 和早衰蛋白-2。目前认为 AD 的发生机制主要为：

1. **β 淀粉样蛋白的异常沉积**　β 淀粉样蛋白是由其前体蛋白（amyloid precursor protein，APP）水解而来。当 APP 基因发生突变、过表达或 Aβ 被清除障碍时，可导致 Aβ 异常增多，并快速聚集成 β-片层折叠结构而形成纤维沉积，为构成老年斑的主要成分。这种蛋白质对神经元具有毒性作用并激活神经元周围组织的炎症反应，被包围的神经元逐渐失去营养供应而处于低营养状态，并处于一系列炎症反应中心。此外，Aβ 的聚集可引起神经元的细胞膜的破坏、通透性增加，导致神经功能失调乃至神经元死亡。早衰蛋白-1 和早衰蛋白-2 可与 APP 形成复合物，参与 APP 的合成、加工和转运。突变型的早衰蛋白还可导致 Aβ 增多,加速神经元的凋亡。

2. **载脂蛋白E基因异常**　载脂蛋白E(apolipoprotein E, ApoE)基因定位于第19号染色体上,其3种等位基因 ε2、ε3 和 ε4 分别编码的 ApoE2、E3 和 E4 与 AD 的发生密切相关。ApoE4 等位基因为 AD 发生的危险因素和易感基因。ApoE4 能促进 Aβ 生成、聚集、沉积等,加速老年斑和神经原纤维缠结的形成,致使 AD 的发病年龄提前。

3. **胆碱能神经递质代谢异常**　乙酰胆碱(acetylcholine, Ach)是脑组织重要神经递质。患者基底前脑区胆碱能神经元的变性与丢失,海马和皮质的 Ach、胆碱乙酰转移酶(ChTA)和乙酰胆碱酯酶(Ache)活性降低是 AD 突出特征,可致学习、记忆和认知功能障碍为主的痴呆症状。ChTA 活性降低与痴呆的程度和神经原纤维缠结的数量呈正相关。

此外,AD 的发生还可能与 tau 蛋白异常磷酸化、自由基的损伤作用、细胞内钙超载、兴奋性氨基酸、炎症介质等有关。

(二) 病理变化

1. **肉眼观**　大脑明显萎缩,重量减轻,脑回变窄,脑沟变宽,病变尤以额叶、顶叶及颞叶最显著。切面,可见脑室呈代偿性扩张。

2. **光镜下**　最主要的组织学病变有老年斑、神经原纤维缠结、颗粒空泡变性和 Hirano 小体等。① 老年斑:为细胞外结构,直径为 $20\sim200\ \mu m$,常见于海马、杏仁核和新皮质,其本质为退变的神经突起围绕中央的淀粉样物质。② 神经原纤维缠结:神经原纤维增粗扭曲形成缠结。HE 染色比较模糊,呈淡蓝色;银染色最为清楚。多见于较大神经元,尤以海马、杏仁核、基底前叶等的锥体细胞多见。③ 颗粒空泡变性:表现为神经元胞质中出现小空泡,内含嗜银颗粒,多见于海马的锥体细胞。④ Hirano 小体:为神经元树突近端棒状的嗜酸性包涵体,生化分析证实为肌动蛋白,多见于海马锥体细胞

上述变化均为非特异性,可见于无特殊病变之老龄脑,仅当其数目增多达到诊断标准并具有特定的分布部位时,才能作为阿尔茨海默病的诊断依据。

二、帕金森病

帕金森病(Parkinson's disease, PD)又被称为原发性震颤性麻痹(paralysis agitans),是一种常见的、起病隐匿的以纹状体黑质多巴胺系统损害为主的慢性进行性疾病,好发于 $50\sim80$ 岁的中老年人,其发病率随年龄增长而增加。临床上,本病患者出现震颤、肌强直、运动减少、姿势与步态不稳、起步与止步困难、假面具样面容。病程在 10 年以上,患者常死于继发感染或跌倒损伤。

(一) 病因和发病机制

其病因与发病机制迄今尚未阐明。目前认为遗传、环境因素、氧化应激、兴奋性神经毒性、老龄化、自身免疫及细胞凋亡等因素与本病的发生密切相关。

(二) 病理变化

早期病变不明显,晚期可见中脑黑质与脑桥的蓝斑色素脱失是本病的特征性变化。光镜下,可见黑质和蓝斑外的神经黑色素细胞丧失,残留的神经元胞质中有圆形、中心嗜酸性的 Lewy 小体形成。由于黑质细胞的变性和脱失,多巴胺合成减少,以致多巴胺(抑制性神经递质)与乙酰胆碱

（兴奋性神经递质）的平衡失调而致病。近年来应用左旋多巴（多巴胺的前体）可改善脑组织中多巴胺的不足，或用抗胆碱能药物以抑制乙酰胆碱的作用对本病有一定的疗效。

第三节 常见内分泌系统疾病

内分泌系统（endocrine system）与神经系统共同调节机体的生长、发育、代谢、功能，维持内环境的稳定，其包括各内分泌腺、内分泌组织和弥散分布的神经内分泌细胞（即 APUD 细胞）等。激素的合成与分泌受神经系统和下丘脑-垂体-靶器官之间调节机制的双重调控，从而维持各种激素水平的相对恒定。各内分泌器官或组织、细胞的病变均能引起激素分泌的增多或不足，可导致机体激素水平失去平衡，相应器官功能亢进或低下，从而发生相应靶器官腺体的增生、肥大或萎缩。内分泌系统疾病有很多，本节仅介绍糖尿病及甲状腺疾病。

一、糖尿病

糖尿病（diabetes mellitus）是一种体内胰岛素相对或绝对不足，或靶细胞对胰岛素敏感性降低，或胰岛素本身存在结构上的缺陷而引起的碳水化合物、脂肪和蛋白质代谢紊乱的一种慢性疾病。其主要特点是高血糖、糖尿，临床表现为"三多一少"，即多饮、多食、多尿和体重减少，可使一些组织或器官发生形态结构改变和功能障碍，并发酮症酸中毒、肢体坏疽、多发性神经炎、失明和肾功能衰竭等。本病发病率逐年增高，已成为世界性的常见病和多发病。

（一）分类、病因和发病机制

糖尿病一般分为原发性糖尿病（primary diabetes mellitus）和继发性糖尿病（secondary diabetes mellitus）两大类。原发性糖尿病（即日常俗称的糖尿病）又分为胰岛素依赖型糖尿病（insulin-dependent diabetes mellitus，IDDM，1 型糖尿病）和非胰岛素依赖型糖尿病（non-insulin-dependent diabetes mellitus，NIDDM，2 型糖尿病）。

1. 原发性糖尿病

（1）1 型糖尿病：又称幼年型糖尿病，约占糖尿病的 10%。主要特点是青少年发病，起病急，病情重，发展快，胰岛 B 细胞明显减少，血中胰岛素降低，易出现酮症，治疗依赖胰岛素。目前认为本型是在遗传易感性的基础上由病毒感染等诱发的针对胰岛 B 细胞的一种自身免疫性疾病。由于 B 细胞严重受损，胰岛素分泌绝对不足而引起糖尿病。其依据是：① 患者体内胰岛细胞抗体和细胞表面抗体阳性，且本病常与其他自身免疫性疾病并存。② 与组织相容性抗原（HLA）的关系日益受到重视，患者血中 HLA-DR3 和 HLA-DR4 的检出率超过平均水平，说明与遗传因素有关。③ 血清中抗病毒抗体滴度显著增高，提示与病毒感染有关。

（2）2 型糖尿病：又称成年型糖尿病，约占糖尿病的 90%。主要特点是成年发病（多在 40 岁以上），起病缓，病情轻，发展慢，胰岛数目正常或轻度减少，血中胰岛素正常、增多或降低，无抗胰岛细胞抗体，无其他自身免疫反应，患者肥胖者多见，不易出现酮症，治疗可以不依赖胰岛素。目前本型病因、发病机制尚不清楚，一般认为是与肥胖相关的胰岛素分泌相对不足及组织对胰岛素不敏感有关。

2. **继发性糖尿病**　是指已知原因造成胰岛内分泌功能不足所致的糖尿病,如胰腺炎症、肿瘤、手术或其他损伤等疾病造成胰岛广泛破坏及某些内分泌疾病(如 Cushing 综合征、甲状腺功能亢进症、肢端肥大症、嗜铬细胞瘤和类癌综合征)影响胰岛素的分泌所导致的糖尿病。

此外,妊娠糖尿病是指妊娠妇女原来无糖尿病,在妊娠期尤其在中后期才发现的糖尿病。

(二) 病理变化

1. **胰岛病变**　不同类型、不同时期病变差异很大。1 型糖尿病早期为非特异性胰岛炎,胰岛内及其周围见大量淋巴细胞浸润,胰岛 B 细胞颗粒脱失、空泡变性、坏死、消失,胰岛内 A 细胞相对增多,继而胰岛萎缩、数目减少,纤维组织增生、玻璃样变。2 型糖尿病早期病变不明显,后期 B 细胞减少,常见胰岛淀粉样变性,胰腺纤维化及脂肪浸润。

2. **血管病变**　从毛细血管到大动脉均有不同程度的损害。表现为:① 细小动脉玻璃样变性,有的可形成血栓。伴有高血压者该病变更为明显。② 大、中动脉出现粥样硬化或动脉中层钙化,粥样硬化较非糖尿病患者出现早且严重,并可致相应组织结构的改变和功能障碍。

3. **肾脏病变**　① 肾脏体积增大:由于糖尿病早期肾血流量增加,肾小球滤过率增高,致早期肾脏体积增大,经治疗可恢复正常。② 结节性肾小球硬化:表现为肾小球系膜内有结节状玻璃样物质沉积,结节增大可压迫周围的毛细血管,使之闭塞。③ 弥漫性肾小球硬化:见于大约 75% 的患者,肾小球内有弥漫分布的玻璃样物质沉积,主要损害肾小球毛细血管和系膜。肾小球基膜普遍增厚,毛细血管腔变窄甚至完全闭塞,最终导致肾小球缺血和玻璃样变性。④ 肾小管-间质损害:肾小管上皮细胞水肿,晚期肾小管萎缩;肾间质损害包括间质纤维化、水肿和淋巴细胞、浆细胞等炎症细胞浸润。⑤ 血管损害:可累及所有的肾血管,主要损害是细动脉,特别是入球和出球动脉发生硬化;肾动脉及其主要分支发生动脉粥样硬化非糖尿病患者出现早而常见。⑥ 肾乳头坏死:多见于糖尿病患者患急性肾盂肾炎时,由肾乳头缺血合并感染所致。

4. **视网膜病变**　早期可表现为微小动脉瘤和其小静脉扩张,继而可出现渗出、水肿、微血栓形成、出血等非增生性视网膜病变;还可因血管病变引起缺氧,刺激纤维组织增生、新生血管形成等增生性视网膜病变;视网膜病变易引起失明,也易合并白内障。

5. **神经系统病变**　周围神经可因血管病变引起缺血性损伤,出现如肢体疼痛、麻木、感觉丧失、肌肉麻痹等各种症状。脑神经细胞也可发生广泛变性。

6. **其他组织或器官病变**　可出现皮肤黄色瘤、肝脂肪变、糖原沉积、骨质疏松、糖尿病性外阴炎及化脓菌和真菌性感染等。

二、甲状腺疾病

甲状腺是人体最大的内分泌腺,它受到神经刺激后分泌甲状腺激素,作用于人体相应器官而发挥生理效应。甲状腺素分泌量由垂体细胞分泌的促甲状腺素(thyroid stimulating hormone, TSH)通过腺苷酸环化酶-cAMP系统调节;而 TSH 则由下丘脑分泌的促甲状腺激素释放激素(thyrotropin-releasing hormone, TRH)控制,从而形成下丘脑-垂体-甲状腺轴,调节甲状腺功能。当甲状腺激素分泌过多时,甲状腺激素又会反过来刺激下丘脑与垂体,抑制下丘脑分泌的 TRH 与垂体分泌的 TSH,从而减少甲状腺激素的分泌。甲状腺疾病是多种原因造成的甲状腺功能增强、减弱,合成和分泌甲状腺激素过多、过少,所导致的一种常见内分泌疾病。甲状腺疾病多种多样,主要包括甲状腺肿大(弥漫性非毒性甲状腺肿和弥漫性毒性甲状腺肿)、甲状腺肿瘤等。

(一) 弥漫性非毒性甲状腺肿

弥漫性非毒性甲状腺肿(diffuse nontoxic goiter)亦称单纯性甲状腺肿(simple goiter),是由于缺碘等原因使甲状腺素分泌不足、TSH分泌增多、甲状腺滤泡上皮增生、胶质堆积而使甲状腺肿大,一般不伴甲状腺功能亢进。本型甲状腺肿常呈地方性分布,又称地方性甲状腺肿(endemic goiter),但也可为散发性。本病主要是颈部甲状腺肿大,一般无临床症状,少数患者后期可引起压迫、窒息、吞咽和呼吸困难。少数患者可伴甲状腺功能亢进或甲状腺功能低下等症状,极少数可癌变。

1. 病因和发病机制

(1) 缺碘:是地方性甲状腺肿的主要原因之一。地方性水、土、食物中缺碘及青春期、妊娠和哺乳期对碘需求量增加而相对缺碘,可使甲状腺素合成减少,通过反馈刺激垂体TSH分泌增多,甲状腺滤泡上皮增生,摄碘功能增强,达到缓解。如果持续长期缺碘,一方面滤泡上皮增生,另一方面所合成的甲状腺球蛋白不能碘化而不被上皮细胞吸收利用,则滤泡腔内胶质堆积而使甲状腺肿大。用碘化食盐和其他富含碘的食品可治疗和预防本病。

(2) 致甲状腺肿因子的作用:① 水中大量钙和氟影响肠道碘的吸收,且使滤泡上皮细胞膜的Ca^{2+}增多,从而抑制甲状腺素的分泌。② 某些食物(如卷心菜、木薯、菜花、大头菜等)含有致甲状腺肿物质,如木薯内含氰化物,可抑制碘化物在甲状腺内运送。③ 硫氰酸盐及过氯酸盐阻止碘向甲状腺聚集。④ 药物如硫氰化钾、过氯酸钾、对氨基水杨酸、硫脲嘧啶类、磺胺类、保泰松、秋水仙素等,可抑制 I^- 的浓集或 I^- 有机化,妨碍甲状腺素合成和释放。

(3) 高碘:常年饮用含高碘的水,因碘摄入过高,过氧化物酶的功能基团过多地被占用,影响了酪氨酸氧化,因而碘的有机化过程受阻,甲状腺呈代偿性肿大。

(4) 遗传与免疫:家族性甲状腺肿的原因是激素合成中相关酶的遗传性缺乏,造成激素合成障碍,如缺乏过氧化物酶、脱碘酶,影响甲状腺素的合成;或缺乏水解酶,造成甲状腺激素从甲状腺球蛋白分离和释放入血障碍,均可导致甲状腺肿。这种先天性缺陷属于隐性遗传,但有人认为甲状腺肿的发生有自身免疫机制参与。

2. 病理变化

根据非毒性甲状腺肿的发生、发展过程和病变特点,一般可分为三期。

(1) 增生期:又称弥漫性增生性甲状腺肿(diffuse hyperplastic goiter),此期甲状腺功能无明显改变。肉眼观:甲状腺表面光滑,呈弥漫性对称性肿大,一般不超过150 g(正常20~40 g)。光镜下:滤泡上皮增生呈立方形或低柱状,伴小滤泡和小假乳头形成,胶质较少,间质充血。

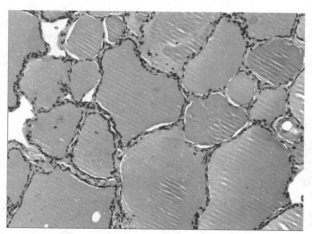

图16-7 弥漫性非毒性甲状腺肿(胶质贮积期)(光镜)
滤泡腔高度扩大,大量胶质贮积,滤泡上皮复旧变扁平

(2) 胶质贮积期:又称弥漫性胶样甲状腺肿(diffuse colloid goiter)。肉眼观:甲状腺表面光滑,呈显著弥漫性对称性增大,重200~300 g,甚至可达500 g以上。因长期持续缺碘,胶质大量贮积,切面呈淡或棕褐色的半透明胶冻状。光镜下:部分滤泡上皮增生,可有小滤泡或假乳头形成,大部分滤泡上皮复旧变扁平,滤泡腔高度扩大,大量胶质贮积(图16-7)。

(3) 结节期：又称结节性甲状腺肿(nodular goiter)。肉眼观：由于滤泡上皮增生与复旧或萎缩不一致，分布不均，甲状腺呈不对称结节状增大，结节大小不一，境界清楚(但无完整包膜)，切面可有出血、坏死、囊性变、钙化和瘢痕形成。光镜下：滤泡大小不一，部分滤泡上皮呈柱状或乳头状增生，可形成小滤泡；部分上皮复旧或萎缩，滤泡高度扩张，胶质贮积；间质纤维组织增生，纤维间隔包绕滤泡，形成大小不一的结节状病灶。

(二) 弥漫性毒性甲状腺肿

弥漫性毒性甲状腺肿(diffuse toxic goiter, DTG)是指血中甲状腺素过多，作用于全身各组织所引起的临床综合征，临床上统称为甲状腺功能亢进症(hyperthyroidism)，简称"甲亢"，由于约有1/3患者有眼球突出，故又称为突眼性甲状腺肿。本病多见于女性，男女之比为1：(4~6)，以20~40岁最多见。其临床主要表现为甲状腺肿大，血清 T3、T4 增高，基础代谢率及神经兴奋性升高等症状，如心悸、多汗、烦热、潮汗、脉搏快、手震颤、多食、消瘦、乏力和突眼等。

1. 病因和发病机制　目前，病因尚不清楚，但一般认为本病与下列因素相关。

(1) 自身免疫性疾病：其依据：① 患者血中球蛋白增高，并同时伴有多种抗甲状腺的自身抗体，且常与一些自身免疫性疾病并存。② 患者血中存在与 TSH 受体结合的抗体，具有类似 TSH 的作用，如甲状腺刺激免疫球蛋白(thyroid-stimulating immunoglobulin, TSI)和甲状腺生长免疫球蛋白(thyroid-growth immunoglobulin, TGI)，TSI 通过激活腺苷环化酶和磷脂酰肌醇通路而引起甲状腺素过多分泌，TGI 则可刺激甲状腺滤泡上皮增生，两者共同作用引起毒性甲状腺肿。

(2) 遗传：临床调查发现，某些患者的亲属中也患有此病或其他自身免疫性疾病。

(3) 精神创伤：可能干扰了免疫系统而促进自身免疫疾病的发生。

2. 病理变化

(1) 肉眼观：甲状腺呈弥漫性、对称性增大，为正常的2~4倍(60~100 g)，表面光滑、质较软；切面灰红，均匀一致，呈分叶状，胶质含量少。

(2) 光镜下：以滤泡上皮增生为主要特征，滤泡大小不等，以小滤泡为主，其上皮呈立方形。大滤泡上皮多呈高柱状增生，有的呈乳头状增生，核位于基底部，染色正常或浓染，胞质透亮。滤泡腔内胶质稀薄，甚至不见胶质，滤泡周边胶质出现许多大小不一的上皮细胞的吸收空泡(图16-8)。间质血管丰富、充血，并有较多淋巴细胞浸润，可伴有生发中心形成。免疫组化显示，大部分淋巴细胞为T细胞。

(3) 电镜下：滤泡上皮细胞的胞质内内质网丰富、扩张，高尔基体肥大，核糖体增多，分泌活跃。

(4) 免疫荧光检查：滤泡基膜上有IgG沉着。

除甲状腺病变外，全身淋巴组织增生，胸腺和脾增大；心脏肥大，心腔扩张，心肌坏死及纤维化；肝细胞脂肪变性，其

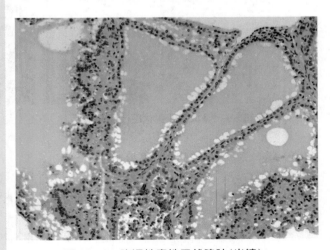

图 16-8　弥漫性毒性甲状腺肿(光镜)
滤泡内有上皮细胞的吸收空泡，间质充血，并有淋巴细胞浸润

至坏死及纤维化。眼球突出的原因是眼球外肌水肿、球后纤维和脂肪组织增生、淋巴细胞浸润和黏液水肿。

(三) 甲状腺癌

甲状腺癌(thyroid carcinoma)是一种较常见的内分泌系统的恶性肿瘤,占所有恶性肿瘤的1.5%,约占甲状腺原发肿瘤的1/3,男女比例为2:3,好发于40~50岁。各型甲状腺癌生长规律差异较大,多数发展缓慢,但有的可能短期内突然增大,浸润周围组织而出现症状;有的原发灶较小,而转移灶较大,首发症状为颈部淋巴结肿大。甲状腺癌主要有分成四种病理类型。

1. **乳头状癌** 为甲状腺癌最常见的类型,约占甲状腺癌的60%,多见于青少年女性,可能与接触放射线有关。此型肿瘤生长缓慢,有的较早发生颈部淋巴结转移,恶性程度较低,预后较好。肉眼观:肿瘤直径2~3 cm,多呈圆形,无包膜或有不完整的包膜,切面灰色或灰棕色,部分有囊形成,囊内可见乳头,肿瘤常伴出血、坏死、纤维化或钙化。光镜下:癌细胞围绕纤维血管轴心排列成乳头状,乳头分支较多(图16-9),间质中常有同心圆状的钙化小体(即砂粒体)。癌细胞呈立方形或矮柱状,其特点为核染色质少,透明或毛玻璃样,无核仁。

2. **滤泡癌** 其发病率仅次于乳头状癌而居第2位,占甲状腺癌的5%~15%,多见于40岁以上女性,早期即可出现血道转移,其恶性程度一般较乳头状瘤高,预后差。肉眼观:肿瘤多呈结节状,切面灰白色,包膜不完整,可广泛浸润甲状腺组织,进而侵犯气管壁、颈部血管、肌肉及喉返神经。光镜下:可见不同分化程度的滤泡,分化较好的滤泡癌与腺瘤不易区别,可经包膜或血管是否有瘤细胞浸润来加以鉴别(图16-10)。分化不良者,滤泡少,滤泡形态不整,有的呈实性巢片状,细胞异型性较明显,核分裂象多见。少数情况下本型癌主要由嗜酸性粒细胞构成,故亦称嗜酸性粒细胞癌。

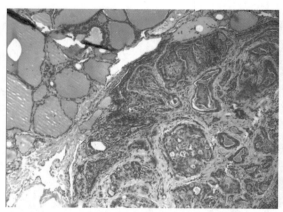

图16-9 甲状腺乳头状癌(镜下)

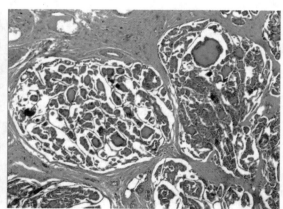

图16-10 甲状腺滤泡癌(分化良好)(镜下)

3. **髓样癌** 为滤泡旁细胞(亦称C细胞)来源的癌,占甲状腺癌的5%~10%,多见于50岁以上人群,部分家族常染色体显性遗传,90%的肿瘤分泌降钙素,有的还同时分泌癌胚抗原(CEA)、生长抑素、前列腺素及其他多种激素和物质,故血中上述激素水平增高,属于APUD肿瘤。肉眼观:肿瘤呈黄褐色,质较软,境界清楚,可有假包膜。光镜下:瘤细胞呈圆形、多角形或梭形小细胞,排列成簇状、索状,偶见小滤泡形成。间质较丰富,常有淀粉样物质和钙盐沉着。电镜下:瘤细胞胞质内有直径100~250 mm的神经内分泌颗粒。

4. **未分化癌** 较少见,占甲状腺癌的5%以下,多见于50岁以上人群。该型肿瘤恶性程度高、生长快,早期即可向周围组织浸润并发生转移。肉眼观:肿瘤切面灰白色,形状不规则,无包膜,广泛浸润破坏,常有出血、坏死。根据瘤细胞形态可分为小细胞型、巨细胞型、梭形细胞型和混合细胞型。小细胞型癌由小圆形细胞构成,呈弥漫分布,与恶性淋巴瘤颇相似,可用免疫组化鉴别,如瘤细胞显示角蛋白(Keratin)或 CEA,则可确定其来源于上皮组织。巨细胞型癌预后最差,镜下癌细胞大小不一,形态各异,常有巨核细胞及多核巨细胞。

附　篇

附一 水、电解质与酸碱平衡紊乱

导学

1. 掌握　水、钠、钾代谢紊乱的概念及发生机制；单纯性酸碱平衡紊乱的特点及发生机制。

2. 熟悉　水、钠、钾代谢紊乱对机体的影响；单纯性酸碱平衡紊乱的原因、调节机制及对机体的影响。

3. 了解　酸碱平衡的常用指标及意义；混合型酸碱平衡紊乱的类型。

第一节 水、电解质代谢紊乱

水、电解质代谢紊乱是一种常见的病理过程，主要表现为体液的容量、分布、电解质浓度及渗透压的异常。

一、水、钠代谢障碍

(一) 正常水、钠代谢

水是机体内含量最多而又重要的构成成分。体液是由水和溶解在其中的电解质、小分子有机物及蛋白质组成的。机体的代谢活动是在体液中进行的，因此体液的正常容量和分布、正常渗透压以及各种电解质的正常含量，是保证细胞代谢活动进而维持机体生命活动的必要条件。

水、电解质的平衡是通过神经-内分泌系统及肾脏等的调节实现的。任何导致此调节障碍的因素，或水、电解质的变化超过机体的代偿调节限度，都可发生水、电解质代谢紊乱。

1. *体液的容量、分布和电解质*　成人的体液总量约占体重的60%，其中细胞内液(intracellular fluid, ICF)约占40%，细胞外液(extracellular fluid, ECF)约占20%，ECF中血浆约占5%，其余的为组织间液。组织间液中有极少一部分分布于一些密闭的腔隙(如关节囊、颅腔、胸膜腔及胃肠分泌液)中，称第三间隙液或跨细胞液。体液总量的分布因年龄、性别、胖瘦而不同。人体各种组织的含水量也有很大差异，脂肪组织含水量为10%～30%，而肌肉组织的含水量为25%～80%，因此胖人的体液总量占体重的比例较瘦人少，女性较男性少。

细胞内液和细胞外液的电解质成分差异很大。细胞内液中，主要的阳离子是 K^+，其次是 Mg^{2+}、Na^+、Ca^{2+} 等；主要的阴离子是 HPO_4^{2-} 和蛋白质，其次是 HCO_3^-、Cl^- 和 SO_4^{2-} 等。细胞外液中,主要的阳离子是 Na^+,其次是 K^+、Ca^{2+}、Mg^{2+} 等;主要的阴离子是 Cl^- 和 HCO_3^-,其次是蛋白质和 HPO_4^{2-}、SO_4^{2-} 等。血浆和组织间液的电解质成分和数量大致相等,机体的电解质除分为阴、阳离子外,还可分为有机电解质(如蛋白质)和无机电解质(如无机盐)。无机电解质的主要功能是:维持体液的容量、渗透压和酸碱平衡;维持神经、肌肉和心肌细胞的电位;参与新陈代谢和生理功能活动。

各部分体液中电解质的含量和分布不同,但所含阴、阳离子数的总和是相等的,故保持电中性。细胞内、外液总渗透压也基本相等(附图 1-1)。

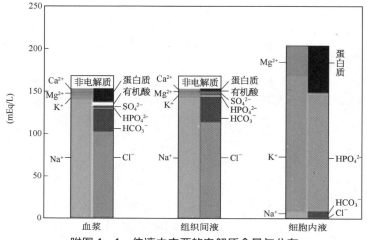

附图 1-1　体液中主要的电解质含量与分布

2. 体液的渗透压　体液中溶质分子或离子的数目决定其渗透压。血浆渗透压在 280~310 mmol/L,称为等渗,低于 280 mmol/L 称为低渗,高于 310 mmol/L 称为高渗。维持血浆渗透压的主要离子是 Na^+,故临床工作中常根据血浆 Na^+ 含量来推算细胞外液的渗透压浓度;维持细胞内液渗透压的主要离子是 K^+。

3. 水的生理功能和水平衡　水的生理功能有:① 水是良好的溶剂和生化反应的场所。② 水可以调节体温,因为水在维持产热和散热的平衡中起重要作用。③ 水有润滑作用,如泪液可以防止眼球干燥,有利于眼球转动;关节囊的滑液有利于关节活动等。④ 水在体内以结合水和自由水的形式存在,两者的比例影响组织器官的坚实程度。如心脏含水 79%,血液含水 83%,但由于心脏主要含结合水,故它的形态坚实柔韧,而血液则有流动性。

正常成年人每日水的摄入量和排出量为 2 000~2 500 ml,处于动态平衡。成人每日至少排出500 ml 尿液才能清除体内的代谢废物(附表1-1)。

附表 1-1　正常人每日水的摄入和排出量

摄 入　(ml)		排 出　(ml)	
饮水	1 000~1 300	尿	1 000~1 500
食物含水	700~900	呼吸蒸发	350
代谢生水	300	皮肤蒸发	500
		粪便含水	150
共计	2 000~2 500	共计	2 000~2 500

4. **体液容量及渗透压调节**　机体通过神经-内分泌系统的调节来维持细胞外液容量和渗透压的相对稳定。

(1) 口渴中枢的作用：当细胞外液渗透压升高、血容量或血压降低时，刺激口渴中枢，引起口渴的感觉，通过饮水降低细胞外液渗透压、增加血容量和升高血压。

(2) 抗利尿激素的作用：抗利尿激素(antidiuretic hormone, ADH)是由下丘脑的视上核和室旁核分泌的。当细胞外液渗透压升高时刺激渗透压感受器，当血容量和血压降低时刺激容量感受器，均使 ADH 分泌增多。ADH 可促进肾远曲小管和集合管重吸收水、钠，引起少尿的表现，并使水在体内的含量增加，起到降低细胞外液渗透压、增加血容量和升高血压的作用。

(3) 醛固酮的作用：醛固酮是由肾上腺皮质球状带分泌的。当循环血量减少时，肾脏产生肾素，肾素作用于血管紧张素原，生成血管紧张素Ⅰ，在转换酶的作用下，依次生成血管紧张素Ⅱ和血管紧张素Ⅲ，两者作用于肾上腺皮质球状带，使醛固酮的产生增加。醛固酮可促进肾远曲小管重吸收钠、水，起到调节细胞外液渗透压、增加血容量的作用(附图 1 - 2)。

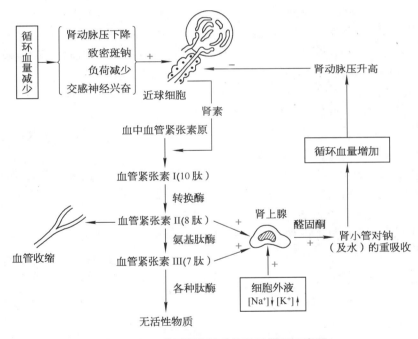

附图 1 - 2　醛固酮分泌的调节及作用示意图

(4) 心房钠尿肽的作用：心房钠尿肽或称心房肽(ANP)是由心房肌细胞产生的多肽。当心房扩张、血容量增加、血 Na^+ 浓度升高或血管紧张素增多时，将使 ANP 的合成和释放量增加。ANP 的作用是：① 减少肾素分泌；② 对抗血管紧张素的缩血管效应；③ 抑制醛固酮的分泌并拮抗其滞 Na^+ 作用。因此，心房肽有利钠、利尿、扩血管、降血压的作用。

(5) 水通道蛋白的作用：水通道蛋白(aquaporins, AQP)是一组构成水通道与水通透有关的细胞膜转运蛋白，广泛存在于动物、植物及微生物界。目前已发现的 AQP 家族至少有 13 种亚型(AQP0～12)，每种 AQP 有其特异性的组织分布，不同的 AQP 在肾脏和其他器官的水吸收和分泌过程中有着不同的作用和调节机制。

（二）水、钠代谢障碍的分类

正常人体钠含量为 40～50 mmol/kg，其中 40％是不可交换的，主要结合于骨骼基质；其余 60％是可以交换的。总钠量的 50％左右存在于细胞外液，10％左右存在于细胞内液。血清 Na^+ 浓度的正常范围是 130～150 mmol/L。天然食物中含钠甚少，故人体摄入的钠主要来自食盐。成人每日从饮食摄入钠 100～200 mmol，几乎全部由小肠吸收，主要经肾随尿排出。摄入多，排出亦多；摄入少，排出亦少。正常情况下钠的排出和摄入量基本相等。

水、钠代谢障碍往往同时或相继发生，并相互影响。按体液容量和渗透压的变化分为脱水、水中毒及水肿，按血钠浓度和体液容量变化分为低钠血症、高钠血症及正常血钠性水代谢紊乱。

（三）脱水

脱水(dehydration)是指机体由于饮水不足或病变消耗大量水分，不能及时补充，导致细胞外液减少而引起新陈代谢障碍的一组临床症状，严重时会造成虚脱，甚至危及生命，需要依靠补充液体及相关电解质来纠正和治疗。正常人血清钠为 130～150 mmol/L，血浆渗透压为 280～310 mmol/L。机体失水往往伴有失钠，但水钠丢失比例可以不同，导致脱水时细胞外液渗透压不同。按照脱水时细胞外液渗透压变化分为高渗性脱水、低渗性脱水、等渗性脱水三种类型。

1. 高渗性脱水(低容量性高钠血症)　因失水多于失钠，脱水的特征是血钠> 150 mmol/L，血浆渗透压> 310 mmol/L。

（1）原因和机制

1）水摄入减少：见于水源断绝、丧失口渴感和进食、饮水困难者。

2）水丢失过多：见于过度通气（如癔症和代谢性酸中毒等），经呼吸道损失大量的纯水；高热、大量出汗和甲状腺功能亢进时，经皮肤丢失大量低渗液体；中枢性尿崩症（ADH 产生和释放不足）、肾性尿崩症（肾小管对 ADH 反应降低），肾排出大量低渗尿；使用大量脱水剂（如甘露醇、葡萄糖等高渗溶液），以及昏迷的患者鼻饲浓缩的高蛋白质饮食，均可产生溶质性利尿而导致失水；呕吐、腹泻及消化道引流等可导致钠含量低的消化液丢失。

上述原因在口渴感正常的人，如能及时饮水，很少引起低容量性高钠血症，因为水分丢失的早期，血浆渗透压稍有增高就会刺激口渴中枢引起饮水行为。但如果没有及时得到水的补充，则会造成低容量性高钠血症。

（2）对机体的影响（附图 1 - 3）

1）饮水行为：由于细胞外液高渗，刺激渗透压感受器，引起口渴感，增加饮水量，但衰弱和老年人口渴感可不明显。

2）细胞内液外移：由于细胞外高渗，使细胞内液向外转移，有助于恢复循环血量，但同时也可引起细胞脱水，严重时由于脑细胞脱水，可出现嗜睡、昏迷，甚至死亡。由于汗腺细胞脱

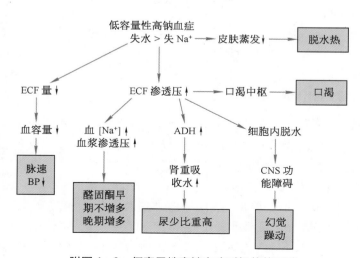

附图 1 - 3　低容量性高钠血症对机体的影响

水,使散热受到影响,导致体温升高,称为脱水热。

3) 渗透压增高:由于细胞外液渗透压增高,ADH 分泌增多,使尿量减少、水重吸收增多。在液体丢失达体重 4% 时,可引起醛固酮分泌增加,使肾小管对 Na^+、水的重吸收增多而致尿钠含量减少。

2. 低渗性脱水(低容量性低钠血症)　因失钠多于失水,脱水的特征是血钠< 130 mmol/L,血浆渗透压< 280 mmol/L。

(1) 原因和机制:因大量体液丢失或积聚在"第三间隙",治疗时只补充水而未补充钠所致。

1) 肾丢失体液过多:长期连续使用呋塞米、利尿酸等高效利尿药;或肾上腺皮质功能不全,使肾小管对钠的重吸收减少;慢性间质性肾疾患等肾实质性疾病使肾髓质不能维持正常的浓度梯度以及髓襻升支功能受损等;肾小管酸中毒时集合管分泌 H^+ 减少,H^+-Na^+ 交换减少。以上均可导致 Na^+ 随尿排出增多。

2) 肾外丢失体液过多:呕吐、腹泻等使大量消化液丢失,胸腔积液、腹水致大量液体积聚在第三间隙,皮肤大量出汗或大面积烧伤等,均可导致体液和 Na^+ 的大量丢失。

(2) 对机体的影响:低容量性低钠血症的主要特点是细胞外液减少而引起的症状与体征(附图 1-4)。

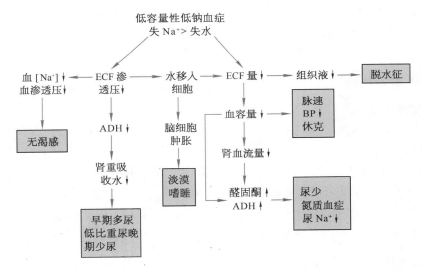

附图 1-4　低容量性低钠血症对机体的影响

1) 饮水行为:由于血浆渗透压降低,患者无口渴感,无主动饮水行为,难以自觉从口服补充液体。

2) 细胞外液内移:由于细胞外液渗透压降低,水移入细胞,引起细胞水肿。如脑细胞水肿,可引起中枢神经系统功能障碍,出现淡漠、嗜睡等症状。当细胞外液进一步减少、组织间液量减少时,临床上出现皮肤弹性减退、眼窝下陷、婴幼儿囟门凹陷等脱水的体征,称为脱水征。

3) 渗透压降低:由于血浆渗透压降低,抑制渗透压感受器,使 ADH 分泌减少,肾远曲小管和集合管对水的重吸收相应减少,导致多尿、低比重尿;但在晚期由于血容量明显减少,可促使 ADH、醛固酮分泌增加,肾小管重吸收水增加,出现少尿。

3. 等渗性脱水　水、钠等比例丧失,血 Na^+ 130～150 mmol/L,血浆渗透压 280～310 mmol/L。呕吐、腹泻、大面积烧伤、大量放胸腔积液、腹水等均可使等渗性液体大量丢失,导致血容量减少,短期内均属等渗性脱水。如果等渗性脱水不进行处理,患者可通过不感性蒸发和呼吸等途径不断丢失水分而转变为高渗性脱水;如果补给过多低渗溶液则可转变为低钠血症或低渗性脱水。

(四) 水中毒

水中毒(water intoxication)又称高容量性低钠血症,血清 Na^+ 浓度< 130 mmol/L,血浆渗透压< 280 mmol/L。因患者水潴留使体液明显增多,故称水中毒。

1. 原因和机制　因水摄入过多或排出减少使过多的低渗性液体在体内潴留引起细胞内、外液量都增多。

(1) 水摄入过多:持续性大量饮水或静脉输入含盐少或不含盐的液体过多过快、用无盐水灌肠、精神性饮水过量等,超过肾脏的排水能力所致。

(2) 水排出减少:在肾功能良好时,一般不易发生水中毒。急性肾功能衰竭又输液不当可发生水排出减少,心力衰竭、肝硬化及某些失血、疼痛或肿瘤患者 ADH 分泌过多也可引起。

2. 对机体的影响　细胞外液量增加,使血液稀释,血浆蛋白和血红蛋白浓度、血细胞比容降低,早期出现尿量增加(肾功能衰竭例外),尿比重下降,晚期或重症患者可出现凹陷性水肿。细胞内液量增多引起细胞水肿,脑细胞水肿可引起颅内高压,甚至发生脑疝而危及生命。

二、钾代谢障碍

(一) 正常钾代谢

钾是体内重要的阳离子。正常人体内总钾量为 50～55 mmol/kg,其中 98% 存在于细胞内,仅 2% 存在于细胞外液中。正常血清 K^+ 浓度为 3.5～5.5 mmol/L。摄入钾的 90% 随尿排出,10% 随粪便和汗液排出。钾的主要生理功能是维持细胞新陈代谢,保持细胞静息膜电位,调节细胞内外的渗透压和酸碱平衡。钾的平衡主要依靠肾的调节和钾的跨细胞转移:肾脏通过醛固酮调节肾小管的排钾量、通过肾小管上皮细胞内外跨膜电位的改变影响排钾量;机体通过细胞膜上的 Na^+-K^+ 泵,改变钾在细胞内外的分布;通过细胞内外 H^+-K^+ 交换,影响钾的分布。

(二) 钾代谢障碍

1. 低钾血症(hypokalemia)　是指血清钾浓度低于 3.5 mmol/L。

(1) 原因和机制

1) 钾摄入不足:多见于不能正常进食及长时间输液未注意补钾者。

2) 钾丢失过多:是低钾血症最主要的病因。① 经肾失钾:长期使用排钾利尿剂、醛固酮分泌增多使肾排钾过多;肾小管性酸中毒使 H^+ 排泄和 K^+ 重吸收障碍等。② 经胃肠道失钾:严重呕吐、腹泻、胃肠减压、肠瘘等,可使含钾的消化液丢失。③ 经皮肤失钾:汗液含钾为 5～10 mmol/L,大量出汗可丢失较多钾。

3) 细胞外钾转入细胞内:碱中毒时细胞外钾与细胞内 H^+ 交换而转入细胞内;Na^+-K^+-ATP 酶作用增强时使细胞外钾与细胞内 Na^+ 交换而转入细胞内;钡中毒、粗制棉籽油中毒、低钾性周期性麻痹均引起 K^+ 外流减少或内流增多,引起低钾血症。

（2）对机体的影响

1）低钾血症对神经肌肉的影响：低钾血症时，会出现明显的骨骼肌松弛无力，甚至出现肌麻痹。其机制主要是静息电位（Em）与阈电位（Et）的距离增大而使神经肌肉兴奋性降低，称为超极化阻滞（附图1-5）。同时因低钾引起肌细胞损伤而影响骨骼肌的功能。低钾血症时平滑肌也出现肌无力甚至麻痹，表现为胃肠道运动功能减退，当血清钾低于2.5 mmol/L时，可出现麻痹性肠梗阻。

2）低钾血症对心肌的影响：低钾血症时，使心肌的兴奋性增高、自律性增高、传导性降低，轻度低钾血症时收缩性增强，严重低钾血症时收缩性减弱（附图1-6）。

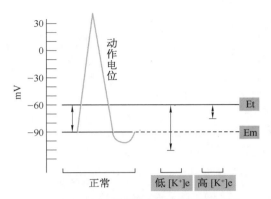

附图1-5　细胞外液钾浓度对骨骼肌细胞静息电位的影响

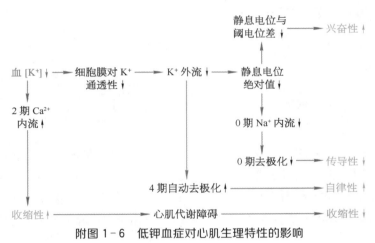

附图1-6　低钾血症对心肌生理特性的影响

3）对酸碱平衡的影响：低钾血症可引起代谢性碱中毒，从而发生反常性酸性尿。主要是由低钾血症时 H^+ 向细胞内转移增多和肾脏排 H^+ 增多所致。

2. 高钾血症（hyperkalemia）　是指血清钾浓度大于 5.5 mmol/L。

（1）原因和机制

1）肾排钾障碍：急性肾功能衰竭少尿期、慢性肾功能衰竭晚期，醛固酮分泌不足或肾小管对醛固酮的反应性降低，均因钾从尿排出减少，使血钾升高。

2）摄钾过多：摄入过量高钾溶液、经静脉输钾过快或浓度过高可引起高钾血症。

3）钾的跨细胞分布异常：酸中毒、高血糖合并胰岛素不足以及某些药物等，使细胞内 K^+ 外移，血钾浓度升高。

（2）对机体的影响

1）对心肌的影响：轻度高钾血症使心肌兴奋性增高。严重高钾血症使心肌的兴奋性、自律性、传导性和收缩性均降低，可引起心搏骤停（附图1-7）。

2）对骨骼肌的影响：轻度高钾血症时骨骼肌兴奋性增高，严重高钾血症时骨骼肌兴奋性降

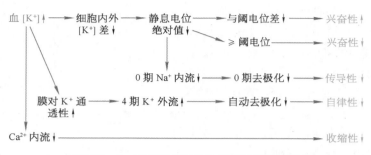

附图 1-7　高钾血症对心肌生理特性的影响

低。表现为肢体刺痛,感觉异常及肌无力,甚至肌麻痹,但由于高钾血症时心脏的表现更严重,常会掩盖骨骼肌的异常表现。

3)对酸碱平衡的影响:高钾血症可引起代谢性酸中毒,从而发生反常性碱性尿。主要是由高钾血症时 H^+ 向细胞外转移增多和肾脏排 H^+ 减少所致。

第二节　酸碱平衡紊乱

体液的酸碱度用 pH 表示,正常值 7.35～7.45,平均值 7.40。机体不断摄取酸性或碱性食物,代谢过程中也不断生成酸性或碱性物质,但在体液的缓冲系统以及肺和肾等机制的调节下,体液 pH 仍可稳定在正常范围内,称为酸碱平衡(acid-base balance)。在各种病理情况下,当机体的酸碱超负荷或调节机制出现障碍,导致体液酸碱度的稳定性破坏时,就会发生酸碱平衡紊乱(acid-base disturbance)。

一、酸碱平衡

(一)体液的酸和碱

凡能释放出 H^+ 的物质称为酸,凡能接受 H^+ 的物质称为碱。酸可释放 H^+ 生成相应的碱,碱接受 H^+ 生成相应的酸。例如,H_2CO_3 是酸,HCO_3^- 是碱,H_2CO_3 释放 H^+ 生成 HCO_3^-,HCO_3^- 接受 H^+ 生成 H_2CO_3。体液的酸主要来自代谢过程,少量来自食物,有两种:① 挥发酸:是指物质代谢生成的 CO_2 与水作用后生成的碳酸。因 H_2CO_3 可转变成 CO_2 气体从肺呼出,故称为挥发酸。② 固定酸:包括糖氧化生成的三羧酸,糖酵解生成的乳酸、丙酮酸和甘油酸,蛋白质分解生成的硫酸、磷酸和尿酸等。这类酸不能变成气体从肺呼出,只能经肾随尿排出,故称为固定酸,也称为非挥发酸。体液的碱主要来自食物,蔬菜和水果是其主要来源。这些食物富含柠檬酸盐、苹果酸盐、草酸盐等,摄入体内后其中的有机酸经三羧酸循环生成 CO_2 和水,而其中的 Na^+、K^+ 则与细胞外液中的 HCO_3^- 结合,生成 $NaHCO_3$、$KHCO_3$ 等碱性盐。体液的碱少量来自物质代谢,但对体液酸碱状态影响不大。

(二)体液酸碱平衡的调节

通过以下调节机制使体液维持酸碱平衡,保持内环境的稳定。

1. 血液缓冲系统的调节　血液缓冲系统是由缓冲酸及相对应的缓冲碱组成的缓冲对,共有 5 种(附表 1-2)。其中,碳酸氢盐缓冲系统的缓冲能力强、缓冲潜力大,但对酸只能缓冲固定酸。其他缓冲系统能缓冲挥发酸和固定酸。

附表 1-2　血液的缓冲系统

缓 冲 对	缓冲酸　　　　　缓冲碱
碳酸氢盐缓冲对	$H_2CO_3 \rightleftharpoons H^+ + HCO_3^-$
磷酸氢盐缓冲对	$H_2PO_4^- \rightleftharpoons H^+ + HPO_4^{2-}$
血浆蛋白缓冲对	$HPr \rightleftharpoons H^+ + Pr^-$
血红蛋白缓冲对	$HHb \rightleftharpoons H^+ + Hb^-$
氧合血红蛋白缓冲对	$HHbO_2 \rightleftharpoons H^+ + HbO_2^-$

2. 肺的调节　肺通过改变呼出 CO_2 的量、排出碳酸的多少来调节血浆挥发酸的浓度,以保持 pH 恒定。肺的调节作用发生迅速,效能大。

(1) H^+ 增多通过中枢化学感受器对呼吸的调节:当 $PaCO_2$ 升高时(从正常值 40 mmHg 增加到 60 mmHg),使脑脊液 H^+ 增多,刺激中枢化学感受器,使呼吸加深加快,CO_2 呼出增加,从而降低血中 H_2CO_3 的浓度,起到调节作用。但当 $PaCO_2$ 超过 80 mmHg 时,呼吸中枢反而受到抑制,称为 CO_2 麻醉。

(2) H^+、PaO_2、$PaCO_2$ 通过外周化学感受器对呼吸的调节:当 PaO_2 降低、pH 降低或 $PaCO_2$ 升高时,通过刺激外周化学感受器,反射性地引起呼吸中枢兴奋,使呼吸加深加快,增加 CO_2 呼出,降低血中 H_2CO_3 浓度,起到调节作用。但如 PaO_2 过低,对呼吸中枢则有直接的抑制作用。

3. 肾的调节　肾主要通过排泌 H^+、重吸收 HCO_3^-、泌 NH_4^+ 及排出固定酸根来调节机体酸碱平衡。主要作用机制如下。

(1) 近曲小管的作用:在近曲小管上皮细胞中,CO_2 和 H_2O 在碳酸酐酶的催化下生成 H_2CO_3,H_2CO_3 解离成 H^+ 和 HCO_3^-,通过 H^+-Na^+ 交换 H^+ 被排泌到肾小管的管腔内,同时从管腔中重吸收 Na^+。这一过程伴有 HCO_3^- 的重吸收。随后,近曲小管上皮细胞中的 $NaHCO_3$ 进入血液循环。排泌到肾小管管腔内的 H^+ 和滤液中的 HCO_3^- 结合成 H_2CO_3,再随尿排出体外(附图 1-8 左)。

(2) 远曲小管和集合管的作用:远曲小管和集合管的闰细胞也可向管腔分泌 H^+,H^+ 到管腔后,与滤液中的 HPO_4^{2-} 结合生成 $H_2PO_4^-$,在此过程成中,排泌 H^+、重吸收 HCO_3^-,同时使磷酸氢盐酸化并随尿排出(附图 1-8 右)。

(3) NH_4^+(铵)的排出:在近曲小管、远曲小管和集合管的上皮细胞中,谷氨酰胺由谷氨酰胺酶水解产生谷氨酸和 NH_3,NH_3 排泌入管腔。同时,上皮细胞中 CO_2 和 H_2O 在碳酸酐酶的催化下生成 H_2CO_3,H_2CO_3 解离成 H^+ 和 HCO_3^-,H^+ 也排泌入管腔。管腔中的 H^+ 和 NH_3 作用生成 NH_4^+,并随尿排出,而管腔中的 Na^+ 被重吸收并生成 $NaHCO_3$ 进入血液(附图 1-9)。

4. 细胞内外离子交换的调节　当细胞外液 H^+ 过多发生酸中毒时,H^+ 弥散入细胞内,而 K^+ 从细胞内移出,使酸中毒减轻,但同时可发生高钾血症;当细胞外液 H^+ 过少发生碱中毒时,H^+ 则

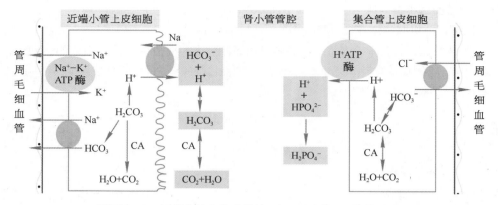

附图 1-8　近端小管和集合管泌 H^+、重吸收 HCO_3^- 模式图

🔵：主动转运；🔵：继发性主动转运；CA：碳酸酐酶

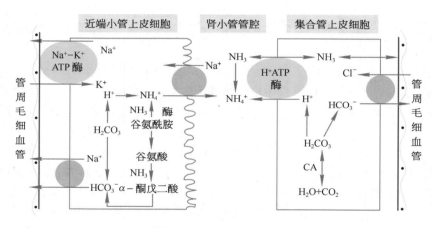

附图 1-9　尿铵形成模式图

🔵：主动转运；🔵：继发性主动转运；CA：碳酸酐酶

从细胞内移出，K^+进入细胞，使碱中毒减轻，同时可发生低钾血症。

上述四种调节机制共同维持体液酸碱度的稳定性。其中血液缓冲系统反应最迅速，但作用不持久；肺的调节迅速、效能大，几分钟内开始，30 分钟即可达到高峰；肾的调节作用发挥较慢，常在 12～24 小时才发挥作用，3～5 日才到达高峰，但作用持久。细胞内外离子交换的调节 3～4 小时才发挥作用。

二、酸碱平衡紊乱的类型

（一）单纯型酸碱平衡紊乱

单一类型的酸碱平衡紊乱称为单纯型酸碱平衡紊乱（simple acid-base disturbance）。血液 pH 代表酸碱度，取决于［HCO_3^-］与［H_2CO_3］的浓度比。酸碱平衡时 pH 平均值为 7.40。根据 pH 高低，将酸碱平衡紊乱分为两大类：pH 降低称为酸中毒，pH 升高称为碱中毒。其中，［HCO_3^-］受代谢性因素影响，[HCO_3^-]原发性降低引起的酸碱平衡紊乱，称为代谢性酸中毒；[HCO_3^-]原发性增高引起的酸碱平衡紊乱，称为代谢性碱中毒。[H_2CO_3]受呼吸因素影响，[H_2CO_3]原发性增高引起的酸碱平衡紊乱，称为呼吸性酸中毒；[H_2CO_3]原发性降低引起的酸碱平衡紊乱称为呼吸性碱中毒。如果上述酸碱平衡紊乱经过机体的调节，使血液 pH 尚在 7.35～7.45 的正常范围内，称为代偿性酸中毒或代偿性碱中毒；如果经过调节血液 pH 低于正常范围，称为失代偿性酸中毒，如果血液 pH 高于正常范围，则称为失代偿性碱中毒。

（二）混合型酸碱平衡紊乱

同时发生两种或两种以上的酸碱平衡紊乱称为混合型酸碱平衡紊乱（mixed acid-base disturbance），临床常见的类型如下。

1. 呼吸性酸中毒合并代谢性酸中毒　见于严重通气障碍引起 CO_2 呼出减少导致呼吸性酸中毒，同时引起缺氧导致代谢性酸中毒。

2. 呼吸性碱中毒合并代谢性碱中毒　见于高热患者伴有呕吐时，高热可引起过度通气发生呼吸性碱中毒，如同时伴有呕吐丢失大量胃酸可导致代谢性碱中毒。

3. 呼吸性酸中毒合并代谢性碱中毒　见于慢性阻塞性肺疾病引起的慢性呼吸性酸中毒，如同时伴有呕吐丢失大量胃酸可导致代谢性碱中毒。

4. 呼吸性碱中毒合并代谢性酸中毒　见于糖尿病患者因酮体生成增多导致代谢性酸中毒，如同时伴有发热可因通气过度合并呼吸性碱中毒。

5. 代谢性酸中毒合并代谢性碱中毒　尿毒症时体内酸性物质排出减少或糖尿病患者酮体生成增多均可导致代谢性酸中毒，如同时伴有频繁呕吐丢失大量胃酸可导致代谢性碱中毒。

6. 呼吸性酸中毒合并代谢性酸中毒和代谢性碱中毒　心跳呼吸骤停时由于 CO_2 呼出减少导致呼吸性酸中毒，同时发生缺氧导致代谢性酸中毒，复苏后若频繁呕吐丢失大量胃酸而导致代谢性碱中毒。

7. 呼吸性碱中毒合并代谢性酸中毒和代谢性碱中毒　尿毒症时体内酸性物质排出减少导致代谢性酸中毒，若同时频繁呕吐丢失大量胃酸而导致代谢性碱中毒，同时发生高热引起通气过度导致呼吸性碱中毒。

三、酸碱平衡紊乱的评价指标

1. H^+ 浓度和 pH　H^+ 浓度和 pH 代表血液的酸碱度，pH 是[H^+]的负对数，血液 pH 取决于 HCO_3^- 与 H_2CO_3 浓度比值。HCO_3^-/H_2CO_3 是体内最主要的缓冲对，通常称为碱储。pH 和碱储的关系是：

$$pH = pK_a + lg[HCO_3^-]/[H_2CO_3]$$

其中 pK_a 是碳酸的解离常数，为 6.1。当 pH＝7.40 时，

$$pH = 6.1 + lg\ 24/1.2$$
$$= 6.1 + lg[20/1]$$

上式表示，当 [HCO_3^-]/[H_2CO_3] 保持 20/1 时，pH＝7.40，表明血液的酸与碱平衡；当 [HCO_3^-]/[H_2CO_3]＞20/1，即 pH＞7.40 时，表明有碱中毒；当[HCO_3^-]/[H_2CO_3]＜20/1，即 pH＜7.40 时，表明有酸中毒。此外，当 pH＝7.40 时，还可能是由于血液同时有酸中毒和碱中毒，两者导

致的 pH 改变互相抵消所致。

2. 动脉血 CO_2 分压（$PaCO_2$） $PaCO_2$ 是指血浆中呈物理溶解状态的 CO_2 所产生的张力,正常值 33～46 mmHg,平均40 mmHg,是反映呼吸性因素的重要指标。$PaCO_2$<33 mmHg,表示肺通气过度,CO_2 排出过多,见于呼吸性碱中毒或代偿后的代谢性酸中毒;$PaCO_2$>46 mmHg,表示肺通气不足,有 CO_2 潴留,见于呼吸性酸中毒或代偿后的代谢性碱中毒。

3. 标准碳酸氢盐和实际碳酸氢盐 标准碳酸氢盐（standard bicarbonate, SB）是指全血在 $PaCO_2$ 40 mmHg、38℃、血红蛋白完全饱和的标准条件下测得的血浆中 HCO_3^- 的量。正常值 22～27 mmol/L,平均 24 mmol/L。由于标准条件下 HCO_3^- 不受呼吸因素影响,故 SB 是反映代谢因素的指标,SB 降低表示代谢性酸中毒,SB 升高表示代谢性碱中毒。实际碳酸氢盐（actual bicarbonate, AB）是指在隔绝空气的条件下,在实际 $PaCO_2$、体温和血氧饱和度的条件下测得的血浆 HCO_3^- 浓度。受呼吸和代谢两方面的影响,AB＝SB 且在正常范围表示酸碱平衡;若 AB＝SB 且均小于正常值,表示代谢性酸中毒;若 AB＝SB 且均大于正常值,表示代谢性碱中毒;AB 与 SB 的差值反映呼吸因素对酸碱平衡的影响,若 SB 正常而 AB＞SB,表示呼吸性酸中毒;若 SB 正常而 AB＜SB,表示呼吸性碱中毒。

4. 缓冲碱 缓冲碱（buffer base, BB）是血液中一切具有缓冲作用的负离子碱的总和,以氧饱和的全血在标准状态下测得。正常值 45～52 mmol/L,平均 48 mmol/L。包括 HCO_3^-、Hb^-、HbO_2^-、Pr^- 和 HPO_4^{2-},BB 反映代谢因素,BB 降低表示代谢性酸中毒,BB 升高表示代谢性碱中毒。

5. 剩余碱 剩余碱（base excess, BE）是指在标准条件下,用酸或碱滴定全血标本至 pH 7.4 时所需的酸或碱的量,正常值 0±3.0 mmol/L。若需用酸滴定,表示被测血液的碱过多,则 BE 用正值表示;若需用碱滴定,表示被测血液的碱缺失,则 BE 用负值表示。BE 反映代谢因素。

6. 阴离子间隙 阴离子间隙（anion gap, AG）是指血浆中未测定阴离子（undetermined anion, UA）与未测定阳离子（undetermined cation, UC）的差值（即 AG＝UA－UC）。血浆阳离子中 Na^+ 较多,称为可测定阳离子,K^+、Ca^{2+}、Mg^{2+} 等较少,称为未测定阳离子;血浆阴离子中 HCO_3^-、Cl^- 较多,称为可测定阴离子,Pr^-、HPO_4^{2-}、SO_4^{2-} 和有机酸阴离子等较少,称为未测定阴离子。由于血浆中的阴、阳离子总数相等,故 AG 为血浆中可测定阳离子与阴离子的差,即:

$$Na^+ + UC = HCO_3^- + Cl^- + UA$$
$$AG = UA - UC$$
$$= Na^+ - (HCO_3^- + Cl^-)$$

正常时,Na^+、HCO_3^- 和 Cl^- 的浓度分别为 140 mmol/L、24 mmol/L 和 104 mmol/L,故 AG＝140－(24＋104)＝12 mmol/L,AG 的正常范围是(12±2)mmol/L(附图 1-10)。AG 增高对评价代谢性酸中毒有意义,可区分代谢性酸中毒的类型和诊断混合型酸碱平衡紊乱。AG＞16 mmol/L,作为判断是否有 AG 增高型代谢性酸中毒的界限,常见于固定酸增多;而 AG 降低对诊断酸碱失衡的意义不大。

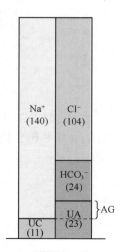

附图 1-10
阴离子间隙模式图
（单位: mmol/L）

四、酸碱平衡紊乱的常见类型

(一)代谢性酸中毒

代谢性酸中毒(metabolic acidosis)是指血浆 HCO_3^- 原发性减少的酸碱平衡紊乱。

1. 原因和机制

(1) 代谢障碍使 H^+ 产生过多：① 乳酸酸中毒(lactic acidosis)。因机体缺血、缺氧,糖酵解作用增强,使乳酸生成增多,或因严重肝疾患使乳酸利用障碍,均可使 H^+ 产生过多,发生乳酸性酸中毒。② 酮症酸中毒(ketoacidosis)。因糖尿病时胰岛素不足,使葡萄糖利用减少,脂肪分解加速;或因长时间饥饿时体内糖原耗尽后,大量脂肪酸分解进入肝脏形成过多的酮体,酮体含有酸性物质,从而发生酸中毒。

(2) 肾排酸保碱功能障碍：① 严重肾功能衰竭。硫酸和磷酸等固定酸不能随尿排出,H^+ 浓度增加导致 HCO_3^- 减少。② 肾小管功能障碍。由于远曲小管泌 H^+ 障碍,使尿液不能被酸化,或由于 Na^+-H^+ 转运体功能障碍使近曲小管重吸收 HCO_3^- 减少,两者均导致血浆 HCO_3^- 浓度降低,称为肾小管酸中毒。其可引起"反常性碱性尿"。③ 大量使用碳酸酐酶抑制剂。可抑制肾小管上皮细胞分泌 H^+ 和重吸收 HCO_3^- 的功能,如使用乙酰唑胺等。

(3) 肾外 HCO_3^- 直接丢失过多：严重腹泻、肠瘘、肠道引流或大面积烧伤等都可引起 HCO_3^- 大量丢失。

(4) 其他因素：大量摄入阿司匹林(乙酰水杨酸)可引起水杨酸根潴留而发生水杨酸酸中毒;长期或大量服用含氯盐类药物(如氯化铵、盐酸精氨酸或盐酸赖氨酸等),在体内代谢可生成 HCl;高钾血症可引起代谢性酸中毒和"反常性碱性尿";大量输入生理盐水,可以稀释体内的 HCO_3^- 并使 Cl^- 增加,因而引起稀释性代谢性酸中毒。

2. 分类　根据 AG 的变化,可分为 AG 增高型代谢性酸中毒和 AG 正常型代谢性酸中毒。

(1) AG 增高型代谢性酸中毒：特点是 AG 增高,血氯正常,又称为正常血氯性代谢性酸中毒。因血浆固定酸(含氯固定酸除外)增多,其 H^+ 被 HCO_3^- 缓冲,而酸根增高,这部分酸根均属未测定阴离子。见于乳酸酸中毒、酮症酸中毒等。

(2) AG 正常型代谢性酸中毒：特点是 AG 正常,血氯升高,又称高血氯性代谢性酸中毒。因 HCO_3^- 浓度降低,伴有 Cl^- 浓度代偿性升高,见于消化道直接丢失 HCO_3^- ,或肾排酸保碱功能障碍等。

3. 机体的代偿调节

(1) 血液缓冲系统的调节：代谢性酸中毒时,血液中增加的 H^+ 立即被血液缓冲系统所缓冲,使 HCO_3^- 因消耗而减少。

(2) 肺的调节：代谢性酸中毒时血液 H^+ 浓度升高、pH 降低,刺激外周化学感受器,引起呼吸中枢兴奋,使呼吸加深加快,从而使 CO_2 排出增多,血液中 H_2CO_3 继发性降低,维持 HCO_3^- /H_2CO_3 比值接近正常,使血液 pH 也趋向正常。该调节作用迅速、效能大,一般在酸中毒 10 分钟后即开始发挥作用。

(3) 肾的调节：代谢性酸中毒时,肾通过加强排酸保碱功能来发挥代偿作用,但调节作用较缓慢。

(4) 细胞内外离子交换的调节：代谢性酸中毒后 2~4 小时,H^+ 通过 H^+-K^+ 交换进入细胞内并被缓冲系统缓冲,而 K^+ 则从细胞内外移,故酸中毒减轻的同时易引起高钾血症。

4. 对机体的影响

(1) 心血管系统改变:① 心肌收缩力减弱。代谢性酸中毒时,因增多的 H^+ 竞争性地抑制 Ca^{2+} 与肌钙蛋白结合,影响 Ca^{2+} 内流和肌质网释放 Ca^{2+},从而抑制心肌兴奋-收缩耦联导致心肌收缩力减弱。② 心律失常。代谢性酸中毒时,细胞外 H^+ 增多,经 H^+-K^+ 交换使细胞内 K^+ 移出;同时经肾小管上皮细胞泌 H^+ 增加,使肾排 K^+ 减少。两者均引起高钾血症,引起心律失常。严重高钾血症可导致心室纤颤或心搏骤停。③ 血管系统对儿茶酚胺的反应性降低。代谢性酸中毒时 H^+ 增多,可降低外周血管对儿茶酚胺的反应性,使血管扩张,外周阻力下降,血压降低。

(2) 中枢神经系统改变:酸中毒时,氧化磷酸化过程减弱,ATP 生成减少,脑组织能量供应不足。同时,脑组织内谷氨酸脱羧酶活性增强,γ-氨基丁酸生成增多,使中枢神经系统受抑制。表现为意识障碍、乏力、知觉迟钝、嗜睡、昏迷等。

(二) 呼吸性酸中毒

呼吸性酸中毒(respiratory acidosis)是血浆 H_2CO_3 原发性升高的酸碱平衡紊乱。

1. 原因和机制

(1) CO_2 排出受阻:下列情况可导致呼吸减弱、CO_2 排出受阻。① 呼吸中枢抑制:颅脑损伤、脑炎、脑血管意外、麻醉剂及呼吸中枢抑制剂(吗啡、巴比妥类)用量过大及酒精中毒等。② 呼吸道阻塞:喉头水肿或痉挛、溺水、异物阻塞气管等常造成急性呼吸性酸中毒;慢性阻塞性肺疾病(COPD)、支气管哮喘等常引起慢性呼吸性酸中毒。③ 呼吸肌麻痹:脊髓灰质炎急性期、脊神经根炎、有机磷中毒、重症肌无力、家族性周期性麻痹及重度低血钾等。④ 胸廓疾病:胸部创伤、严重气胸或胸膜腔积液、严重胸廓畸形等。⑤ 肺部疾患:心源性急性肺水肿、严重肺气肿、肺炎、肺纤维化、急性呼吸窘迫综合征等。

(2) CO_2 吸入过多:在坑道、矿井等通风不良的环境下长时间工作,使 CO_2 吸入过多,或人工呼吸机使用不当,使患者反复吸入 CO_2。此类情况比较少见。

2. 分类

(1) 急性呼吸性酸中毒:常见于急性气道阻塞、急性心源性肺水肿、呼吸肌麻痹等。

(2) 慢性呼吸性酸中毒:常见于 COPD、肺纤维化、肺不张等。

3. 机体的代偿调节

(1) 血液缓冲系统的调节:当血浆 CO_2 不断升高时,CO_2 和 H_2O 结合生成 H_2CO_3,使 H_2CO_3 浓度随之升高。

(2) 肾的调节:$PaCO_2$ 升高和 H^+ 浓度增加,增强肾小管上皮细胞内碳酸酐酶和谷氨酰胺酶活性,促进肾小管泌 H^+、泌 NH_4^+ 和重吸收 HCO_3^-,使呼吸性酸中毒得到改善。这是慢性呼吸性酸中毒的主要代偿方式。

(3) 细胞内外离子交换的调节:呼吸性酸中毒时 H_2CO_3 解离成 H^+ 和 HCO_3^-,H^+ 通过 H^+-K^+ 交换进入细胞内,使细胞外 H^+ 减少而改善酸中毒。同时,HCO_3^- 留在血浆中,使血浆 HCO_3^- 浓度升高,具有一定的代偿作用。

由于碳酸氢盐缓冲系统不能缓冲挥发酸,而且呼吸性酸中毒时肺通气功能障碍不能发挥代偿作用,因此急性呼吸性酸中毒常发生失代偿。

4. 对机体的影响　除与代谢性酸中毒相似外,还可引起以下两种改变。

(1) CO_2 扩张血管的作用:高浓度 CO_2 能直接引起脑血管扩张,使脑血流增加、颅内压升高,故 CO_2 潴留常引起持续性头痛,夜间和晨起头痛更明显。

(2) 中枢发生"CO_2 麻醉":严重失代偿性急性呼吸性酸中毒可因 CO_2 浓度过高发生"CO_2 麻醉",表现为精神错乱、震颤、谵妄或嗜睡,甚至昏迷,临床上称为肺性脑病。

(三) 代谢性碱中毒

代谢性碱中毒(metabolic alkalosis)是指血浆 HCO_3^- 原发性增多的酸碱平衡紊乱。

1. 原因和机制

(1) 酸性物质丢失过多

1) 经胃丢失:剧烈呕吐、胃液引流等,丢失大量含 HCl 的胃液;或来自胃壁、肠液和胰腺的 HCO_3^- 得不到 H^+ 中和而被吸收入血,造成血浆 HCO_3^- 浓度升高,引起代谢性碱中毒。

2) 经肾丢失:① 应用利尿剂。某些利尿剂能促进肾远曲小管和集合小管细胞泌 H^+、加强 Na^+ 的重吸收,使 HCO_3^- 大量被重吸收,发生代谢性碱中毒。② 肾上腺皮质激素过多。醛固酮等激素可刺激集合管泌氢细胞的 H^+-ATP 酶,促进 H^+、K^+ 排泌,同时重吸收 Na^+ 和 HCO_3^-,发生低钾性代谢性碱中毒。

(2) HCO_3^- 过量负荷:长期大量口服或输入大量碱性药物如 $NaHCO_3$、乳酸盐等可引起。常为医源性的,在肾功能受损无法代偿时可发生代谢性碱中毒。

(3) H^+ 向细胞内转移:低钾血症时,K^+ 从细胞内移出的同时,H^+ 从细胞外移入,结果使细胞外 H^+ 减少而发生代谢性碱中毒。

2. 分类

(1) 盐水反应性碱中毒:给予盐水扩充细胞外液后,能促进过多的 HCO_3^- 经肾排出从而使碱中毒得到纠正。见于由呕吐、胃液引流及应用利尿剂等引起的常伴有低钾和低氯的有效循环血量不足。

(2) 盐水抵抗性碱中毒:该型碱中毒是由于盐皮质激素的直接作用和低 K^+,故生理盐水治疗无效。见于全身性水肿、原发性醛固酮增多症、严重低血钾及 Cushing 综合征等。

3. 机体的代偿调节

(1) 血液缓冲系统的调节:代谢性碱中毒发生后,增多的 OH^- 被弱酸(H_2CO_3、$HHbO_2$、HHb、HPr、$H_2PO_4^-$)缓冲,使 HCO_3^- 浓度升高。

(2) 肺的调节:代谢性碱中毒时血液 H^+ 浓度降低,呼吸中枢受到抑制,呼吸变浅变慢,$PaCO_2$ 或血浆 H_2CO_3 继发性升高,从而维持 HCO_3^-/H_2CO_3 比值接近正常,使 pH 回复。

(3) 肾的调节:代谢性碱中毒后血浆 H^+ 浓度的降低使肾小管上皮泌 H^+ 减少、HCO_3^- 重吸收减少,导致血浆 HCO_3^- 浓度下降,使代谢性碱中毒得到代偿。由于肾的代偿作用起效慢,故在急性代谢性碱中毒时此调节来不及发挥作用。

(4) 细胞内外离子交换的调节:代谢性碱中毒后,通过 H^+-K^+ 交换机制,H^+ 从细胞内移出,K^+ 从细胞外内移,故碱中毒减轻的同时易引起低钾血症。

4. 对机体的影响　轻度代谢性碱中毒常无明显的症状与体征,严重代谢性碱中毒可出现代谢、功能变化。

(1) 中枢神经系统:血浆 pH 升高时,γ-氨基丁酸转氨酶活性增高而谷氨酸脱羧酶活性降低,

使 γ-氨基丁酸减少,对中枢神经系统的抑制减弱,出现烦躁不安、精神错乱、谵妄等表现。

(2)血红蛋白氧解离曲线左移:碱中毒使氧解离曲线左移,血红蛋白不易将结合的 O_2 释出供组织细胞利用而发生缺氧。

(3)对神经肌肉的影响:pH 升高时,血浆游离钙减少,神经肌肉应激性增高,表现为面部和肢体肌肉抽动、腱反射亢进及手足搐搦等。γ-氨基丁酸减少也可导致碱中毒惊厥。低钾血症可引起肌无力、肌麻痹等。

(4)低钾血症:因 K^+ 向细胞内转移和肾脏排 K^+ 增多,碱中毒可引起低钾血症。

(四)呼吸性碱中毒

呼吸性碱中毒(respiratory alkalosis)是血浆 H_2CO_3 原发性减少的酸碱平衡紊乱。

1. 原因和机制　因肺通气过度引起的体内 CO_2 排出过多所致。

(1)低氧血症和肺疾患:由于吸入气氧分压过低或心肺疾病、胸廓病变的患者因缺氧刺激呼吸运动增强。

(2)呼吸中枢受到直接刺激:中枢神经系统疾病(如脑血管障碍、脑炎、脑外伤及脑肿瘤等)、某些药物(如水杨酸、氨等)均可刺激呼吸中枢引起过度通气。

(3)精神性障碍:癔症发作时可引起精神性过度通气。

(4)机体代谢旺盛:高热、甲状腺功能亢进症等因机体代谢过盛可使肺通气增加。

(5)呼吸机使用不当:常因通气量过大引起。

2. 分类

(1)急性呼吸性碱中毒:指 $PaCO_2$ 在 24 小时内急剧下降导致的 pH 升高,常见于人工呼吸机使用不当、高热和低氧血症时引起的过度通气。

(2)慢性呼吸性碱中毒:指 $PaCO_2$ 持久下降导致的 pH 升高,常见于慢性颅脑疾病、肺部疾患、肝脏疾患、缺氧和氨等兴奋呼吸中枢。

3. 机体的代偿调节

(1)血液缓冲系统的调节:这是急性呼吸性碱中毒时主要代偿方式。由于血浆 H_2CO_3 迅速降低,HCO_3^- 浓度相对升高,此时由细胞内的非碳酸氢盐缓冲物释放 H^+ 与 HCO_3^- 结合形成 H_2CO_3,使血浆 H_2CO_3 浓度回升。

(2)肾的代偿作用:急性呼吸性碱中毒时,肾来不及发挥代偿调节作用。慢性呼吸性碱中毒时,血浆 H^+ 浓度降低使肾小管上皮泌 H^+ 减少、HCO_3^- 重吸收减少,导致血浆 HCO_3^- 浓度下降,使代谢性碱中毒得到代偿。

(3)细胞内外离子交换的调节:呼吸性碱中毒时,通过 H^+-K^+ 交换机制,H^+ 从细胞内移出,K^+ 从细胞外内移,故碱中毒减轻的同时易引起低钾血症。

呼吸性碱中毒多因肺通气过度所致,故肺的代偿调节作用不能发挥。

4. 对机体的影响　呼吸性碱中毒对机体的损伤作用与代谢性碱中毒相似,亦可引起感觉异常、意识障碍、抽搐、低钾血症及组织缺氧。急性呼吸性碱中毒引起的中枢神经系统功能障碍往往比代谢性碱中毒更明显,这除与碱中毒对脑细胞的损伤外,还与脑血流量减少有关,因为 $PaCO_2$ 降低可引起脑血管收缩。

附二 缺血-再灌注损伤

导学

1. 熟悉　缺血-再灌注损伤的概念和发生机制。
2. 了解　缺血-再灌注损伤的原因和影响因素;心、脑、肠、肾等器官的缺血-再灌注损伤变化。

血液循环的良好状态是为组织细胞提供充分的氧和营养物质、排出代谢废物的基本保证。当各种原因造成组织、器官的血液灌注量减少达到一定程度或持续一定时间时,可引起组织、细胞的缺血性损伤(ischemia injury)。尽早恢复组织器官的血液灌注是减轻缺血性损伤的根本措施。然而,大量研究发现,在某些情况下,缺血的组织、器官恢复血液再灌注后,却出现比再灌注前更明显、更严重损伤的现象。因此,将组织、器官缺血后恢复血液再灌注所致功能障碍和结构损伤进一步加重的现象,称为缺血-再灌注损伤(ischemia-reperfusion injury),又称再灌注损伤(reperfusion injury)。人们认识最早和研究最多的是心脏缺血-再灌注损伤。现已证实,几乎每一种组织、器官都可能发生缺血-再灌注损伤的现象。因此,研究缺血-再灌注损伤的发生机制具有重要意义,要力争做到既能尽早恢复缺血组织的血流,又要预防再灌注损伤的发生。

第一节 缺血-再灌注损伤的原因和影响因素

一、原因

凡是在组织、器官缺血基础上的血液再灌注都可成为再灌注损伤的原因,常见的有:

1. 组织、器官缺血后恢复血液循环　如休克时微循环障碍的疏通,冠状动脉痉挛的缓解,心搏骤停后心、脑、肺的复苏,血栓栓塞后的溶栓等。

2. 组织、器官经手术后恢复血液供应　如冠状动脉搭桥术、经皮腔内冠脉血管成形术、心外科体外循环术、断肢再植术、器官移植术后的血液再灌注等。

二、影响因素

并非所有缺血的器官在血流恢复后都会发生缺血-再灌注损伤,许多因素影响其发生及严重程度,常见的有:

1. 缺血时间　缺血时间短,恢复血供后可无明显再灌注损伤,因为所有器官都能耐受一定时间的缺血(耐受期);缺血时间长,恢复血供后易出现再灌注损伤(可逆性损伤期);缺血时间过长,缺血器官进入不可逆性损伤期,甚至发生坏死,则不再引起再灌注损伤。因此,首先影响再灌注损伤的是缺血时间,再灌注损伤实质上是将缺血期的可逆性损伤经恢复血供后进一步加重为不可逆性损伤。

2. 缺血程度　侧支循环容易形成者,因可缩短缺血时间和减轻缺血程度,不易发生再灌注损伤,反之亦然。

3. 氧需求程度　需氧量较高的器官如心、脑等,对缺氧较敏感,易发生再灌注损伤。

4. 再灌注条件　适当的低温(25℃)、低压、低 pH、低 Na^+、低 Ca^{2+} 灌流液,可防止或减轻再灌注损伤,而相对的高温、高压、高 Na^+、高 Ca^{2+} 液灌流,则可诱发或加重再灌注损伤。

第二节　缺血-再灌注损伤的发生机制

缺血-再灌注损伤的发生机制尚未完全阐明,可能是多种因素综合作用的结果。目前认为,再灌注损伤主要与氧自由基、钙超载损伤及中性粒细胞激活有关。

一、自由基的损伤作用

缺血-再灌注可使局部组织产生大量自由基,其强烈的氧化作用可直接损伤血管内皮细胞和组织细胞,导致组织结构破坏和器官功能障碍。

(一) 自由基的概念及性质

自由基(free radical)是指外层电子轨道上含有单个不配对电子的原子、原子团和分子的总称。不配对电子的存在使自由基易于失去电子(氧化)或夺取电子(还原),而具有高度活性。自由基主要包括氧自由基、脂性自由基(如烷自由基、烷氧自由基等)和其他自由基(如甲基自由基、NO·等)。

氧自由基(oxygen free radical, OFR)是由氧诱发的自由基,包括超氧阴离子(O_2^-)和羟自由基(OH·)。在生理情况下,大多数氧分子通过线粒体上的细胞色素氧化酶系统接受 4 个电子而还原为水,并释放能量。但也有 1%～2% 的氧可经单电子还原成 O_2^-;继而再接受一个电子生成过氧化氢(H_2O_2),或通过自发歧化反应生成单线态氧($^1O_2$);H_2O_2 不是自由基,但其氧化作用很强,容易生成 OH·;$^1O_2$ 也不是自由基,而是一种激发态氧,容易氧化不饱和脂肪酸。因此常将 O_2^-、OH·、$^1O_2$ 和 H_2O_2 统称为活性氧(reactive oxygen species, ROS)(附图2-1),它们均是一类由氧形成的、化学性质较基态氧活泼的含氧代谢物质,其中 O_2^- 是其他活性氧产生的基础,而 OH·是最活跃的氧自由基。

　　自由基的性质极为活泼,其氧化作用强,能引发强烈的脂质过氧化损伤。在生理情况下,细胞内存在多种抗氧化酶类,可以及时清除自由基,使自由基的生成与降解处于动态平衡,故对机体无不良影响。但在病理情况下,由于活性氧生成过多或机体抗氧化能力不足,则可引发氧化应激(oxidative stress)反应,导致细胞损伤甚至死亡。

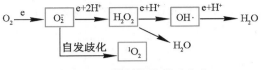

附图 2-1　活性氧生成反应式

(二) 缺血-再灌注时氧自由基生成增多的机制

　　1. 黄嘌呤氧化酶途径　黄嘌呤氧化酶(xanthine oxidase, XO)及其前身黄嘌呤脱氢酶(xanthine dehydrogenase, XD)主要存在于毛细血管内皮细胞内。在正常情况下,XD占90%,XO仅占10%。组织缺血缺氧时,细胞内 ATP 不能释放能量,并依次降解生成 ADP、AMP、腺嘌呤核苷、次黄嘌呤,使次黄嘌呤大量堆积。同时,细胞内 ATP 减少,膜泵功能障碍,Ca^{2+} 内流增多,激活细胞质内 Ca^{2+} 依赖蛋白水解酶,使 XD 大量转化为 XO。再灌注时,大量分子氧随血液进入缺血组织,XO 催化大量堆积的次黄嘌呤转变为黄嘌呤,后者进一步转变为尿酸,并释放大量电子;而随血流进入缺血组织的大量 O_2 则作为电子受体,形成大量的 O_2^- 和 H_2O_2;H_2O_2 在金属离子的参与下,形成更为活跃的 OH·,以致局部组织的活性氧暴发性增多(附图2-2)。

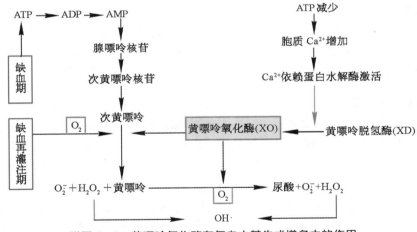

附图 2-2　黄嘌呤氧化酶在氧自由基生成增多中的作用

　　2. 中性粒细胞聚集并活化　缺血期,局部组织产生多种趋化因子,如 C_3 片段、白三烯等,可吸引中性粒细胞聚集并被激活。再灌注时,活化的中性粒细胞耗氧量显著增加,大量 O_2 则接受 NADPH(NADH)转化为 $NADP^+$(NAD^+)时所释放的电子,产生大量的氧自由基,称为呼吸暴发(respiratory burst)或氧暴发(oxygen burst),造成组织细胞损伤。

　　3. 线粒体功能受损　线粒体是细胞氧化磷酸化反应的主要部位。缺血期,细胞内 ATP 生成减少,Ca^{2+} 进入线粒体增多,导致线粒体功能受损,细胞色素氧化酶系统功能失调;再灌注时,进入线粒体的 O_2 经单电子还原形成的氧自由基增多。同时,线粒体内 Ca^{2+} 增多,还可使含 Mn^{2+} 的超氧化物歧化酶减少或活性下降,以致清除氧自由基的能力降低,使自由基含量增多。

（三）自由基在再灌注中的损伤作用

1. **膜脂质过氧化增强** 自由基对生物膜(细胞膜和细胞器膜)磷脂的损害,是细胞损伤的早期表现。自由基与膜内多价不饱和脂肪酸作用而引起膜脂质过氧化反应,并激发自由基的连锁增殖反应,形成一系列的脂性自由基和过氧化物,引起磷脂膜的多种损伤。① 破坏膜结构:脂质过氧化可使膜的不饱和脂肪酸减少,不饱和脂肪酸与蛋白质的比例失调,导致膜的液态性、流动性、完整性降低和通透性增加。② 间接抑制膜蛋白功能:脂质过氧化可使膜脂质之间形成交联和聚合,间接抑制膜蛋白如钙泵、钠泵及 Na^+-Ca^{2+} 交换蛋白质等功能,并影响信号转导分子在膜内移动而致信号转导障碍。③ 促进生物活性物质生成:膜脂质过氧化可激活磷脂酶、降解膜磷脂、催化花生四烯酸代谢,在增加自由基生成和脂质过氧化的同时,形成多种生物活性物质,如前列腺素、血栓素、白三烯等,引起组织损伤。④ 减少 ATP 生成:线粒体膜发生脂质过氧化,使 ATP 生成减少,细胞能量代谢障碍。

2. **蛋白质功能受到抑制** 自由基可使细胞结构蛋白和酶的巯基以及氨基酸残基氧化,以致胞质蛋白、膜蛋白和某些酶交联形成聚合物,直接损伤蛋白质的功能。例如,自由基损伤肌纤维蛋白,可使其对 Ca^{2+} 反应性降低,导致心肌收缩力减弱。

3. **核酸及染色体损伤** 自由基对细胞的毒性作用主要表现为染色体畸变、核酸碱基羟化、DNA 断裂、DNA 修复酶和聚合酶活性降低,引起 DNA 结构改变甚至细胞死亡。

二、钙超载的损伤作用

（一）钙超载的概念

各种原因引起细胞内钙浓度异常增高,使细胞结构损伤和功能代谢障碍的现象称为钙超载(calcium overload)。研究发现,细胞内外 Ca^{2+} 的平衡和细胞内 Ca^{2+} 浓度的稳态是维持细胞功能的重要条件。再灌注时胞质 Ca^{2+} 浓度升高的程度往往与细胞受损的程度呈正相关。

（二）钙超载的发生机制

钙超载的发生机制尚未完全阐明。研究表明,再灌注期钙超载的主要特点是 Ca^{2+} 内流增加,而不是 Ca^{2+} 外流减少。其发生机制与下列因素有关。

1. **Na^+-Ca^{2+} 交换增加** Na^+-Ca^{2+} 交换蛋白是心肌细胞膜钙转运蛋白之一。Na^+-Ca^{2+} 交换蛋白对细胞内外的 Na^+ 和 Ca^{2+} 可进行双相转运。在生理情况下,主要以正向转运方式将胞质 Ca^{2+} 运出细胞;再灌注时,反向转运增强,这是 Ca^{2+} 进入细胞的主要机制。其产生原因有以下方面:①. 细胞内高 Na^+ 直接激活 Na^+-Ca^{2+} 交换蛋白:缺血期,细胞内 ATP 减少、钠泵活性降低,细胞内 Na^+ 明显增多;再灌注时,细胞内高 Na^+ 直接激活 Na^+-Ca^{2+} 交换蛋白和钠泵,加速 Na^+ 向细胞外转运,同时将大量 Ca^{2+} 运入胞质。② 细胞内高 H^+ 间接激活 Na^+-Ca^{2+} 交换蛋白:缺血期,细胞内、外 H^+ 生成增多;再灌注时,组织间液 H^+ 浓度迅速下降,细胞内高 H^+ 可激活 Na^+-H^+ 交换蛋白,促进细胞内 H^+ 排出和 Na^+ 内流,继而细胞内高 Na^+ 激活 Na^+-Ca^{2+} 交换蛋白,促进 Ca^{2+} 内流,加重细胞钙超载。

2. **生物膜损伤** 生物膜损伤可使膜通透性增加,使细胞外 Ca^{2+} 顺浓度差进入细胞,或使细胞内 Ca^{2+} 分布异常。① 细胞膜损伤:正常情况下,细胞膜外板与糖被膜由 Ca^{2+} 紧密连接以维持细胞膜的正常通透性。缺血或无钙液灌流时,可使两者分离,导致细胞膜通透性增加;再灌注或含钙液灌流时,细胞外 Ca^{2+} 顺浓度差内流增加。细胞内 Ca^{2+} 增加,既可激活磷脂酶,使膜磷脂降解,膜通透性增加;又可使微管和微丝收缩,细胞间紧密连接破坏,细胞膜通透性进一步增大;还可促进大量自由基生成,使细胞膜发生脂质过氧化,从而加重其结构损伤。② 肌质网膜及线粒体膜损伤:自由基损伤和膜脂质分解可导致肌质网膜和线粒体膜损伤。肌质网膜损伤使肌质网的钙泵功能受到抑制而摄 Ca^{2+} 减少,导致胞质 Ca^{2+} 浓度升高;线粒体膜损伤导致氧化磷酸化受到抑制而 ATP 生成减少,使细胞膜或肌质网钙泵供能不足,不能排出或摄取胞质内过多的 Ca^{2+},促进钙超载的发生。

(三)钙超载在再灌注中的损伤作用

1. 干扰线粒体功能 胞质内 Ca^{2+} 浓度增高,刺激线粒体钙泵摄取 Ca^{2+} 的过程中消耗大量 ATP;过多摄入的 Ca^{2+} 可与线粒体内的磷酸根结合,形成不溶性磷酸钙,干扰线粒体的氧化磷酸化,使 ATP 生成减少。

2. 激活多种酶 胞质内 Ca^{2+} 浓度增高,激活膜磷脂酶而使膜磷脂降解,既可引起生物膜损伤,又可使其降解产物花生四烯酸、溶血磷脂等增多,加重细胞功能障碍。此外,Ca^{2+} 可激活蛋白酶,使细胞膜和结构蛋白分解;Ca^{2+} 可激活 ATP 酶,加速 ATP 消耗;Ca^{2+} 还可激活核酶,引起染色体损伤。

3. 促进氧自由基生成 胞质内 Ca^{2+} 浓度增高,可激活 Ca^{2+} 依赖蛋白水解酶,加速 XD 转化为 XO,促进氧自由基生成。

4. 细胞酸中毒 细胞内高 Ca^{2+} 可激活某些 ATP 酶,导致细胞高能磷酸盐水解,释放出大量 H^+,加重细胞内酸中毒。

5. 诱发再灌注性心脏损害 在心肌缺血-再灌注期间,Na^+-Ca^{2+} 交换增加可形成一过性内向离子流,使心肌动作电位发生后延迟后除极,易诱发心律失常;而胞质内高 Ca^{2+} 又可使肌原纤维过度收缩,损伤细胞骨架结构,甚至引起心肌纤维断裂。

三、白细胞的损伤作用

研究表明,白细胞激活介导的微血管损伤在再灌注损伤的发生发展中起重要作用,其中中性粒细胞的激活及促炎症细胞因子的释放是引起微血管损伤的病理生理学基础。

(一)白细胞黏附及聚集的机制

1. 黏附分子增多 再灌注早期,血管内皮细胞被激活,可释放多种细胞黏附分子,如整合素、选择素、细胞间黏附分子等;随着再灌注时间的延长,血管内皮细胞合成的细胞黏附分子大量增多,可促进中性粒细胞与血管内皮细胞的黏附、游出,使局部组织的白细胞大量聚集。

2. 趋化因子增多 再灌注时,激活的膜磷脂酶可降解膜磷脂,使花生四烯酸代谢产物增多,其中白三烯 B_4 等对中性粒细胞具有很强的趋化作用,能吸引大量中性粒细胞聚集。而黏附、激活的中性粒细胞本身又可释放多种趋化因子(如白介素等),进一步加剧白细胞的聚集,形成恶性循环。

(二)白细胞激活在再灌注中的损伤作用

1. 微血管损伤 激活的中性粒细胞与血管内皮细胞相互作用,可造成微血管损伤。

(1)微血管堵塞:白细胞黏附是微血管血流阻塞的主要原因。在缺血和再灌注早期,可见微血管内中性粒细胞黏附于血管内皮细胞;随后,中性粒细胞和血管内皮细胞表面的黏附分子表达增加,则可加重细胞间的黏附和微血管堵塞。

（2）微血管管腔狭窄：再灌注时，血管内皮细胞肿胀，导致管腔狭窄；激活的中性粒细胞和血管内皮细胞释放的缩血管物质（如内皮素、TXA_2等）增多，合成与释放的扩血管物质（如 NO）减少，均引起微血管收缩，加重微血管管腔狭窄。

（3）微血管壁通透性增高：再灌注时，激活的白细胞合成、释放大量促炎症细胞因子，加之自由基大量增加，均可导致微血管壁通透性增高，使细胞间质水肿。同时，血管通透性增高还利于中性粒细胞游出到细胞间隙，直接释放细胞因子，导致组织细胞损伤。

由于白细胞与血管内皮细胞黏附，引起微血管管腔狭窄、阻塞及通透性增高，可导致缺血组织在重新恢复血流后，部分缺血区仍不能得到充分的血流灌注的现象，称为无复流现象（no-reflow phenomenon）。这种现象不仅见于心肌，也见于脑、肾和骨骼肌等组织器官。

2. 细胞损伤　激活的中性粒细胞与血管内皮细胞可释放大量致炎物质，如自由基、蛋白酶、细胞因子等，不仅引起自身的结构和功能损伤，还引起周围组织细胞损伤，导致局部炎症反应。

第三节 缺血-再灌注损伤时机体的功能代谢变化

一、心脏再灌注损伤的变化

1. 心肌功能变化

（1）心肌舒缩功能降低：表现为心排血量减少，心室内压最大变化速率降低，左室舒张末期压力升高等。研究发现，缺血期心肌虽未发生不可逆损伤，但在再灌注血流已恢复或基本恢复正常后的一定时间内，心肌仍可出现可逆性的收缩功能降低，这种局部心肌收缩功能延迟恢复的现象，称为心肌顿抑（myocardial stunning）。其机制可能与心肌细胞的自由基暴发性生成和钙超载有关。心肌顿抑既是心肌再灌注损伤的表现，也是对心肌的一种保护作用，因为通过延迟心肌收缩功能的恢复可以降低心肌耗氧量，减少心肌坏死的发生。

（2）再灌注性心律失常：发生率较高，以室性心律失常，特别是室性心动过速和心室纤颤最为常见。引起再灌注性心律失常的关键因素是在再灌注部位必须存在可能恢复功能的心肌细胞，而且这种细胞越多，心律失常的发病率也就越高。其机制可能主要涉及心肌钙超载和动作电位时程的不均一性。再灌注时，心肌细胞的 Ca^{2+} 内流增加，可引起后延迟后去极（动作电位后形成短暂去极），造成传导减慢，触发多种心律失常；再灌注时，缺血区和缺血边缘区的心肌动作电位时程出现不一致，可增强心肌兴奋折返，是发生室颤的主要因素。

2. 心肌能量代谢变化　
再灌注时，自由基和钙超载等可引起线粒体损伤，使心肌能量合成减少；再灌注时，血流将 ADP、AMP 等物质冲走，使高能磷酸化反应的底物不足，也可导致能量代谢障碍。

3. 心肌超微结构变化　
再灌注时的损伤比缺血期进一步加重，主要为细胞膜破坏，线粒体肿胀、嵴断裂、溶解，肌原纤维断裂和节段性溶解，严重时可出现心肌出血、坏死等不可逆性损伤。

二、脑再灌注损伤的变化

脑再灌注损伤时,脑内 cAMP 明显增加,其激活磷脂酶、降解膜磷脂,使游离脂肪酸增多、脂质过氧化增强;而氨基酸的代谢变化则表现为谷氨酸、天冬氨酸等兴奋性神经递质减少,而 γ-氨基丁酸、丙氨酸等抑制性递质增多,使中枢的兴奋-抑制平衡失调。脑组织最明显的结构变化是脑水肿及脑细胞坏死,其发生可能与脂质过氧化使细胞膜和毛细血管通透性增高、钠泵功能障碍有关。

三、肠、肾等器官再灌注损伤的变化

肠再灌注损伤的组织学特征为肠黏膜出现广泛的上皮与绒毛分离,黏膜坏死、出血及溃疡形成,从而导致肠管的分泌、吸收功能障碍和黏膜屏障破坏;肠管毛细血管通透性增高,形成间质水肿;肠黏膜损伤及通透性增加使肠腔细菌移位和内毒素入血,引起机体的内源性感染。

肾的再灌注损伤较单纯缺血性损伤明显加重,血清肌酐显著增高;组织学损伤以急性肾小管坏死最为严重,可造成急性肾功能衰竭。

主要参考文献

[1] 魏民. 病理学（普通高等中医药院校规划教材）[M].上海：上海科学技术出版社,1995.

[2] 黄玉芳.病理学（新世纪全国高等中医药院校规划教材）[M].北京：中国中医药出版社,2003.

[3] 黄玉芳.病理学（新世纪全国高等中医药院校规划教材）[M].2 版.北京：中国中医药出版社,2007.

[4] 黄玉芳.病理学（"十二五"普通高等教育本科国家级规划教材）[M].3 版.北京：中国中医药出版社,2012.

[5] 黄玉芳.病理学（全国中医药行业高等教育"十三五"规划教材）[M].4 版.北京：中国中医药出版社,2017.

[6] 金惠铭,王建枝. 病理生理学（全国高等学校医药教材）[M].7 版.北京：人民卫生出版社,2008.

[7] 金惠铭,王建枝. 病理生理学（全国高等学校医药教材）[M].6 版.北京：人民卫生出版社,2004.

[8] 李玉林. 病理学（全国高等医药院校规划教材）[M].6 版.北京：人民卫生出版社,2004.

[9] 李玉林. 病理学（全国高等医药院校规划教材）[M].7 版.北京：人民卫生出版社,2008.

[10] 李玉林.病理学（"十二五"普通高等教育本科国家级规划教材）[M].8 版.北京：人民卫生出版社,2013.

[11] 黄启福.病理学（全国高等中医药院校教材）[M].北京：科学出版社,2007.

[12] 王恩华.病理学（全国高等学校医学规划教材）[M].北京：高等教育出版社,2003.

[13] 杨光华.病理学（全国高等医药院校规划教材）[M].北京：人民卫生出版社,2001.

[14] 李甘地.病理学（全国高等医药院校规划教材）[M].北京：人民卫生出版社,2001.

[15] 陈主初.病理生理学（全国高等医药院校规划教材）[M].北京：人民卫生出版社,2001.

[16] 冷静.病理学（21 世纪高等医药院校教材）[M].北京：科学出版社,2001.

[17] 戚晓红.病理生理学（21 世纪高等医药院校教材）[M].北京：科学出版社,2001.

[18] 金惠铭.临床病理生理学[M].上海：上海医科大学出版社,1999.

[19] 吴其夏.新编病理生理学[M].北京：北京医科大学中国协和医科大学联合出版社,1999.

[20] 宋继谒.病理学（高等医药院校教材）[M].北京：科学出版社,1999.

[21] 黄玉芳.病理学实验指导（新世纪全国高等中医药院校规划教材）[M].北京：中国中医药出版社,2005.

[22] 吴翠珍. 病理生理学[M].南京：东南大学出版社,1999.

[23] 张启良.新编病理生理学教程[M].上海：上海科学技术出版社,2000.

[24]　彭文伟.传染病学[M].北京：人民卫生出版社,2001.

[25]　高进.癌的侵袭与转移[M].北京：北京医科大学中国协和医科大学联合出版社,1996.

[26]　鄂红.癌变机理研究[M].北京：北京出版社,1993.

[27]　孙慧勤.正常血管和肿瘤血管生成的调节机制研究进展[J].中华病理学杂志,2000,29(3)：224.

[28]　允回中.阿克曼外科病理学[M].沈阳：辽宁教育出版社,1999.

[29]　曾思恩,冯震博,张锡流.病理学[M].桂林：广西师范大学出版社,2005.

[30]　吴秉铨.病理学[M].北京：北京医科大学出版社,2001.

[31]　Vinay K, Ramzi SC, Stanley LR. Robbins Basic Pathology [M].7th ed.Beijing：University Medical Press,2003.

[32]　Chadrasma P, Taylor CR. Concis Pathology [M]. 2nd ed. London：Prentill-Hall International, 1995.

[33]　Stevens A, Lows J. Pathology [M]. London：Mosby Co, 1995.

[34]　Goran ADT, Macfarlane PS. Callander R. Pathology Illustrated (ELBS) [M].Singapore：Churchill Livingstone, 1991.

[35]　Underwood JCE. General and Systematic Pathology [M]. Edinburgh：Churchill Livingstone, 1992.

[36]　Ganong WF. Cardiovascular regulatory mechanisms. In：Ganong WF. Review of medical physiology [M]. 17th ed. Norwalk：Appleton & Lange, 1995.

[37]　Colucci WS, Braunwald E. Pathophysiology of heart failure. In：Braunwald E. Heart disease [M]. 5th ed. Philadelphia：Saunders, 1997.

[38]　Opie LH. Ventricular overload and heart failure. In：Opie LH. The Heart：Physiology and Metabolism [M]. 2nd ed. New York：Raven Press,1991.

[39]　陈灏珠,林果为,王吉耀,等.实用内科学[M].14版.北京：人民卫生出版社,2013.

[40]　王建枝,殷莲华.病理生理学("十二五"普通高等教育本科国家级规划教材)[M].8版.北京：人民卫生出版社,2013.

[41]　李桂源.病理生理学(全国高等医药院校教材)[M].2版.北京：人民卫生出版社,2010.

[42]　陈杰,李甘地.病理学(全国高等医药院校教材)[M].2版.北京：人民卫生出版社,2010.

[43]　杨绍基,任红.传染病学(全国高等医药院校教材)[M].7版.北京：人民卫生出版社,2008.

[44]　张平.Wnt信号转导及其生物效应[J].中国生物化学与分子生物学报,2001,17(4)：415-419.

[45]　Joutel A, Corpechot C, Ducros A, et al. Notch3 mutations in CADASIL, a hereditary adult-onset condition causing stroke and dementia [J]. Nature,1996, 383(6602)：707-710.

[46]　Kung HJ, Evans CP. Oncogenic activation of androgen receptor [J]. Urol Oncol, 2009, 27(1)：48-52.

[47]　Shimizu M, Cohen B, Goldvasser P, et al. Plasminogen activator uPA is a direct transcriptional target of the JAG1-Notch receptor signaling pathway in breast cancer [J]. Cancer Res, 2011,71(1)：277-286.